暨南大学研究生教材

# 药物分子毒理学

PHARMACEUTICAL MOLECULAR TOXICOLOGY

孙晗笑　李秀英　主编

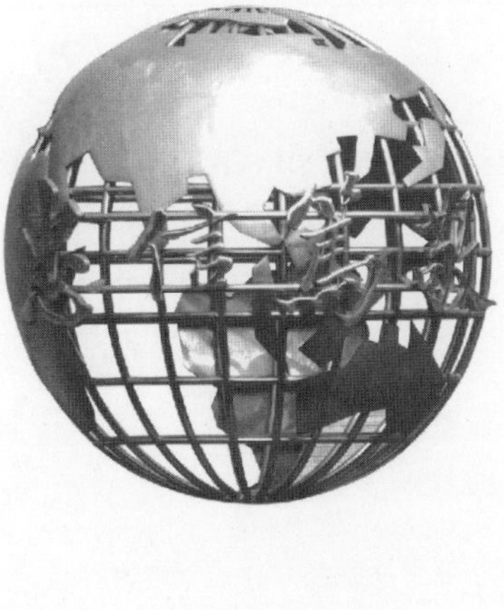

暨南大学出版社
JINAN UNIVERSITY PRESS

中国·广州

**图书在版编目（CIP）数据**

药物分子毒理学/孙晗笑，李秀英主编．—广州：暨南大学出版社，2012.11
（暨南大学研究生教材）
ISBN 978－7－5668－0094－7

Ⅰ.①药…　Ⅱ.①孙…　②李…　Ⅲ.①药物学：毒理学：分子生物学　Ⅳ.①R99

中国版本图书馆CIP数据核字（2012）第008522号

出版发行：暨南大学出版社

地　址：中国广州暨南大学
电　话：总编室（8620）85221601
　　　　营销部（8620）85225284　85228291　85228292（邮购）
传　真：（8620）85221583（办公室）　85223774（营销部）
邮　编：510630
网　址：http：//www.jnupress.com　http：//press.jnu.edu.cn

排　版：广州市天河星辰文化发展部照排中心
印　刷：佛山市浩文彩色印刷有限公司

开　本：787mm×1092mm　1/16
印　张：13
字　数：313千
版　次：2012年11月第1版
印　次：2012年11月第1次

定　价：28.00元

# 总 序

百年沧桑，弦歌不辍；巍巍暨南，展焕新颜。暨南大学自1906年创办以来，始终秉承“宏教泽而系侨情”的办学宗旨，注重以中华民族优秀的传统道德文化培养造就人才。学校积极贯彻“面向海外，面向港澳台”的办学方针，建校至今，共培养了来自世界五大洲127个国家和地区的各类人才20余万人，堪称桃李满天下。

暨南大学的研究生教育始于1978年，是改革开放后全国首批研究生招生培养单位。1984年，学校率先招收海外及港澳台研究生，是全国当时唯一的试点单位。1987年开始，创建了与境外知名大学合作培养研究生的教育模式，目前已与中国香港、美国、加拿大、德国、英国等地区和国家的众多知名大学联合培养研究生；1989年开创内地高校招收境外“兼读制”研究生及境外研究生面授点的先河。经过30多年的建设与发展，暨南大学已经成为推动港澳台合作办学及国际办学的探索者和实践者，联结内地与港澳台同胞、海外侨胞的桥梁和纽带，被誉为“中国境外研究生教育的试验田和窗口”。

目前，学校已拥有博士学位授权一级学科6个，博士学位授权二级学科39个，硕士学位授权一级学科18个，硕士学位授权二级学科135个，6种硕士专业学位及临床医学博士专业学位；学位授权点覆盖了哲学、经济学、法学、教育学、文学、历史学、理学、工学、医学和管理学10个学科门类；设有博士后科研流动站9个，博士后工作站1个。学校师资力量雄厚，有专任教师1 677人，其中中国科学院院士1人，中国工程院院士4人，博士生导师297人，教授390人，副教授590人。

教材建设是课程体系和教学内容改革的核心，是进一步加强研究生教学工作，深化教学改革，提高研究生教育教学质量的重要措施。为此，学校启动了“暨南大学研究生教材建设”项目，将系统出版一批具有学科特色和水平的研究生教材。在研究生部的精心组织下，通过专家组评审，分批立项，每批二三十种，覆盖了公共学位课、专业学位课和专业选修课等课程。这些教材符合研究生教育改革发展趋势，反映了学科建设的新理论、新技术、新方法，在国内同类教材中较为先进。我们希望通过几年的努力，打造出一系列特色鲜明的研究生精品教材。

**暨南大学副校长** 纪宗安

2010年10月

# 目 录

# 第一章　绪　论

## 第一节　药物分子毒理学概述

药物毒理学（drug toxicology）是研究药物在一定条件下对生物体的损害作用，并对药物毒性作用进行定性、定量评价以及对靶器官毒性作用机制进行研究的一门科学。药物毒理学作为一门应用学科，在20世纪90年代兴起以后，就一直受到人们的重视。药物毒理学研究的毒性数据是评价药物安全性的唯一依据，同时也是新药评审的重点内容之一。药物毒理学是以分子生物学、遗传学、解剖学、动物学、病理学、统计学等为基础学科而发展起来的。它研究的内容包括对药物的一般毒性、特殊毒性以及对靶器官的毒性作用机制。这些研究为正确评价药物的安全性、危害性提供科学依据，对临床的安全用药具有重要意义。从生物学的观点看，一种药物的毒性是由许多可变因素决定的，并受到多种因素的影响，如药物的理化性质，吸收途径，进入生物体内的转运、转化过程及所产生的毒性反应是否可逆等。此外，毒性反应并不限于一般的反应，在剂量足够大时，几乎所有的药物都产生特殊类型的毒性，例如因某一特殊器官或某一特殊的酶活性受到影响而引起的中毒症状等。因此，药物毒理学还要研究药物的这些特殊毒性作用。

随着分子生物学的迅猛发展，分子毒理学成为近年来毒理学领域发展最快的分支学科。从人类基因组计划到环境基因组计划，表明人们对分子水平探讨并最终阐明毒理学问题寄予希望。分子毒理学是在毒理学的发展过程中，受到分子生物学理论和技术的影响而发展起来的，它是从分子水平上研究外源化合物与生物机体相互作用的一门学科。分子生物学理论与技术的飞速发展给毒理学工作者提供了新的启迪和工具，从而改变了传统毒理学研究的基本格局，真正实现了从整体和器官水平向细胞和分子水平的飞跃，在阐明毒物对机体损伤作用和致癌过程的分子机制方面取得了重要的突破，形成了一些新的研究热点：一方面，是探讨众多的外源化合物对生物机体组织中的各种分子，特别是生物大分子的作用机制，从而阐明外源化合物的分子结构与其毒效应的相互关系；另一方面，则是要从分子水平上表述生物体对外源化合物所产生的效应。分子毒理学发展建立了许多新的分子生物标志物的检测方法，成为沟通毒理学实验研究与人群流行病学调查的“共同语言”，使宏观与微观研究有机地结合起来，改变了化学物质危险度评价的模式，为多种中毒性疾病的防治以及化合物危险度的评价提供重要的理论根据。

# 第二节　药物分子毒理学发展简史

## 一、古代与中世纪毒理学

毒理学的历史可能与人类历史一样悠久，它最早起源于人类对毒物和中毒的研究。我国古代医药文献以及古埃及、印度、希腊、罗马和阿拉伯等国家的相关文献中，都有关于动物、植物和矿物毒物及其解毒剂的记载。毒理学一词源于希腊文字“toxikon”，是指发射毒箭的弓或浸泡箭头的毒物（poison）。

我们的祖先常用动物的毒液和植物的提取液来涉猎、作战和暗杀。神农被认为是中医、草药和农业之父。我国古书籍《淮南子》的《修务训》篇中载有“神农尝百草之滋味，一日而遇七十毒”。约在公元前2735年，他编辑完成了40卷“本草”典籍，其中包括有毒植物目录、有药用价值的植物365种以及药物265种（例如碘、乌头或箭毒、鸦片、大麻、大黄、硫黄和汞等），同时还描述了这些植物和药物的作用以及相应的解毒剂。此外，公元前2650年，黄帝撰写了《内经》，并在后来成为大多数中医药著作的基础。

国外有关毒物和解毒剂的第一本著作出自古埃及人，完稿于公元前1553年至公元前1500年间，后被德国古埃及学家Ebers发现并以他的名字命名为Ebers文稿，其中记载了700多种毒物和药物（如毒芹、乌头、鸦片、大蒜、硫黄、明矾、苏打、铅、铜等）、875～900个处方以及47例病史。古印度人对医学最重要的贡献是外科学，但他们也有自己的有关毒物和解毒剂的文献记载。公元前最后几个世纪，Susruta出版了一本医学、外科学教科书，全书分为六章，介绍了1 120种疾病，列出了760种本地药用植物，描述了动物和矿物疗法。

古希腊人认为，他们对植物毒物、金属毒物和解毒剂有着深入广泛的了解。古希腊人对毒理学发展的贡献主要包括毒物和解毒剂的综合目录、植物和金属生物学效应的实验研究。在毒理学方面作出重要贡献的主要代表人物有：Pathagoras（公元前580—公元前489），他提出了疾病和中毒的因果关系理论、体液平衡理论，并对金属在机体内的生物学效应进行了研究；Hippocrates（公元前460—公元前355），他强调了营养、饮食的重要性，并认为过多过少的饮食同样有害，健康是体液平衡的结果，空气、水、土壤、气候等环境因素均能影响健康；Theophrastus（公元前370—公元前286）是为生物学和毒理学作出重大贡献的Aristotle最著名的学生，被认为是食品毒理学的奠基人，他的《理论植物学》和《植物史》被视为现代植物学的开端和极好的医用植物学教材；Mithridates六世（公元前120—公元前63）可能是系统研究人体毒物的第一人，因而被认为是临床毒理学的创始人；Dioscorides（40—90）最先尝试将毒物分成植物毒物、动物毒物和矿物毒物，他也是发现汞毒性的第一人。

在中世纪，有关毒物研究的新贡献很少，主要源于伊斯兰教国家的医生和炼金术士。他们首次发现氯化汞的作用特征，应用三氧化二砷代替三硫化二砷制备毒药在毒理学发展史上产生了深远的影响。文艺复兴前，Mainodides（1135—1204）在他的著作《毒物及其解毒剂》中详细记载了有关昆虫、蚊和狂犬咬伤的抗毒疗法以及植物和矿物中毒的呕吐、导泻疗法。

一个世纪后，医学教授 Petrus（1250—1316）在阅读希腊和阿拉伯人著作的基础上，撰写了一本《关于中毒》的书。书中将毒物分为植物源性、矿物源性和动物源性三大类，并列出所有已知毒物的中毒症状和治疗方法。中世纪末期和意大利文艺复兴时期，中毒的艺术被推向了顶峰，毒物常被用于谋杀和政治暗杀，这可能就是此书广为流传的原因，自 1472 年始共出版了 14 次。

## 二、启蒙时代的毒理学

中世纪后期科学和医学史上重要的人物是文艺复兴人 Paracelsus（1493—1541），他被誉为弗洛伊德学说的先驱、化学解剖家、药物化学创始人和现代化学疗法的教父。他一生阐述了许多革命性的观点，成为现代毒理学、药理学和治疗学中的重要组成部分。他认为：①实验对于检测化学物的反应是重要的；②必须区分化学物的治疗和毒作用特征；③这些特征有时并非总是除了剂量外就不可区分；④可以确定化学物的特异性程度及其治疗作用或毒性作用的程度。他提出，哲学、天文学、化学和美德应当成为医学的四大支柱。他的著名格言：所有物质都是毒物，不存在任何非毒物质，剂量决定了一种物质是毒物还是药物。

工业革命的快速发展导致许多职业病发病率升高。卓越的意大利内科医生 Ramazini（1633—1714）首先描述了岩石工硅沉着病、陶器工坐骨神经痛、镀金工眼炎和铅中毒，他是职业、工业医学的创始人。1755 年英国著名职业医学、毒理学家和矫形医生 Pott（1714—1788）描述了烟囱清扫工接触煤烟与其患阴囊癌之间的因果关系，这是多环芳烃致癌作用的首例报道。意大利内科医生、生物学和博物学家 Fontana（1720—1805）进一步发展了靶器官毒性概念，提出中毒症状是毒物作用于特殊器官的结果，被认为是第一位研究毒物的现代科学家。

19 世纪掀起了工业和政治革命的浪潮，1800 年出现了有机化学，1825 年合成了光气和芥子气，后被用于第一次世界大战。到 1880 年，合成的有机化合物超过了 10 000 种。随着有机化学的发展，Magendie（1783—1855）、Orfila（1787—1853）和 Bernard（1813—1878）等真正开始了实验毒理学的创新性研究工作，为药理学、实验治疗学和职业毒理学奠定了基础。Orfila 是应用化学方法研究毒物的先驱，长期以来被认为是现代毒理学的奠基人。他是一位服务于法国巴黎法院的医生，是第一位利用尸检材料和系统化学分析作为中毒法律依据的毒理学家，为法医学和法医毒理学作出了巨大贡献。Magendie 是 19 世纪第一位伟大的实验生理学家，他研究了依米丁、士的宁和箭毒的作用机制；他著名的学生之一 Bernard 不仅研究了箭毒对神经肌肉传导作用的本质，还对 CO 中毒机制进行了研究，提出了 CO 与血红蛋白的不可逆性结合导致机体组织缺氧是 CO 中毒的原因，这些研究成果至今都被奉为毒理学和药理学的经典。生理学实验方法的成功和分析化学的显著进展大大促进了药理学的发展。19 世纪末 20 世纪初许多德国科学家为毒理学的发展作出了重大贡献。Schmiedeberg（1838—1921）和 Lewin（1850—1929）是其中的两位天才，Schmiedeberg 着重研究了不同种属动物肝脏马尿酸的合成和肝脏的解毒机制；Lewin 主要研究了尼古丁和其他生物碱的慢性毒性，并开展了对甲醇、甘油、丙烯醛和氯仿毒性的早期研究。上述研究充分体现了毒理学和药理学的相互联系、互为补充的鲜明特点，也正是这些研究为现代毒理学和药理学“三个时相”的发展奠定了科学基础。

## 三、现代毒理学

通常认为20世纪初叶是现代毒理学发展的开始，然而本学科的快速发展是在“二战”时期，这时期的药品、农药、军需品、合成纤维以及工业化学物生产急剧增加。毒理学作为一门集成和应用科学，在广泛应用合成化学、现代医学、药理学、物理学、生物学和统计学等理论与技术的同时，也让几乎所有的基础科学来检验其假设，从而使它在科学史中出类拔萃。

由于19世纪末期美国“专利”药品的使用非常流行并造成多起中毒事故的发生，在农业部负责人Wiley（1844—1930）的督促下，1906年通过了第一个《美国食品与药品法》；1914年建立了工业卫生部；1918年*Journal of Industrial Hygiene*创刊。同时，主要化学品生产商开始建立企业内部的毒理学研究实验室。

20世纪20年代，许多事件的发生形成了毒理学研究领域的雏形：砷化物治疗梅毒导致的急、慢性中毒，促进了第一次世界大战后毒理学研究的发展；美国的禁酒令使科学家们开始了早期神经毒理学的研究，发现了TOCP、甲醇和铅都是神经毒物；Mueller发现的DDT、六氯苯和六六六等有机氯杀虫剂得到了广泛应用；在研究雌激素和雄激素结构与活性的科学家中，Dodds等合成了DES、己烯酚和其他二苯乙烯类物质，并发现了具有强雌激素活性的替代性二苯乙烯。

20世纪30年代，美德制药工业致力于抗生素的大规模生产，1930年实验毒理学杂志之一*Archives of Toxicilogy*创刊，同年在美国成立了NIH（美国国家卫生研究院）。1937年引起急性神经衰竭和死亡的“磺胺事件”，促使了1938年Copeland议案的通过，随后的第二个重要议案是成立美国FDA（食品和药物管理局）。“磺胺事件”作为“二战”期间的第一个重要事件，在毒理学发展中起了重要作用，而致力于磺胺和乙烯乙二醇毒性机制研究的科学家（以芝加哥大学的Geiling和FDA的Lehman为代表），在随后40年中成了毒理学研究的领头人。

20世纪40年代前后，机制毒理学的研究使人们加深了对许多化合物毒性作用的了解并研制出许多解毒剂。例如，用二巯基丙醇（BAL）治疗砷化物中毒，用硝酸盐和硫代硫酸盐治疗氰化物中毒，用解磷定（2-PAM）治疗有机磷农药中毒等。“二战”期间，芝加哥小组参与了三个主要研究领域的工作：有机磷农药、抗疟药和反射性核素的毒理学和药理学研究。其中，对有机磷胆碱酯酶抑制剂的发现被认为是“二战”期间的第二个重要事件，这类化学物是由Lange和Schrader发现的，并成为后来几十年中开展神经生理学和毒理学研究的主要驱动力。今天的毒理学家从20世纪40年代化学致癌研究者身上也获益匪浅。Miller夫妇的开创性研究工作发现了活性中间体在致癌中的作用以及混合功能氧化酶在内质网中的作用。这些发现以及1944年的纸色谱法和1984年反射性标记二苯并蒽的使用，促进了对细胞色素P450蛋白家族的大量研究工作的开展。

20世纪50年代，美国著名管理毒理学家Lehman与Fitzhugh还首次共同提出安全系数（SF）的概念，世界卫生组织（WHO）根据安全系数（SF）提出了每日允许摄入量（ADI）的概念，Coulston、Lehman和Hayes共同创办了毒理学权威杂志*Toxicology and*

*Applied Pharmacology*（《毒理学与应用药理学》）。

20 世纪 60 年代，震惊世界的“反应停事件”（1961）和 Carson 的著作《寂静的春天》的出版（1962），极大地推动了毒理学科学的发展。其后，通过了许多新的法规，创办了许多新的杂志，成立了国际毒理学协会（1965），扩展了毒理学教育，吸纳了包括环境科学、水生生物学、鸟类生物学、细胞生物学、分子遗传学和分析化学等多个学科的知识。20 世纪 60 年代后 5 年，由于发展了化学物的超痕量（$10^{-9}$）分析和快速检测突变的技术以及在研究 TCDD 的毒性机制后发现芳烃受体（AhR）是一种高亲和力的细胞结合蛋白，毒理学迅速发展并逐步形成了细胞毒理学、分子毒理学、受体毒理学等新的分支学科，同时危险度评价成为毒理学研究的主要工作。

20 世纪七八十年代，涉及毒理学的相关法规、杂志和新的协会呈指数扩展。20 世纪 70 年代中期，核酸测序方法的出现使机制毒理学研究有了新的发展和突破，基因在代谢激活和解毒方面的作用成为现代毒理学研究的前沿领域。1975 年问世的 *Casarett&Doull's Toxicology* 至今已出了 6 版，1982 年出版的由 Hayes 主编的 *Principles and Methods of Toxicology* 至今已再版 4 次，1997 年出版的由 Sipes 等主编的毒理学参考书 *Comprehensive Toxicology* 共有 13 卷。

### 四、分子毒理学发展史

分子生物学的发展经历了启蒙、奠基和高速发展（1970 年到现在）三个阶段。有人将第三阶段称为分子生物学的第二次革命，在此期间，大量的新概念和新技术不断涌现，并迅速地向其他学科渗透，毒理学也随之向分子水平进发。

1975 年，Ames 试验问世。使用的组氨酸合成缺陷型鼠伤寒沙门氏菌株，就是通过基因工程而制备的，可算是分子生物学方法用于毒理学研究的典型事例。

1973—1978 年，通过多年的研究终于弄清楚了苯并（a）芘经过代谢活化形成的最终致癌物是（+）苯并芘 7，8 二醇 -9，10 - 环氧化物 -2，它能与 DNA 结合并具有致突变性。

1982 年，发现小鼠肝脏内含有芳烃受体（Ah receptor）。

1982 年，测出了细菌（Pseudomonas putida）P450cam 的氨基酸序列，它的立体分子结构随后于 1985 年也得到阐明。

20 世纪 70 年代以来的 20 余年，学术界关于致癌基因与抑癌基因的研究，为环境致癌作用提供了理论基础，并逐渐促成多阶段致癌学说的形成。近年来，基因的多态性成为研究的热门课题，对阐明诱发肿瘤的个体特异性提供了理论依据。

由于基因克隆技术的飞速发展，近年来，有关分子毒理学的基因克隆也进展神速。例如，细胞色素 P450 酶系，甚至每周竟有 2 ~ 3 个新 P450 酶被发现，目前已有大约 1 000 个 P450 酶被克隆和测序。从这一窗口可见分子毒理学已日趋成熟，并正在迅速地向前发展。

## 第三节 药物分子毒理学发展趋势

近 20 年来，细胞与分子生物学理论和技术的飞速发展赋予毒理学工作者新的启迪和工具，从而改变了传统毒理学研究的基本格局，真正实现了从整体和器官水平向细胞和分子水平的飞跃，在阐明毒物对机体损伤作用和致癌过程的分子机制方面取得了重要的突破，形成了一些新的研究热点，建立了许多新的分子生物标志物的检测方法，成为沟通毒理学实验研究与人群流行病学调查的共同语言，使宏观与微观研究有机地结合起来，改变了化学物质危险度评价的模式，大大促进了药学和其他生物科学的发展。

## 一、分子毒理学研究的几个热点

*1. 机体对环境应激的反应和应激蛋白的形成*

生物体无论是处于高温或非高温应激条件下（如缺血、缺氧、氧化应激、感染及接触某些化学物和药物等）都会产生一系列普遍而保守的应答，诱导细胞中基因表达谱的改变，合成一组保守的热休克（应激）蛋白（heat shock/ stress proteins，HSPs），其他参与细胞正常功能的基因表达则暂时受到抑制。HSPs具有重要的生物学作用，如保护细胞或生物度过暂时的危险状态；再次面对应激时，其耐受性增高；在机体生长、发育、分化等生理过程中起重要作用；作为分子伴侣，参与蛋白质的折叠、装配、降解、转移和修复；与一些重要的生物活性物质，如某些激素、干扰素、白细胞介素、癌基因等有密切联系，与肿瘤的发生有关。因此，HSPs基因表达及其调控机制日益为人们关注，成为当今国际研究的热点。另一类重要的应激蛋白是金属硫蛋白（metallothionein，MT），它是一种低分子量、富含半胱氨酸、具有热稳定性的金属结合蛋白，可被有毒金属如镉、汞、砷等所诱导。近年来发现，接触其他的化学物（如$CCl_4$、甲萘酚）和某些人体必需的元素如铜、锌及氧化应激等，也能诱导组织产生MT。MT除结合重金属外，本身也有清除氧自由基的作用。最近，国外用转基因技术研制出MT高表达和删除MT的转基因动物，用于研究MT的功能（如抗氧化应激、对肝和肾毒性的拮抗作用等）。我国已有许多单位对MT的诱导、生物学特性、分离鉴定及其与靶器官（肝、肾等）毒性的关系开展了广泛的研究。

*2. 毒物对细胞周期监控关卡机制的影响*

细胞增殖是生命过程的基本特征，与机体的生长发育、创伤的愈合、组织器官分化、细胞程序性死亡都有密切联系。但是，细胞的异常增殖在肿瘤的发展过程中起重要作用。近年来，对于细胞增殖与致癌的关系的研究已逐渐深入到化学致癌物如何影响细胞周期的调控方面。细胞周期是一个程序性的、周而复始的级联过程，有赖于一种称之为细胞周期关卡（checkpoints）的监视控制机制来完成。这种关卡在接触毒物后维持细胞周期中DNA的稳定性方面起重要作用，能暂时中止或推迟细胞周期的进程，给细胞提供足够的时间在下一个周期到来之前修复DNA损害。现已明确，这个体系是由真核细胞中专门控制细胞周期的一系列基因的表达产物组成，其中，以周期素（cyclin）和周期素依赖性蛋白激酶（cyclin-dependent kinase，Cdk，又称Cdc）最为重要。当细胞接触遗传毒物时，引发出各种细胞反应来诱导Cdk的抑制蛋白，在细胞周期的不同控制点（如G1和G2期）与Cdk结合或与cyclin/ Cdk复合物结合，形成不同的屏障，从而抑制cyclin/ Cdk活性，发挥关卡作用。例如，P53是一种生长性抑制蛋白，当DNA受损时，刺激P53蛋白短暂地蓄积，细胞周期停止在G1期中，DNA合成复制，使之有足够时间修复损害的DNA，保证细胞基因组的稳定。目前已知的抑制蛋白质还有P15、P16、P18、P21和

P27 等。

3. 环境毒物对细胞信息传递过程的影响

细胞信息传递是20世纪80年代以来生物学研究领域中最活跃的一部分。细胞内信息传递系统的基本结构主要由特异性的膜受体、G蛋白、一系列第二信使蛋白［如cAMP、cGMP、二酰基甘油（DAG）、IP3、$Ca^{2+}$］及蛋白激酶、靶向功能蛋白和多种控制蛋白组成。近年来，两种气态第二信使NO和CO的传递系统也基本明了。此外，某些细胞外信息（如甾体激素类）可直接进入细胞内与细胞内受体结合，然后进入细胞核，改变基因的表达。各种毒物可在细胞信息传递途径的各个环节起作用。例如，一种非常重要的环境污染物——TCDD可结合到Ah受体使其活化，与转录因子（Ah受体转运蛋白）形成异二聚体，这种三元复合物结合到DNA的调控序列上，使某些蛋白（如CYP1A1、CYP1A2）表达出现改变，其中有些蛋白与毒物的活性有关。过氧化小体增殖剂（PP）活化受体（PPAR）是一种配基活化的细胞内转录因子，通过修饰基因而导致过氧化小体内酶的表达增加。近年来，引起人们普遍关注的所谓环境激素（或称外源性内分泌干扰物质）就是通过模拟内源性激素（雄激素或雌激素）与这些激素的受体结合，造成内分泌失调，影响机体的生长发育和生殖机能甚至诱发肿瘤。多氯联苯、DDT和TCDD就是这样的物质。许多重金属、农药和引起氧化应激的毒物，可通过与cAMP、$Ca^{2+}$、IP3等第二信使作用而影响细胞信息传递。大量研究还表明，细胞的增殖和分化，癌基因和抑癌基因表达，肿瘤的启动、促进、进展以及转移，细胞凋亡乃至各种细胞的应激过程，细胞信息传递都在其中起重要的作用。

4. 氧化应激与细胞损伤、老化和肿瘤发生的关系

氧化应激是指机体或细胞中的促氧化和抗氧化之间作用失衡，倾向于氧化，而导致的机体可能出现的损害。一般由外源性或内源性自由基（最常见的是活性氧ROS）的产生和机体抗氧化体系的缺陷引起的。目前已将研究重点从脂质过氧化向其他生物大分子如蛋白质和核酸的氧化损害深入。

蛋白质是自由基攻击的重要靶分子。几种与蛋白质功能相关的氨基酸成分，如组氨酸、半胱氨酸、蛋氨酸、酪氨酸等，对自由基特别敏感。已证实，自由基介导的蛋白质破坏甚至比脂质过氧化发生得更早。最近，Dean的研究组提出这样的假设（并在以后的实验中得到了证实）：在自由基攻击的蛋白质分子上，形成两种活性中间体：一种是氧化产物，蛋白氢过氧化物；另一种是还原产物，称为蛋白结合的还原基团，实际上是蛋白结合多巴。这两种产物，特别是后者可进一步发生氧化还原循环，产生新的自由基，攻击邻近的蛋白质或核酸。最近在镍化合物致癌、致突变机制研究中也观察到了这种现象。在动物实验和人类老化过程中，亦观察到一种蛋白质氧化产物——蛋白羰基含量的增高。蛋白质氧化修饰可引起酶活力的改变，这种改变主要是由于蛋白质降解和交联，特别是蛋白巯基的氧化所致。蛋白质的氧化使它们对酶促的和非酶促的蛋白质水解反应更为敏感，导致蛋白质的破坏和病理性组织降解。这一过程被认为与机体老化过程中的一些退行性变，如动脉粥样硬化的形成和神经系统的退行性变有关。

活性氧可对DNA产生许多不同类型的损害，归结起来，可分为链断裂与碱基修饰两大类。例如，—OH可迅速与核酸反应，形成许多不同类型的碱基修饰产物。其中，以82羟基鸟嘌呤（82OHdG）最常见且数量最多，故通常以82OHdG作为DNA氧化损害的

重要指标。近年来已证实，许多能诱导活性氧生成的外源或内源化学物和物理因素均可致82OHdG生成增加。已经发现某些致癌物所引起的82OHdG形成与肿瘤发生相关。另一方面，—OH攻击DNA分子中的核糖也造成DNA链断裂，其位点可能在核糖的C3和C4上。自由基攻击胸腺嘧啶碱基造成的损害，经修复酶切除也产生类似的单链断裂。修复DNA断裂的酶也因受自由基攻击而减少其保真度，因此，链断裂与碱基修饰均可导致基因突变。链断裂可能造成部分碱基的缺失，也可能引起癌基因的活化。

ROS与DNA相互作用似乎也影响某些基因的调节，可能是通过改变调节基因表达的转录因子或酶而起作用，参与化学致癌过程。最近的研究还发现，DNA受损后诱导一类蛋白激酶—— DNA2PK的活化，这类激酶在识别DNA损害、转导DNA损害信号以及通过改变细胞代谢来促进DNA修复方面都起着必不可少的作用。DNA2PK对许多转录因子磷酰化的能力在调节转录方面也起着十分重要的作用。

5. 毒物引起的钙稳态失调与细胞毒性

$Ca^{2+}$是一种重要的第二信使，对维持细胞的稳态和信息传递起重要作用。由各种毒物引起的生物膜损害、$Ca^{2+}$转运酶损害及离子通道改变均可造成细胞内特别是胞浆游离$Ca^{2+}$的过度负荷（超载）。近年的研究热点在于细胞内钙升高如何导致细胞死亡，$Ca^{2+}$超载除通过细胞信息传递途径的紊乱对细胞造成损害外，还与下述机制有关：

（1）钙依赖的降解酶活化：包括蛋白酶（如calpains）、磷脂酶（如磷脂酶C、磷酸酶A2）和核酸内切酶的活化。这些酶活力的异常增高势必造成一些与细胞功能相关的蛋白质、磷脂和DNA的降解。

（2）细胞骨架的变化：胞浆$Ca^{2+}$增高对于细胞骨架的成分包括肌动蛋白、微管蛋白和中等纤维产生一系列不稳定效应，导致质膜大疱形成。

（3）线粒体损害：线粒体中存在着不同的$Ca^{2+}$摄取和释放途径，形成线粒体$Ca^{2+}$循环，这一过程持续不断地利用膜电位提供的能量。$Ca^{2+}$摄取时，膜电位下降，当大量$Ca^{2+}$蓄积于线粒体上，就可能造成膜电位崩溃，从而造成线粒体呼吸和氧化磷酸化等能量代谢障碍。

（4）基因激活作用：如c-jun和c-myc等的表达是$Ca^{2+}$依赖性的，并涉及蛋白激酶C和钙调蛋白激酶。

6. 毒物与细胞凋亡

国外对细胞凋亡的机制和基因调控做了大量研究，已知有几类基因参与凋亡：一类基因促进细胞凋亡的发生发展，包括野生型p53、白细胞介素1B转换酶基因（1CE）、fas基因、c-fos癌基因、腺病毒E1A基因、nur77基因等；另一类基因抑制细胞凋亡发生，如突变型p53基因、ras癌基因、bcl22基因等。细胞凋亡过程中的主要生化改变除了$Ca^{2+}$、$Mg^{2+}$依赖的核酸内切酶的活化而引起的DNA片断化外，一系列蛋白水解酶起着重要作用，其中，ICE样半胱氨酸蛋白酶（现称caspase）在凋亡信号转导中起重要的作用。

近年来，凋亡的毒理学意义受到关注。当细胞受到毒物损害时，是否产生凋亡，要视毒物剂量而定，大剂量毒物往往直接导致细胞坏死而无法观察到凋亡产生。许多环境物理、化学因素在一定条件下确可造成细胞凋亡，如无机铬、锰、镉、汞和有机锰、苯巴比妥、α-六氯环已烷、三氯乙烯、TCDD、常见的致癌剂以及X射线、C射线等。由于许多研究报告都是在离体条件下进行的，所得资料尚难以代表环境接触下机体组织或细胞的变化实况。

7. 毒物代谢酶遗传多态性

过去研究代谢酶多态性多以特定的模型药物代谢速率或通过电泳酶谱所出现的变异来反映其表型。20世纪80年代以来，由于DNA重组和克隆技术的广泛应用，一系列重要的人类外源化学物代谢酶基因相继被克隆，相应的变异等位基因接连被发现，并推测其与表型上代谢多态性及可能的环境风险程度相关联。

近年来，研究最为深入的有以下三类：

（1）细胞色素P450（CYPs）：截至1997年底，据报道，15种人类细胞色素P450基因，包含亚型150种以上，其中有8种已证明存在表型或基因型多态性，研究较多的有1A1、2D6和2E1，这些亚型均可能与环境中毒物和致癌物的代谢有关。某些CYP亚型与肺癌敏感性的关系很早就引起注意。有研究表明，人外周血淋巴细胞内CYP1A1水平与人群肺癌发病率呈正相关，在小鼠实验中也得到证实。另一受到注意的CYP亚型是CYP2D6，早年文献中称之为异哇胍（debrisoquine）水化酶。根据个体对异哇胍的代谢能力将人群分为强代谢型（EM）和弱代谢型（PM）。许多研究表明，EM与肝、肠和肺部癌症易感性相关联，尤其是与吸烟有关的肺癌，但也有对立的结论。有人从与PM状态有关的基因型在白血病、膀胱癌和黑色素瘤高比率的现象出发，认为CYP2D6对于与环境有关的、肺部以外的恶性肿瘤的发展可能有保护作用。国内一些单位曾对有机磷农药、肝毒物（TNT、黄磷、氯乙醇、$CCl_4$等）、重金属和氯乙烯与CYPs的关系进行过系统的研究，取得了一些重要成果。

（2）谷胱甘肽硫转移酶（GSTs）：一组具有多种生物活性的蛋白质，催化GSH与多种亲脂性化合物的亲电子中心结合，成为GSH结合物，多种致癌物就是通过这种代谢方式排出体外的，减少了形成DNA加合物的机会。人类GSTs主要包括四大类：GSTA、GSTM、GSTT和GSTP，每大类各有其亚型，它们在各组织器官的分布有较大差异。国外曾进行过不同人种GSTs各亚型分布及其与系统癌症易感性关系的研究，但结果不尽一致。国内进行了GSTM1缺陷型人群大肠癌易感性的研究，虽尚未能证实两者有明确联系，但GSTM1缺陷型人群对于肺癌，特别是肺腺癌的易感性明显增高。

（3）乙酰转移酶（NATs）：人类有NAT1和NAT2两型。人群中乙酰化表型可分为纯合快型、杂合慢型。近年来，多个流行病学调查结果表明，乙酰化慢型是膀胱癌的敏感因素。有人提出乙酰化快型患者易患大肠癌。我国上海市和江苏省的调查表明，乙酰化慢型者罹患膀胱癌和肝癌的危险性增大。

8. 化学致癌机制

近20年来，肿瘤基础研究的最重要进展是癌基因和抑癌基因的发现及其作用机制的阐明。在化学致癌机制上，统一了基因学派的体细胞突变学说和基因外学派的基因表达与调控学说。

最近对化学致癌的新认识如下：

（1）化学致癌是多基因（多种癌基因、抑癌基因、细胞凋亡相关基因和肿瘤易感基因）共同参与的过程。

（2）P53抑癌基因的作用是通过整合细胞对各种危急状况的反应，控制细胞周期关卡和启动细胞凋亡几个不同途径而维持基因组的稳定性，起抑制肿瘤的作用。

（3）多重肿瘤抑制基因——P16 基因的发现。

（4）确定端粒酶激活与肿瘤发生的关系。

（5）DNA 甲基化/ 脱甲基化对癌基因、抑癌基因转录活化的影响。

（6）细胞间隙连接（gap junction）通信破坏与肿瘤形成的关系。

## 二、分子生物标志物及其应用的研究

分子生物标志物反映的是外来理化及生物因素与机体细胞，特别是生物大分子（核酸、蛋白质）相互作用引起的一切分子水平的改变。与其他生物监测指标相比，分子生物标志物在准确、敏感地评价早期、低水平的损害方面具有独特优势，因而在评估这些因素对人类的危险度和评价预防措施的效果方面具有广泛的应用前景，并成为分子流行病学调查的重要手段。目前，我国已开展了包括接触标志物、效应标志物和易感性标志物三大类数十种分子生物标志物的研究，如 DNA 加合物、蛋白质加合物、DNA－蛋白质交联、DNA 断裂与交联、癌基因和抑癌基因及其表达产物、体细胞和生殖细胞基因突变检测以及毒物代谢酶 GSTs、CYPs，N－乙酰基转移酶（NATs）多态性等。这些标志物都是以基因和蛋白质水平的改变为终点的，有些标志物已应用于人群。

## 三、细胞与分子生物学新技术在毒理学领域的应用

近年来，我国毒理学领域所取得的前所未有的巨大进展，很大程度上得益于分子生物学新技术的引进和应用。在常规的基因重组与克隆技术、核酸杂交技术、PCR 和 DNA 测序技术的基础上，我国一些科研单位和高校已将转基因动物和转基因细胞、穿梭质粒、荧光原位杂交、差减杂交以及差异显示技术、单细胞电泳技术和流式细胞仪技术应用于检测 DNA 损伤、已知或未知的基因突变、染色体畸变和筛选疾病相关基因等方面。这些技术具有终点明确、敏感性高等优点，大大提高了毒理学研究的整体水平。

## 四、环境基因组计划简介

继人类基因组计划（Human Genome Project，HGP）之后，1998 年 2 月 4 日，美国国家环境卫生科学咨询委员会（NAEHSC）批准了定名为环境应答基因及其对人类健康的影响的项目，即环境基因组计划（Environmental Genome Project，EGP）。目前，有五大类 200 种以上的候选基因在核心研究的考虑之中，包括控制毒物分布和代谢的基因、DNA 修复途径的基因、细胞周期/细胞死亡控制系统（包括细胞凋亡）的基因、核酸前体代谢的基因以及控制其他类基因表达的信号传导系统的基因。其中大约有 100 种是调节细胞色素 P450、NATs、GSTs、葡萄糖醛酸转移酶、硫转移酶、甲基转移酶、金属硫蛋白和对氧磷酶的代谢及解毒基因的，约 50 种是 DNA 修复基因，还有 50 种是毒物受体基因。DNA 修复基因纠正发生于 DNA 配对、核苷酸剪切、碱基剪切和重组时的错误，不能有效修复这种错误，将引起皮肤和其他癌症。毒物受体基因包括 Ah 受体、雌激素受体、黄体激素受体和致内分泌紊乱物质受体等基因。在一些重要的毒理学领域，如神经毒理学、生殖毒理学和发育毒理学中，有关基因的变异也是重要的候选基因。涉及营养途径和营养物如维生素及矿物质代谢的基因约占 25 种，另外约 25 种是参与雌激素、孕激素和睾

酮合成的类固醇代谢基因。目前已呈交给 EGP 进行审理以便再测序的候选基因有 73 种。

随着 HGP 和 EGP 计划的启动和实施，一个崭新的学科——毒物基因组学（toxicogenomics）应运而生，这一学科源于毒理学与基因组学的结合，即应用基因组学（genomics）的资源和方法，研究机体与毒物交互作用的机制。最近美国国家环境卫生科学研究院（NIHES）和化学工业毒理研究所（CIIT）的科学家应用 DNA 微阵列（DNA microarray）技术，研制出毒理芯片（toxichip），可同时检测成千上万个基因的表达，大大提高了研究效率。毒理学家将动物或细胞染毒后，分离 mRNA，用逆转录酶和带放射性或带荧光的核苷酸将 mRNA 转变为标记的 cDNA，然后与固定在芯片上的千万个 cDNA 或寡核苷酸微阵列杂交，通过检测每个 cDNA 结合的放射性或荧光强度，用以测定毒物处理前后组织细胞表达的 mRNA，或用生物信息学处理比较基因表达的形式，确定基因受到正性或负性调节、基因多态性及突变等。然而，毒理芯片研究与现用的整体和体外毒理学研究之间的联系以及如何用于化学物的危险度评价，都有待于进一步探索。

## 五、展望：分子毒理学对 21 世纪环境医学的影响

传统的环境医学是以宏观的环境和人群为主要研究对象。近 20 年来，物理、化学、数学、信息科学、环境科学和生物医学互相渗透，特别是分子生物学新概念和新技术的飞速发展，使人类对环境疾病的本质有了进一步的了解。21 世纪来临之际，HGP 计划正以出人意料的速度发展，EGP 计划也初见端倪。这两个计划的顺利进行和完成，将为毒理学工作者提供全新的概念和技术，也为环境医学的研究带来新的启迪和前所未有的机遇：

（1）环境有害物中毒和致癌、致突变机制的研究将有新的突破。环境相关疾病的基因图谱和蛋白质谱将得以阐明。

（2）借助于高通量的生物芯片（biochip）和微阵列技术以及蛋白质、氨基酸电泳质谱技术，环境因素早期敏感生物效应的标志物监测将快速、高效地进行，及时向人类提出预警信号。

（3）化学物质危险度的评价有可能直接在人群中以高准确度和可靠性进行。

（4）环境基因组计划所提供的环境应答基因的信息库将为筛选易感人群提供依据。

（5）某些环境应激基因及其表达产物有可能应用于环境相关疾病的预防和治疗。

# 第二章　药物分子毒理学的基本概念

## 第一节　基本概念

### 一、毒理学

毒理学是从医学角度研究化学物质对生物机体的损害作用及其机理的科学。但近年来，毒理学的研究范围已扩大到各种有害因素，如核素、微波等物理因素以及生物因素等，不只限于化学物质；但经典的毒理学的主要研究内容仍然是化学物质对机体的生物学作用及其机理。

### 二、药物分子毒理学

药物分子毒理学是现代毒理学中研究药物的毒副作用的机制，是评价在研新药安全性的分支学科。其主要目的在于指导临床合理用药，降低药物的副作用及减少因药物毒性导致的新药开发失败。药物研发成功与否主要取决于药物是否安全和有效。纵观整个药物研发流程，毒性是终止药物研发的重要原因之一。伴随着科学技术的发展，大量新方法、新技术涌入新药研发中，促使药物分子毒理学研究得到巨大发展，研究思路也发生了根本性的改变，药物分子毒理学研究贯穿于新药发现阶段、临床前安全性评价和上市后监督与跟踪的整个过程中，形成了全程式新药安全性研究评价新模式。

### 三、外来化合物

外来化合物是存在于人类生活和外界环境中，可能与机体接触并进入机体的一些化学物质。外来化合物并非人体的组成成分，也非人体所需的营养物质，而且也不是维持机体正常生理功能和生命所必需的物质，但它们可由外界环境通过一定的环节和途径与机体接触并进入机体，在机体内呈现一定的生物学作用。常见的外来化合物有农用化学品、工业化学品、药物、食物添加剂、日用化学品、各种环境污染物及霉菌毒素等。

### 四、毒性

毒性是一种物质对机体造成损害的能力。毒性较高的物质，只要相对较少的数量，就可对机体造成一定的损害；而毒性较低的物质，需要较多的数量才呈现毒性。物质毒性的高低仅具有相对意义。在一定意义上，只要达到一定数量，任何物质对机体都具有毒性；如果低于一定数量，任何物质都不具备毒性，关键是此种物质与机体接触的量。除物质与机体接触的数量外，还与物质本身的理化性质以及其与机体接触的途径有关。

## 五、剂量

剂量是决定外来化合物对机体损害作用的重要因素。剂量的概念较为广泛，可指给予机体的数量或与机体接触的外来化合物的数量、外来化合物吸收进入机体数量、外来化合物在靶器官作用部位或体液中的浓度或含量。由于内剂量不易测定，所以一般剂量的概念是指给予机体的外来化合物数量或机体接触的数量。剂量的单位是以每单位体重接触的外来化合物数量来表示，例如 mg/kg 体重。

## 六、效应和反应

（1）效应表示一定剂量外来化合物与机体接触后可引起的生物学变化。此种变化的程度用计量单位来表示，如若干个、毫克、单位等。

（2）反应是一定剂量的外来化合物与机体接触后，呈现某种效应并达到一定程度的比率或者产生效应的个体数在某一群体中所占的比率，一般以百分率或比值表示。

## 七、非损害作用与损害作用

1. 非损害作用

一般认为非损害作用不引起机体机能形态、生长发育和寿命的改变，不引起机体某种功能容量的降低，也不引起机体对额外应激状态代偿能力的损伤。机体发生的一切生物学变化应在机体代偿能力范围之内，当机体停止接触该种外毒化合物后，机体维持体内稳态的能力不应有所降低，机体对其他外界不利因素影响的易感性也不应增高。稳态是机体保持内在环境稳定不变的一种倾向或能力。

2. 损害作用

损害作用与非损害作用相反，应具有下列特点：

（1）机体的正常形态、生长发育过程受到严重影响，寿命亦将缩短。

（2）机体功能容量或额外应激状态代偿能力降低。

（3）机体维持稳定能力下降。

（4）机体对其他某些因素不利影响的易感性增高。

应该指出，损害作用与非损害作用都属于外来化合物在机体内引起的生物学作用，而在生物学作用中，量的变化往往引起质的变化，所以损害作用与非损害作用仅具有一定的相对意义。此外，确定损害作用与非损害作用的观察指标也在不断地发展。

## 八、正常值

损害作用和非损害作用的确定，往往涉及机体许多指标的正常值范围，有时需要对正常值进行测定。首先必须明确“正常值”仅具有相对意义。在实际工作中，按目前认识水平，认为“健康”或“正常”的个体，对其进行某项观察指标测定，以其平均值 ± 两个标准差作为正常值范围。可采用统计学方法确定此项指标变化是否偏离正常值范围，凡某种观察指标符合下列情况之一者，即可认为已偏离正常值范围，属于损害作用或非损害作用。

（1）与对照组相比，具有统计学显著性差异（$P<0.05$），并且其数值不在正常值范

围内。

（2）与对照组相比，具有统计学显著性差异（$P<0.05$），而其数值却在一般公认"正常值"范围内；但如果在停止接触后，此种差异仍然持续一段时间，则属于损害作用。

（3）与对照组相比，具有统计学显著性差异（$P<0.05$），而其数值却在一般公认的"正常值"范围内；但如果机体处于功能或生物化学应激状态下，此种差异更为明显，则属于损害作用。

## 第二节　剂量—反应关系

### 一、剂量

剂量（dose）有多种表示方式。既可指机体接触化学物质的量或在试验中给予机体受试物的量（外剂量），又可指化学物质被吸收入血的量（内剂量）或到达靶器官并与其相互作用的量（靶剂量、生物有效剂量）。靶剂量直接决定了化学物质的量或给予机体化学物质的量，单位为 mg/kg 体重、$mg/cm^2$ 皮肤等。当一种化学物质经由不同途径与机体接触时，其吸收系数与吸收速率各不相同。因此在提及剂量时，必须说明接触途径。在接触环境污染物时，则根据空气、水、食品等介质中存在的浓度（分别为 $mg/m^3$，mg/L 和 mg/kg）乘进入体内的介质总量来计算剂量。

### 二、量反应与质反应

反应（response）指化学物质与机体接触后引起的生物学改变，可分为两类：一类属于计量资料，有强度和性质的差别，能以某种测量数来表示，如有机磷农药抑制血中胆碱酯酶活性，其强度可用酶活性单位的测量值表示。这类反应称为量反应（graded response）。另一类效应属于计数资料，没有强度差别，不能以具体的数值表示，而只能以"阴性或阳性""有或无"来表示，如死亡或存活、患病或未患病等，称为质反应（quantal response）。量反应通常用于表示化学物质在个体中引起的毒效应强度的变化，质反应则用于表示化学物质在群体中引起的某种毒效应的发生比例。

### 三、剂量—效应关系和剂量—反应关系

剂量—效应关系或剂量—反应关系是毒理学的重要概念。机体内出现的某种损害作用，如果肯定是某种外来化合物所引起，则必须存在明确的剂量—效应关系或剂量—反应关系，否则不能肯定。

剂量—效应关系和剂量—反应关系都可以用曲线表示，即以表示效应强度的计量单位或表示反应的百分率或比值为纵坐标，以剂量为横坐标，绘制散点图，可得出一条曲线。不同外来化合物在不同条件下，所引起的效应或反应类型不同，主要是效应或反应与剂量的相关关系不一致，可呈现不同类型的曲线。在一般情况下，剂量—效应曲线或剂量—反应曲线有下列基本类型：

1. 直线型

效应或反应的强度与剂量呈直线关系；随着剂量的增加，效应或反应的强度也随之增加，并成正比关系。但在生物机体内，此种直线关系较少出现，仅在某些体外实验中，在一定的剂量范围内存在。

2. 抛物线型

效应与剂量或反应呈非线性关系，即随着剂量的增加，效应或反应的强度也增加，但最初增高急速，然后变为缓慢，以致曲线先陡峭，然后平缓，成抛物线型。如果将剂量换成对数值，则成直线。剂量与效应或反应关系，换成直线，便于在低剂量与高剂量或低反应强度与高反应强度之间进行互相推算。

3. S 状曲线

此种曲线的特点是在低剂量范围内，随着剂量的增加，效应或反应的强度增加较为缓慢；当剂量较高时，效应或反应强度也随之急速增加；但当剂量继续增加时，效应或反应的强度增加又趋向缓慢。曲线开始平缓，继之陡峭，然后又趋平缓，成不甚规则的 S 状。曲线的中间部分，即反应率 50% 左右，斜率最大，剂量略有变动，反应即有较大增减。S 状曲线在剂量与反应关系中较为常见，一部分剂量与效应关系中也有出现。它分为对称或非对称两种。非对称 S 状曲线两端不对称，一端较长，另一端较短。如果将非对称 S 状曲线的横坐标（剂量）以对数表示，则成为对称 S 状曲线；如果再将反应率换成概率单位，则成一条直线。

## 第三节　毒性常用指标

### 一、致死剂量

毒理学中常用的毒性指标包括致死剂量、阈剂量、最大无作用剂量和毒作用带等。当受试物质存在于空气或水中时，上述各指标中的剂量改称为浓度（concentration）。

1. 致死量

致死量即可以造成机体死亡的剂量。但在一群体中，死亡个体数目的多少有很大程度的差别，所需的剂量也不相同，因此，致死量又具有下列不同概念。

（1）绝对致死量（$LD_{100}$）是指能造成一群体全部死亡的最低剂量。

（2）半数致死量（$LD_{50}$）是指能引起一群个体 50% 死亡所需的剂量，也称致死中量。$LD_{50}$的单位为：mg/kg 体重，其数值越小，表示外来化合物毒性越强；反之，其数值越大，则毒性越弱。

2. 最大耐受剂量（maximal tolerance dose，MTD 或 $LD_0$）

最大耐受剂量是指化学物质不引起受试对象出现死亡的最高剂量。若高于该剂量，即可出现死亡。与 $LD_{100}$的情况相似，$LD_0$也受个体差异的影响，存在很大的波动性。

上述 $LD_{100}$和 $LD_0$常作为急性毒性试验中选择剂量范围的依据。

## 二、阈剂量和最大无作用剂量

1. 阈剂量（minimal effect level）

阈剂量即在一定时间内，一种外来化合物按一定方式或途径与机体接触，能使某项观察指标开始出现异常变化或使机体开始出现损害作用所需的最低剂量，也可称为中毒阈剂量或中毒阈值。在理论上，最大无作用剂量和阈剂量应该相差极微，因为任何微小甚至无限小的剂量增加，对机体的损害作用在理论上也应该有相应的增加。但由于对损害作用的观察指标受此种指标观测方法灵敏度的限制，可能检不出细微的变化，只有两种剂量的差别达到一定的程度，才能明显地观察到损害作用程度的不同，所以最大无作用剂量与阈剂量之间仍然有一定的差距。

当外来化合物与机体接触的时间、方式或途径和观察指标发生改变时，最大无作用剂量和阈剂量也将随之改变。所以表示一种外来化合物的最大无作用剂量和阈剂量时，必须说明试验动物的物种品系、接触方式或途径、接触持续时间和观察指标。例如，某种有机磷化合物在大鼠（wistar 品系）仅给予 3 个月，全血胆碱酯酶活力降低 50% 的最大无作用剂量为 10 mg/kg 体重。

2. 最大无作用剂量（maximal no - effect level）

最大无作用剂量即在一定时间内，一种外来化合物按一定方式或途径与机体接触，根据现今的认识水平，用最灵敏的试验方法和观察指标，亦未能观察到任何对机体的损害作用的最高剂量。

最大无作用剂量的确定是根据亚慢性毒性或慢性毒性试验的结果，是评定外来化合物对机体损害作用的主要依据。以此为基础可制定一种外来化合物的每日容许摄入量（acceptable daily intake，ADI）和最高容许浓度（maximal allowable concentration，MAC）。ADI 是指人类终生每日摄入该外来化合物不致引起任何损害作用的剂量。MAC 是指某一外来化合物可以在环境中存在而不致对人体造成任何损害作用的浓度。

## 三、毒作用带

毒作用带（toxic effect zone）是表示化学物质毒性和毒作用特点的重要参数之一，分为急性毒作用带与慢性毒作用带。

1. 急性毒作用带

急性毒作用带（acute toxic effect zone，$Z_{ac}$）为半数致死量与急性阈剂量的比值，表示如下：

$$Z_{ac} = \frac{LD_{50}}{Lim_{ac}}$$

$Z_{ac}$值小，说明化学物质从产生轻微损害到导致急性死亡的剂量范围窄，引起死亡的危险性大；反之，则说明引起死亡的危险性小。

2. 慢性毒作用带

慢性毒作用带（chronic toxic effect zone，$Z_{ch}$）为急性阈剂量与慢性阈剂量的比值，表示如下：

$$Z_{ch}=\frac{\mathrm{Lim}_{ac}}{\mathrm{Lim}_{ch}}$$

$Z_{ch}$值大，说明$\mathrm{Lim}_{ac}$与$\mathrm{Lim}_{ch}$之间的剂量范围大，由极轻微的毒效应到较为明显的中毒表现之间发生、发展的过程较为隐匿，易被忽视，发生慢性中毒的危险性大；反之，则发生慢性中毒的危险性较小。

# 第三章　药物的代谢转化

药物的代谢（metabolism）又称药物的生物转化。药物作为外源性物质（exogenous material）在体内发生化学结构的改变称为转化或生物转化（biotransformation）。使药物进行生物转化的器官主要是肝脏，此外肠黏膜、肾、肺、体液和血液等组织的酶参与某些递质和药物的转化或灭活作用。药物的代谢研究历史悠久，当前，药物的代谢与药代动力学研究相结合使药物的代谢研究具有新的意义。无论是新药临床前的体内过程研究，还是体内药物分析方法的建立，都涉及药物的体内代谢。

药物的代谢研究的意义如下：

（1）了解药物进入体内后的转运及其与生物系统的相互作用，以保证临床用药安全、有效。

（2）研究药物的代谢途径，酶催化机制、结构与药理作用的关系，对避免药物的毒性及寻找新药具有一定意义。

（3）研究药物的相互作用、毒性作用机制，使临床用药更加安全、合理。

（4）对药物的代谢的充分了解，有利于体内药物分析方法的建立，避免代谢物的干扰或同时测定代谢物。

生物转化本质上是药物在体内温和环境中经酶作用产生生物化学反应形成新的化合物，其过程分为如下两个时相：

Ⅰ相包括氧化（oxidation）反应、还原（reduction）反应和水解（hydrolysis）反应，主要由肝药酶（cytochrome P450，CYP）和其他酶使药物分子结构中引入或暴露出极性基团，如产生羟基、羧基、巯基和氨基等。

Ⅱ相为结合（conjugation）反应，主要由谷胱甘肽S－转移酶（glutathione S-transferases，GST）、N－乙酰基转移酶（N-acetyltransferases，NAT）、磺基转移酶（sulfotransferases，ST）、硫嘌呤甲基转移酶（thiopurine methyltransferase，TPMT）和葡糖醛酰转移酶（UDP- lucuronosyltransferases，UGT）等使药物分子结构中的极性基团与体内的化学成分如葡萄糖醛酸（glucuronic acid）、甘氨酸、牛磺酸、谷氨酰胺、谷胱甘肽、硫酸、甲基和乙酰基等经共价键结合，生成水溶性强、极性高的代谢产物。这些产物难于从肾小管重吸收而易于排出体外。

药物经过生物转化后其药理活性发生改变。大多数药物的代谢产物的药理活性减弱或消失，称为灭活（inactivation）。少数药物经生物转化后可以被活化（activation）而出现药理活性，如抗癌药环磷酰胺（cyclophosphamide）在肝脏内氧化生成醛磷酰胺，再在肿瘤细胞内分解出磷酰胺氮芥而生效；再如催眠药 diazepam 的代谢产物去甲基地西泮具有与原形药物相似的活性，而其药物效应时间更长；脂溶性强的抗结核药经肝脏生物转化的代谢产物可引起肝损害等。可见，原形药物经过生物转化后生成的代谢产物有多种形式，有的活性减弱或消失，有的活性增强或转化成活性物质，有的甚至产生毒性代谢产物（toxicity metabolite）。因此，将药物的转化称为“解毒”（detoxication）是不确切的。

前体药物（pro－drug）是需经生物转化后才能活化而产生药理效应的药物，制成前体药物给药常可避免口服给药时对药物的灭活作用。

药物的生物转化是酶的催化反应。催化酶有专一性酶和非专一性酶两大类。专一性酶是指催化作用选择性很强、活性很高的酶，如 AChE 灭活 ACh、单胺氧化酶（monoamine oxidase，MAO）转化单胺类药物。适度抑制某专一性酶活性的物质可以延缓递质或药物的灭活速度，成为具有临床用途的药物，如胆碱酯酶抑制药新斯的明（neostigmine）。非专一性酶主要是指肝细胞的微粒体混合功能氧化酶系统（hepatic microsomal mixed-function oxidase system），也称为肝药酶。

肝药酶由许多结构和功能类似的细胞色素 P450 同工酶（cytochrome P450 isozyme）组成。它们具有多种亚型，主要参与药物代谢的 I 相反应。它们的代谢底物（药物）各有差异，酶的变异也较大，如对 CYP2D6 代谢降血压药物异喹胍（debrisoquine）的研究发现，其亚型的变异已达 50 种，对药物的代谢有显著的影响，其代谢活性的个体差异（individual difference）可高达 1 万倍。细胞色素 P450 同工酶受药物等因素的影响可引起酶活性的改变。能够增强 CYP 酶活性的药物称为酶诱导剂（enzyme inducer）；能够减弱 CYP 酶活性的药物称为酶抑制剂（enzyme inhibiter）。酶诱导剂和酶抑制剂可增强或减弱自身的转化导致效应强弱变化，如长期应用苯巴比妥（barbiphenyl）后出现的耐受性（tolerance）与酶诱导作用（induction）使血浓度降低有关。当合用药物时，酶诱导剂可使合用药物的效应减弱，而酶抑制剂可使合用药物效应增强。

# 第一节　药物的 I 相代谢

## 一、氧化反应

氧化反应是最重要的代谢途径之一，许多酶参与了这一反应。

1. 细胞色素 P450 酶

细胞色素 P450 酶主要存在于肝细胞微粒体中，是由一组紧密相关的同工酶组成的一个家族。至今在体内发现 40 多种细胞色素 P450 同工酶。该酶在机体的内源性物质和外源性物质的氧化代谢中起非常重要的作用。

（1）药物在肝脏中的代谢。

在肝脏中参与药物代谢的 I 相和 II 相代谢酶中，P450 酶最为重要，它是一种以铁卟啉为辅基的蛋白质，具有以下几方面的生物学特性：

①P450 酶是一个多功能的酶系，可以催化 60 种以上的代谢反应，因此 P450 酶可以在催化一种底物的同时产生几种不同的代谢产物。

②P450 酶对底物的机构特异性不强，可代谢各种类型化学结构的底物，每一种 P450 酶都有广泛的底物，既能代谢大分子底物，也能代谢小分子底物。

③P450 酶存在明显的种属、性别和年龄的差异。其中以种属差异表现最为明显，不同种属的 P450 同工酶的组成不同，因此药物在不同种属的动物和人体内的代谢途径和代谢产物可能是不同的。

④P450 酶具有多型性。它是一个超级大家族，每种哺乳动物有 30 种以上的 P450 酶，由此可见 P450 酶系是由多种类型的 P450 酶所组成的一个庞大家族。

⑤P450 酶具有可诱导和可抑制性。一方面，很多化学异物（其中包括药物）可对 P450 酶产生诱导作用，使某些 P450 酶的量和活性明显增加。另一方面，许多外源性化学异物包括药物可以选择性地抑制某些 P450 酶，使其活性明显降低，因而可以抑制 P450 酶对其他化学异物的代谢。

⑥P450 酶具有多态性（polymorphisms）。其同一种属的不同个体间某一 P450 酶的活性存在较大的差异，可将个体按代谢速度的快慢分为快代谢型 RM（rapid metabolizer）或强代谢型 EM（extensive metabolizer）及慢代谢型 SM（slow metabolizer）或弱代谢型 PM（poor metabolizer）。现在已发现在人体肝脏 P450 酶中，CYP1A1 - 3、CYP2C8 - 9、CYP2C19、CYP2D6、CYP2E1 和 CYP3A3 - 4 均表现出明显的多态性，其中以 CYP2D6 和 CYP2C19 的多态性最为典型。

（2）药物在肝脏外的代谢。

众所周知，肝脏是药物主要的代谢器官。但是随着分子生物学如蛋白质分离纯化技术、免疫抗体标记及 cDNA 技术的发展和应用，越来越多的药物代谢酶在肝外组织和器官被发现，如 I 相反应的主要酶系 P450 及黄素单加氧酶、过氧化物酶、环氧化物水合酶等。

目前，在药物肝外代谢中，主要研究 I 相代谢酶中的 P450 酶，主要包括 CYP1A1、CYP1B1、CYP2 和 CYP3A 等。CYP1A1 可以催化多环碳氢化合物的氧化代谢，参与机体对多种前致癌物和致突变物的活化过程。CYP1A1 水平是反映化学致癌作用的有效指征。CYP1B1 参与了许多体激素，如雌二醇、雄激素、睾丸激素等的代谢，对体激素的功能有着重要影响。CYP2A6 或 CYP2A7 和 CYP2E1 在食管黏膜的表达可以活化亚硝胺，这几种酶的表达在食管癌发生的部位尤为明显，可能与食管癌的发生有关。CYP2E1 代谢底物可达 70 多种，大部分为前致癌物和前毒物，小部分为临床药物，如茶碱和氯羟苯恶唑等。肠道 CYP3A 对药物在肠道的首过效应中起重要作用。此外，在药物间的相互作用、药物作用的个体差异等方面也是不容忽视的。

（3）具体氧化反应类型。

细胞色素 P450 酶催化的氧化反应具体介绍如下：

①环氧化反应：

对烯丙基茄香醚

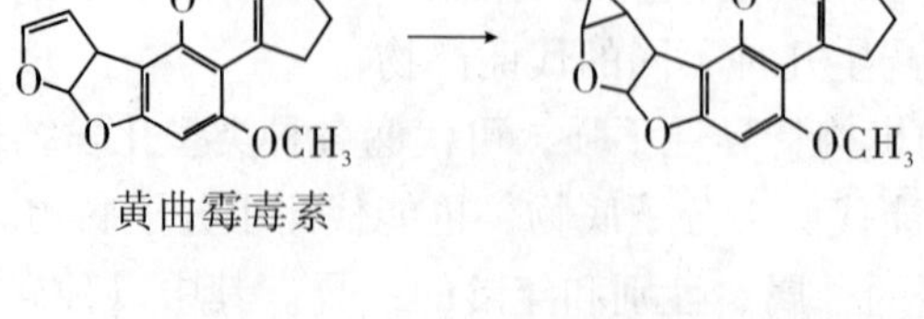


黄曲霉毒素

②芳香环上羟化：

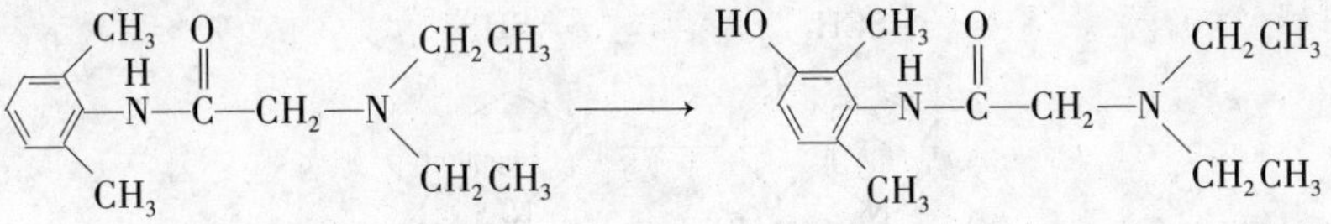

利多卡因

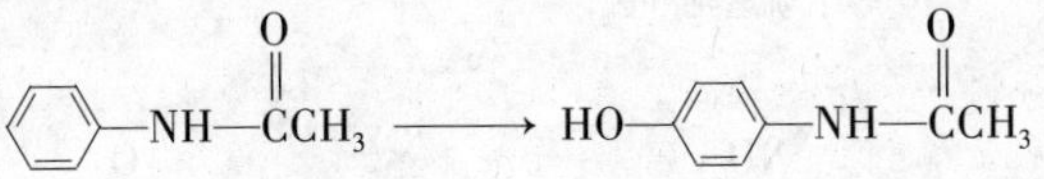

乙酰苯胺

③脂肪链上羟化：

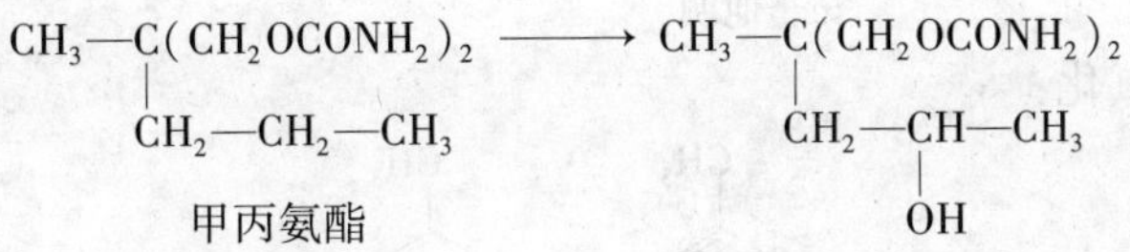

甲丙氨酯

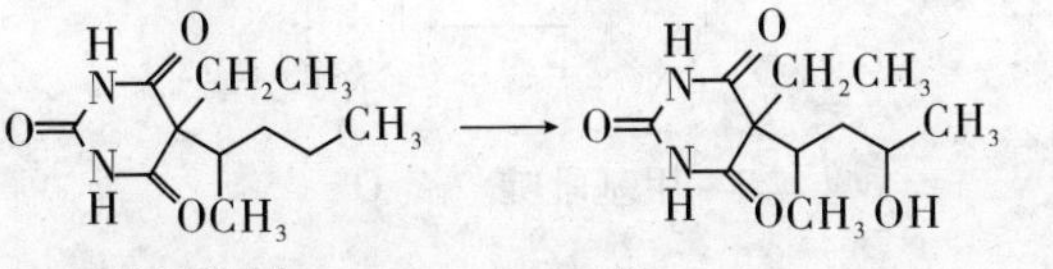

戊巴比妥

④N－脱烷基化：

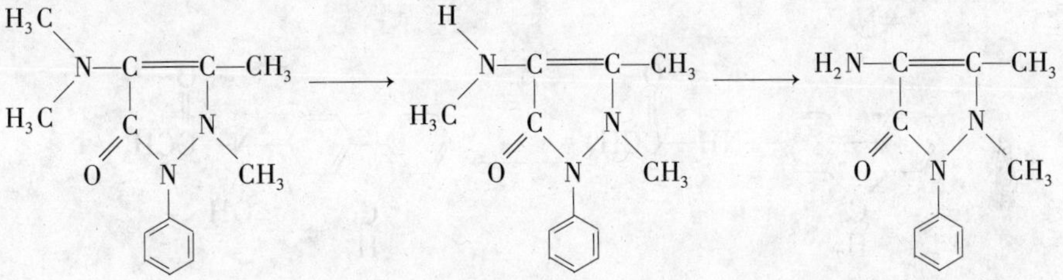

氨基比林

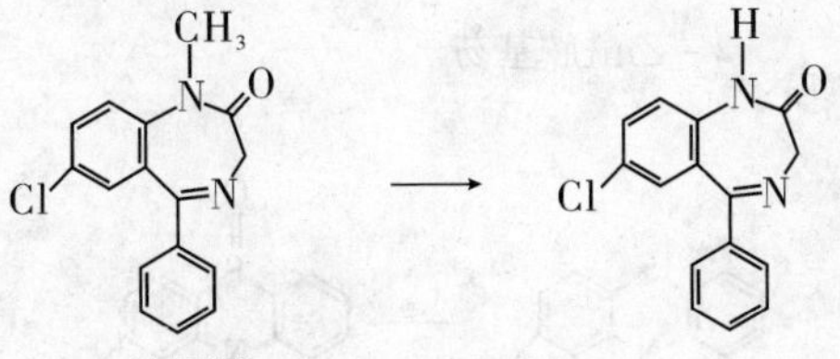

地西泮

⑤O－脱烷基化：

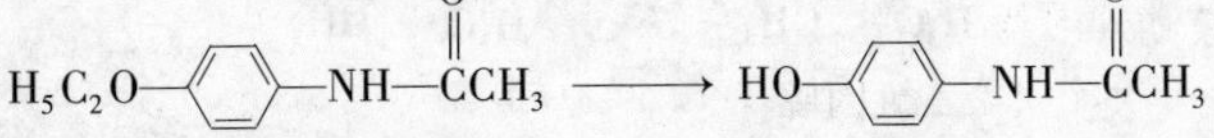

非那西汀

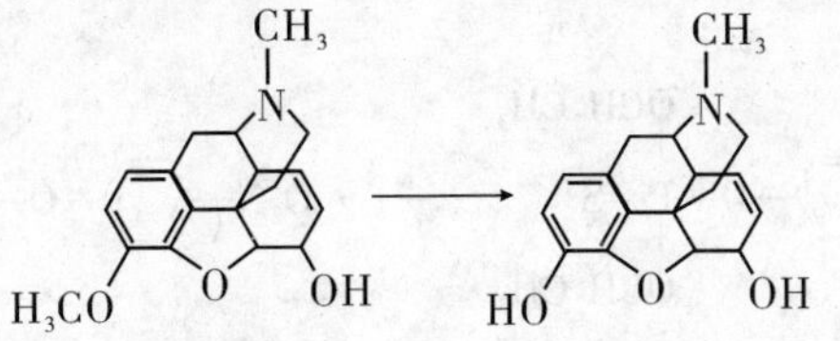

可待因

⑥S－脱烷基化：

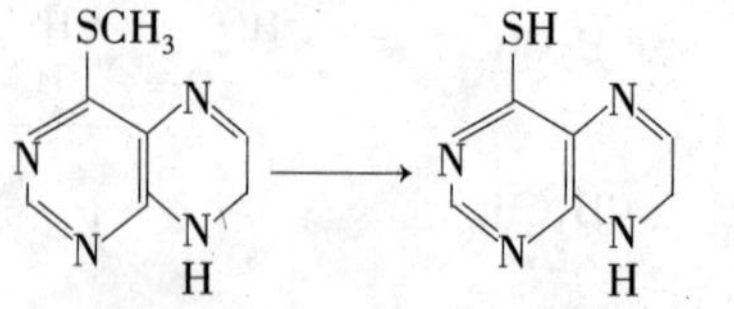

6－甲硫基嘌呤

⑦氧化脱氨基：

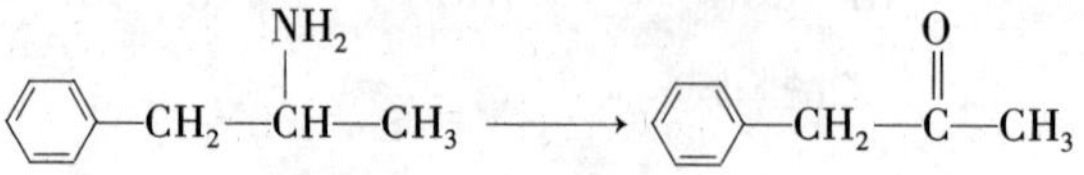

安非他明

⑧氮上羟化与氧化：

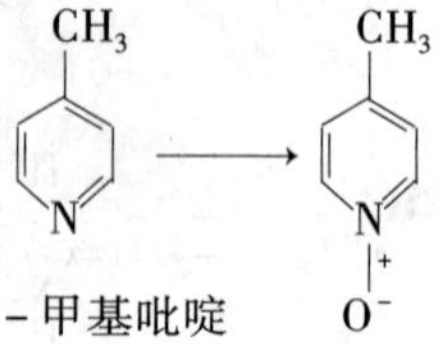

3－甲基吡啶

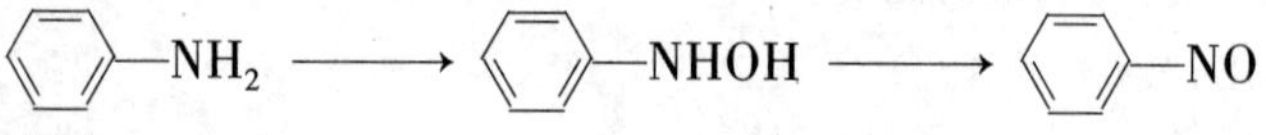

苯胺

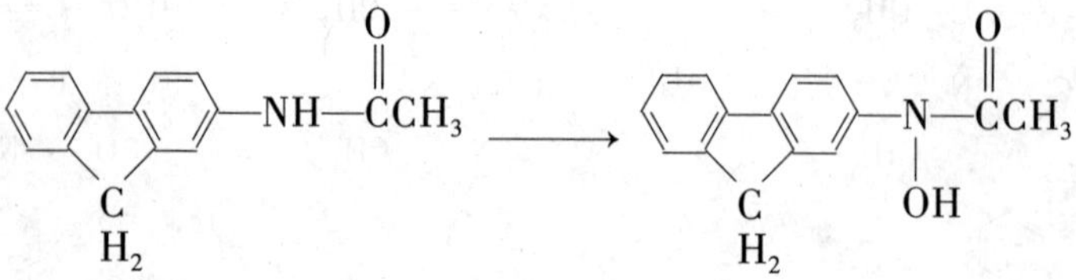

2－乙酰胺基芴

⑨硫上氧化：

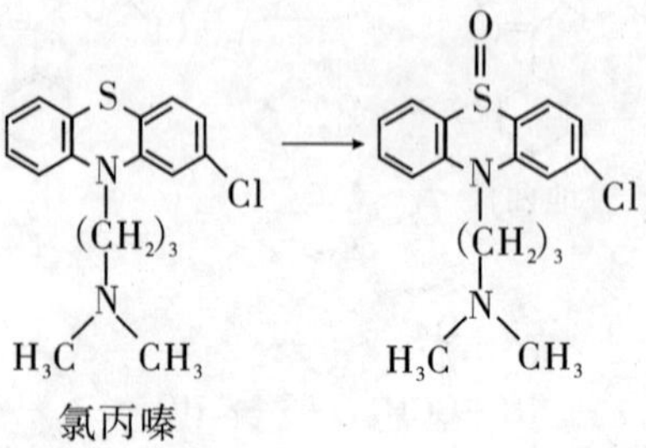

氯丙嗪

⑩脱硫反应：

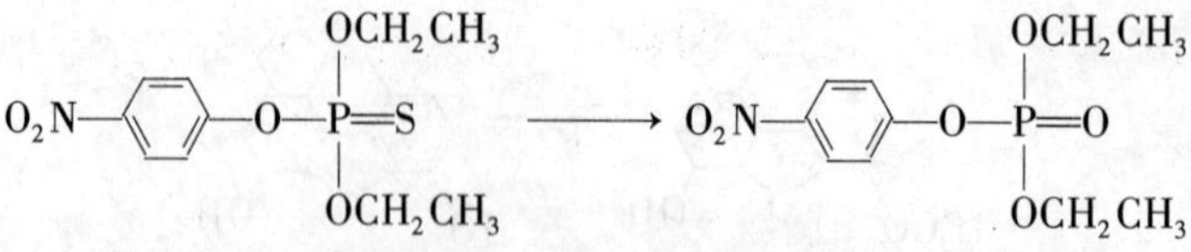

对硫磷

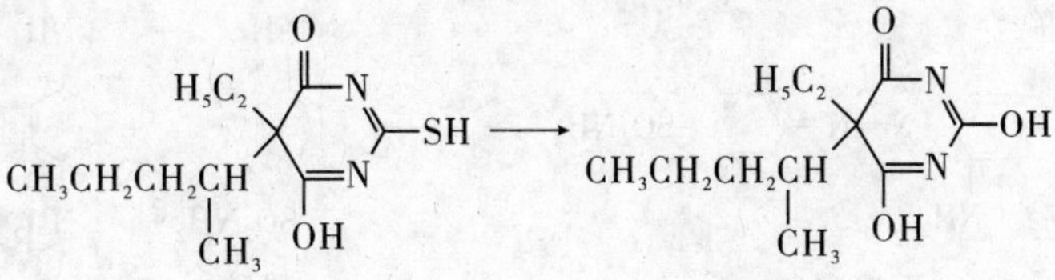

硫喷妥

2. 黄素单氧化酶（MFO）

除了细胞色素氧化酶 P450 外，MFO 也是催化外来物氧化的微粒体酶，在哺乳动物中已发现五种类型的 MFO，该酶主要催化含亲核杂原子的化合物氧化。

（1）含氮化合物：

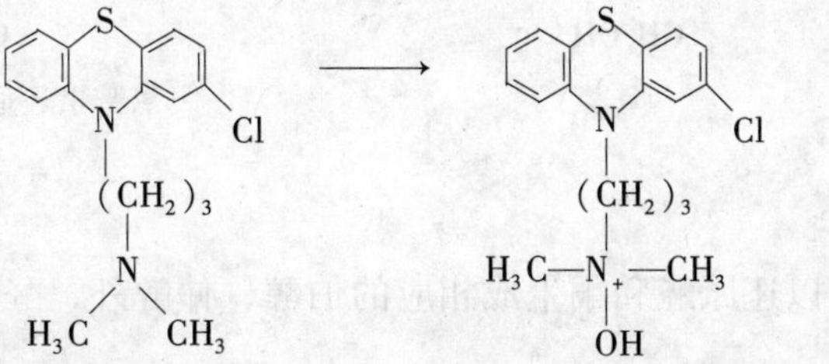

氯丙嗪

（2）含硫化合物：

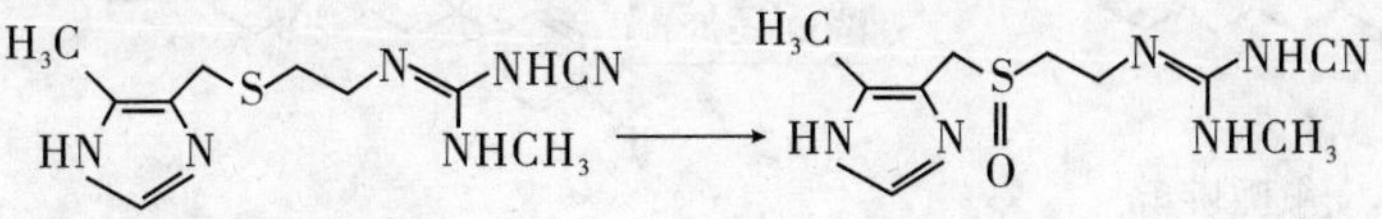

西咪替丁

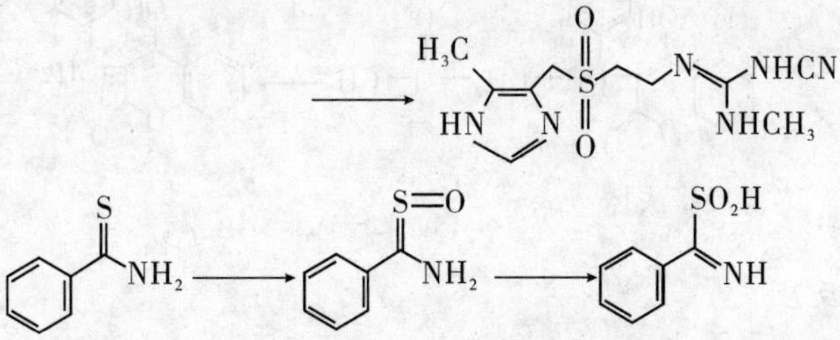

苯甲硫胺

## 二、还原反应

1. 偶氮和硝基的还原反应

偶氮的还原反应作用可用一个重要的历史性例子加以说明。特效的抗菌化学治疗时代是从引用偶氮染料——百浪多息开始的，它能治疗链球菌和肺炎球菌感染。随后发现，其活性成分不是百浪多息本身而是其代谢物——磺胺（氨苯磺胺）。

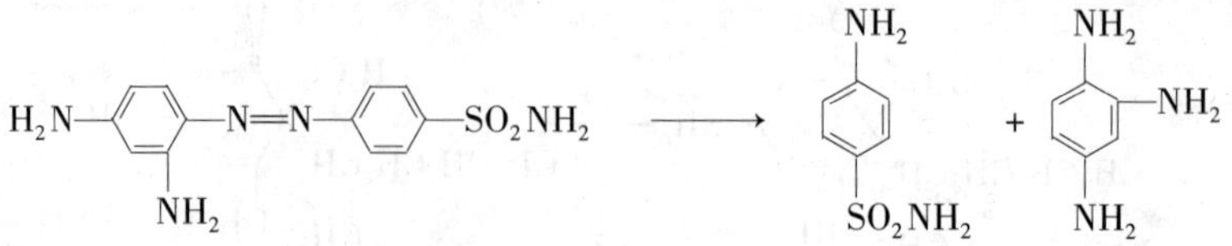

百浪多息　　　　磺胺

另一个抗生素——氯霉素也能很好地说明硝基还原。氯霉素通过细菌和哺乳动物的硝基还原酶系统部分转化为胺。

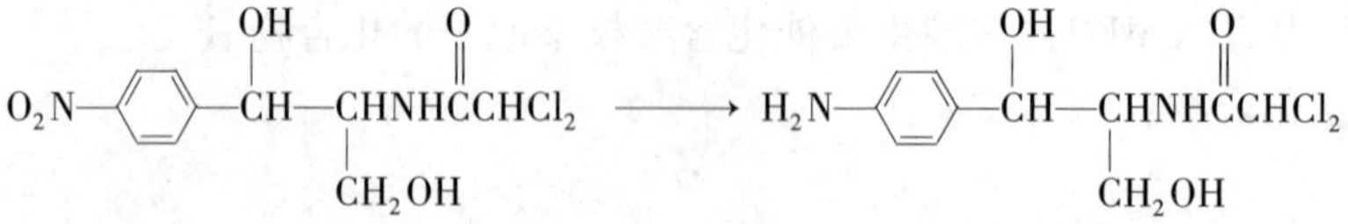

氯霉素　　　　氯霉素还原物

2. 羰基还原反应

除了醇脱氢酶可以还原醛和酮生成相应的伯醇、仲醇外，醛、酮的还原也可以被醛酮还原酶催化。

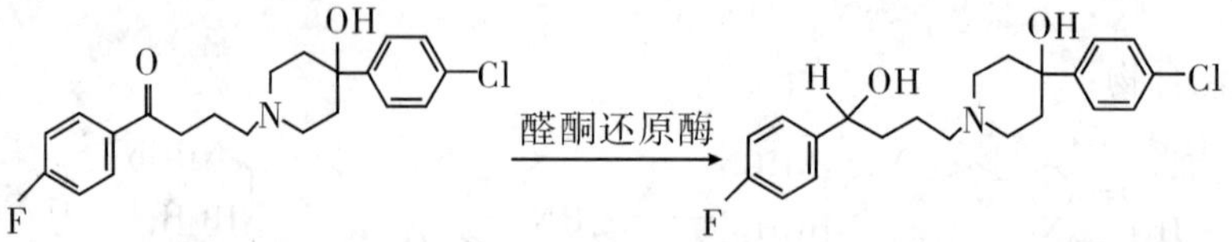


氟哌啶醇

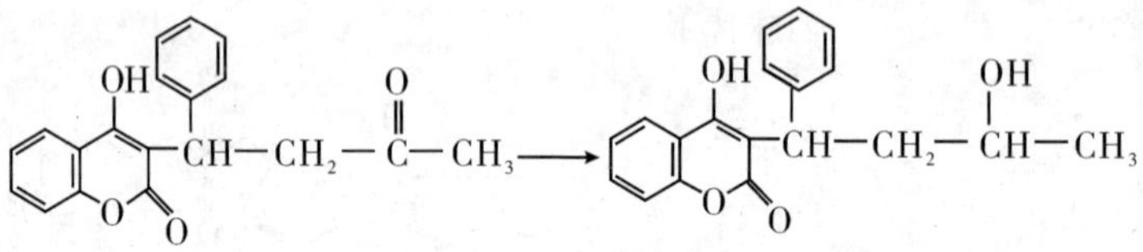

华法林

3. 醌还原反应

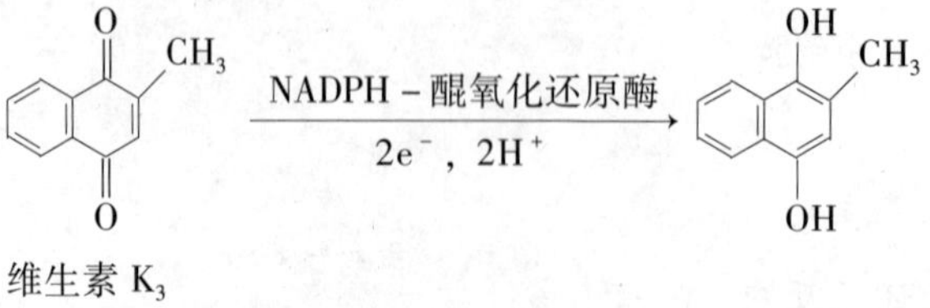


维生素 $K_3$

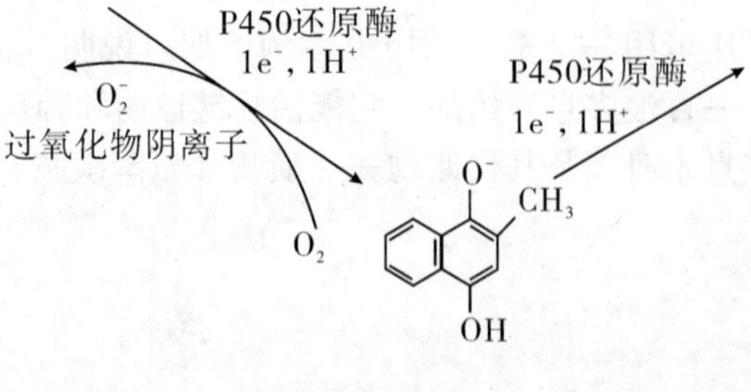

4. 脱卤素反应

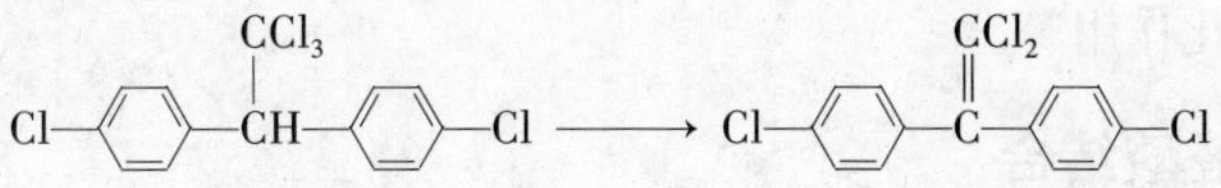

DDT　　　　DDE

## 三、水解反应

1. 酯酶

哺乳动物含有各种酯酶，可以水解酯、酰胺、有机磷酸酯和酸酐。

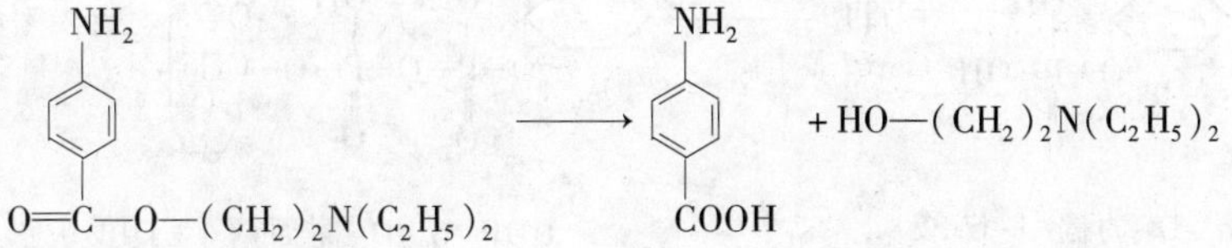

普鲁卡因

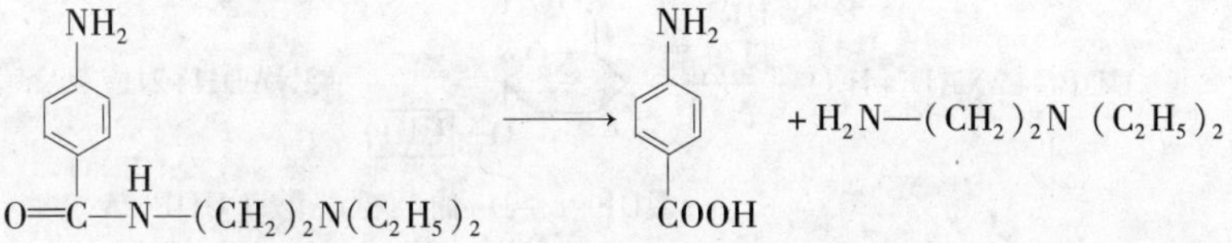

普鲁卡因胺

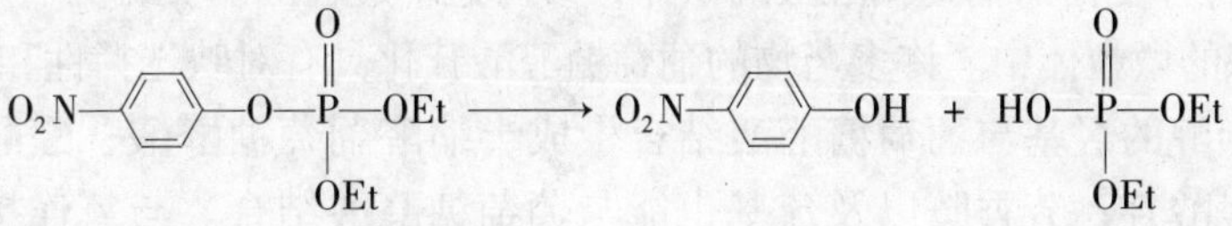

对氧磷

2. 环氧化物水解酶

环氧化物水解酶催化环氧化物水解成连二醇。该酶存在于微粒体和细胞可溶性部分，存在于不同部位的环氧化物水解酶具有不同的底物选择性，前者水解成顺式—过氧化物和芳烃过氧化物，后者水解成反式—过氧化物。

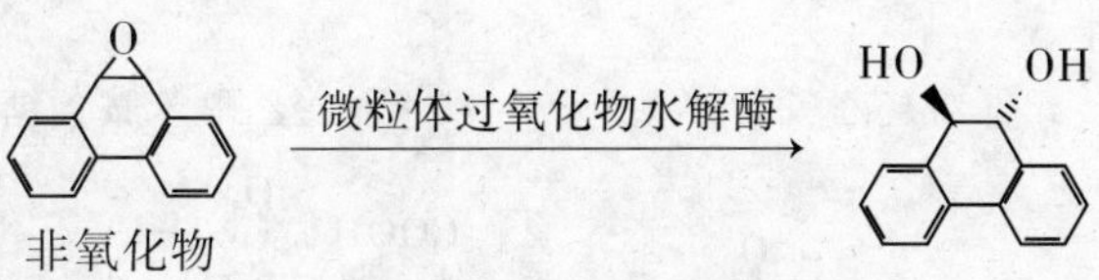


非氧化物

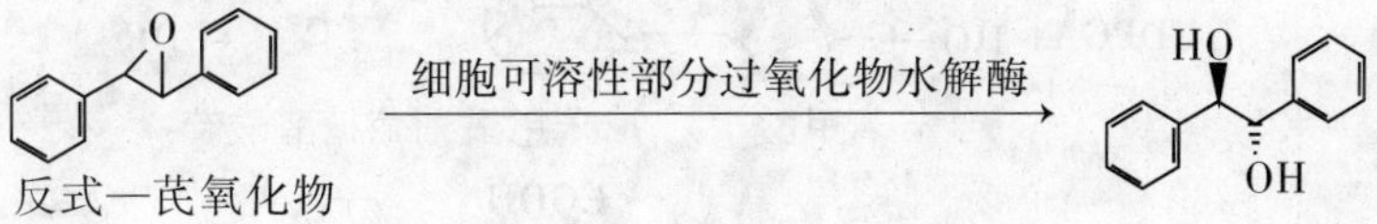


反式—芪氧化物

# 第二节　药物的Ⅱ相代谢

体内存在的几种小分子物质能与药物或药物代谢物起反应，如葡糖醛与酚、醇、芳香胺或羧酸结合生成相应的葡糖醛酸酐；核酸和磷酸的加成作用能把嘌呤和嘧啶的类似物变成核苷和核苷酸；胺和羧酸能被酰化。其他还有巯基尿酸的合成和硫酸酯的合成、转硫化作用和甲基化作用等。

## 一、葡萄糖醛酸结合

葡萄糖醛酸结合是药物的Ⅱ相代谢的主要途径之一，肝的可溶性部分含有催化合成尿嘧啶二磷酸—葡萄糖醛酸（UDPGA）的酶：

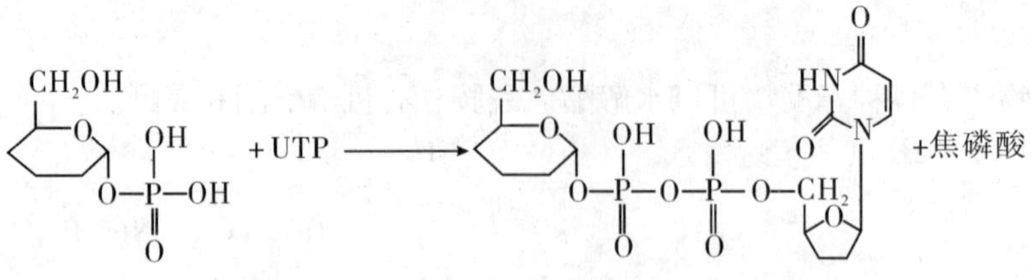

α-D-葡糖-1-磷酸　　UDP-α-D-葡萄糖（UDPG）

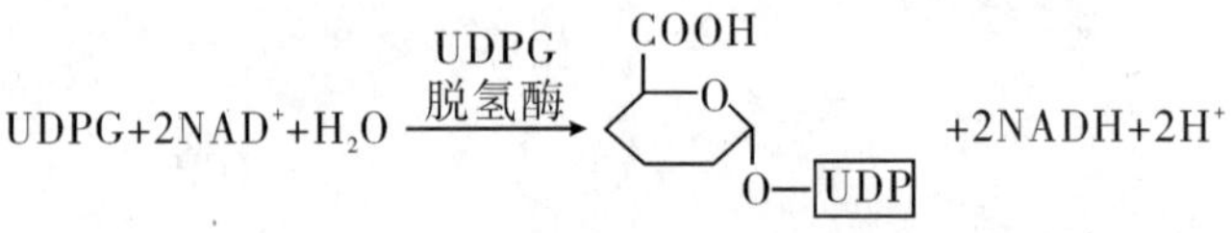

UDP-α-D-葡萄糖醛酸（UDPGA）

UDPGA是各种受体的葡萄糖醛酸的供体，参与这个过程的酶类称为转移酶类，它们见于肝和其他组织的微粒体中。许多药物的葡萄糖醛酸苷化具有对映选择性和立体选择性。

酚和脂肪族醇的羟基与葡萄糖醛酸结合生成半缩醛葡萄糖醛酸；醛酸是通过羧基结合生成酯葡糖醛酸苷；芳香胺以及巯基也能与葡萄糖醛酸结合。与氧连接的葡萄糖醛酸苷不同，氮和硫的葡萄糖醛酸苷对酸是不稳定的。

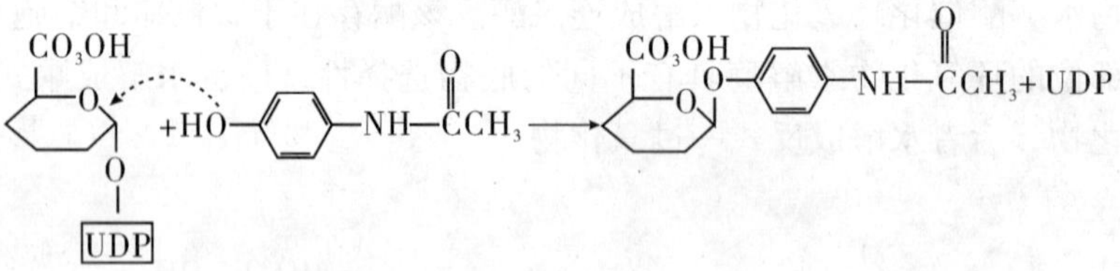

UDPGA　对羟乙酰苯胺　对羟乙酰苯胺葡糖醛酸苷

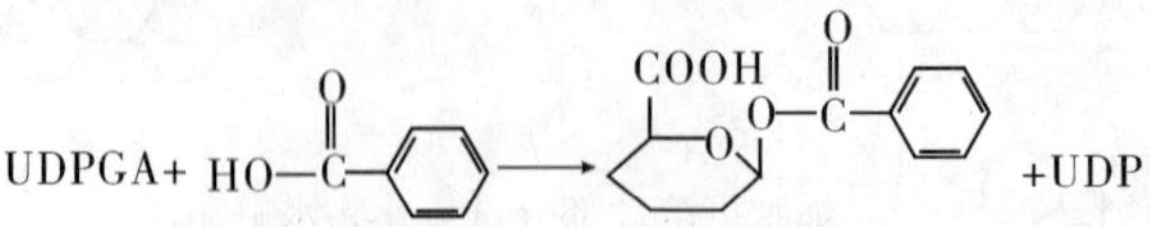

苯甲酸　苯甲酰葡萄糖醛酸苷

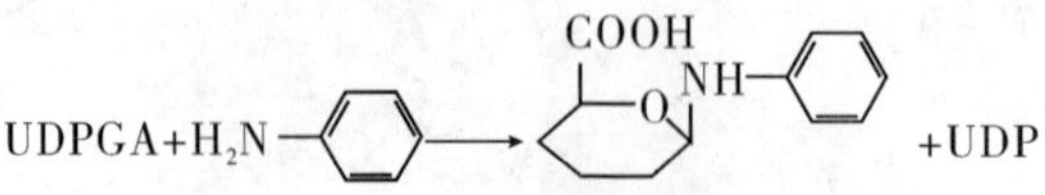

苯胺　苯胺葡萄糖醛酸苷

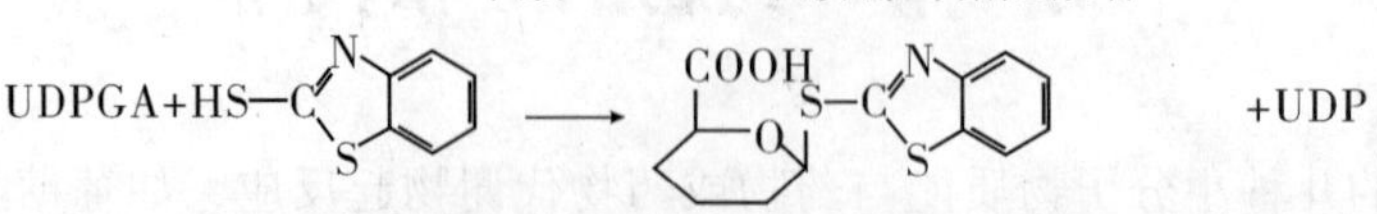

2-巯基苯并噻唑　2-巯基苯并噻唑-S-葡萄糖醛酸苷

## 二、硫酸酰化

酚类的脂肪族羟基以及某些氨基与活化形式的硫酸盐反应，形成硫酸酯。硫酸根离子和三硫酸腺苷（ATP）生成5′-磷酸硫酸酐（APS），接着与ATP进一步反应生成3′-磷酸腺苷-5′-磷酰硫酸（PAPS），在有适当的转移酶（磺基转移酶）存在时，硫酸基可转移到酚羟基上。

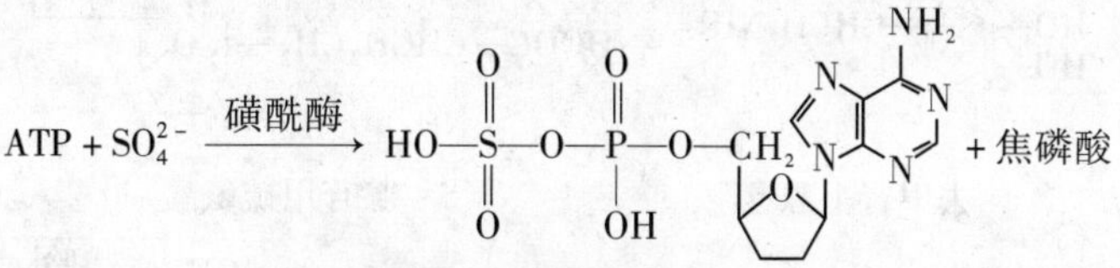


5′-磷酸硫酸酐（APS）

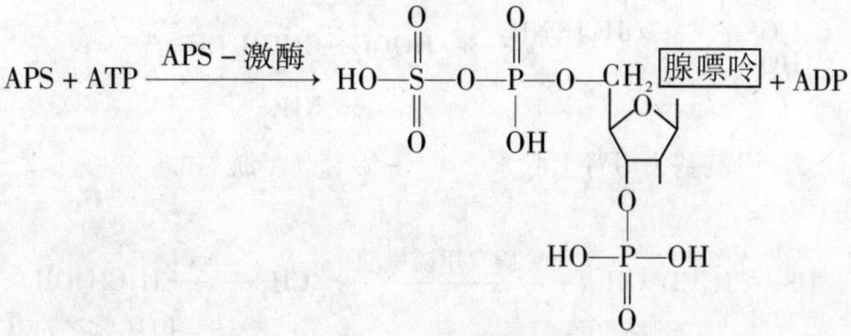


3′-磷酸腺苷-5′-磷酰硫酸（PAPS）

R—OH 或 R—$NH_2$ + PAPS ⟶ R—$OSO_3^-$ 或 R—$NHSO_3^-$ + PAP

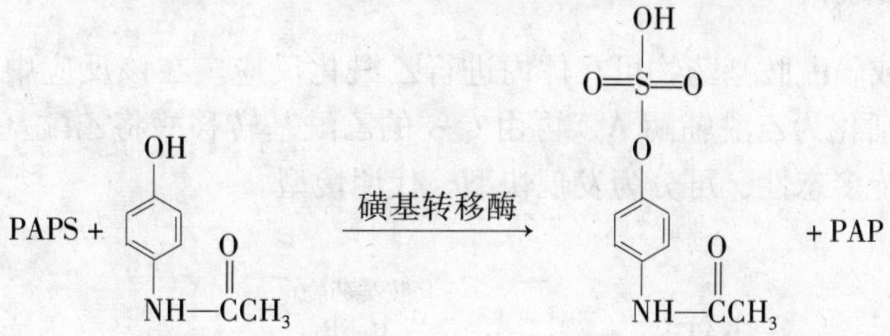


对羟基乙酰苯胺　　对羟基乙酰苯胺磺酸酯

## 三、谷胱甘肽缀合

谷胱甘肽（GSH）缀合是Ⅱ相代谢的重要途径之一，它受谷胱甘肽转移酶（GSTs）催化。GSTs将GSH转移到底物的亲电中心，形成谷胱甘肽缀合物。

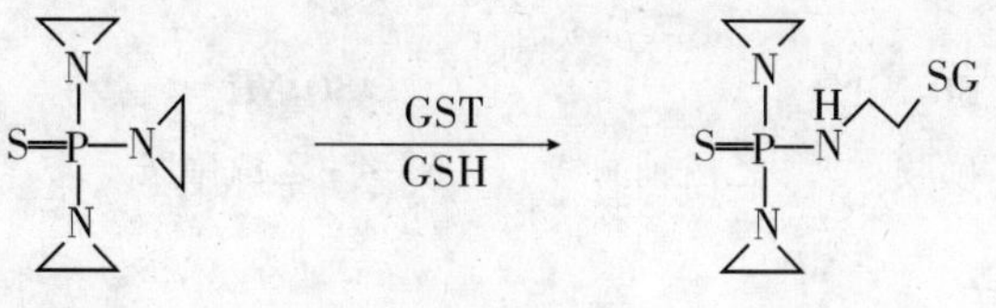


塞替派

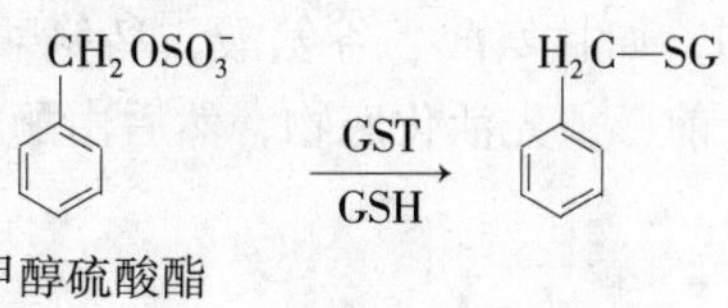


苯甲醇硫酸酯

## 四、N－，O－和 S－甲基化

在进行甲基化作用的途径中，S－腺苷甲硫氨酸起着甲基供体的作用。有许多甲基转移酶，如儿茶酚 O－甲基转移酶（COMT）、苯乙醇胺的 N－甲基转移酶（PNMT）。

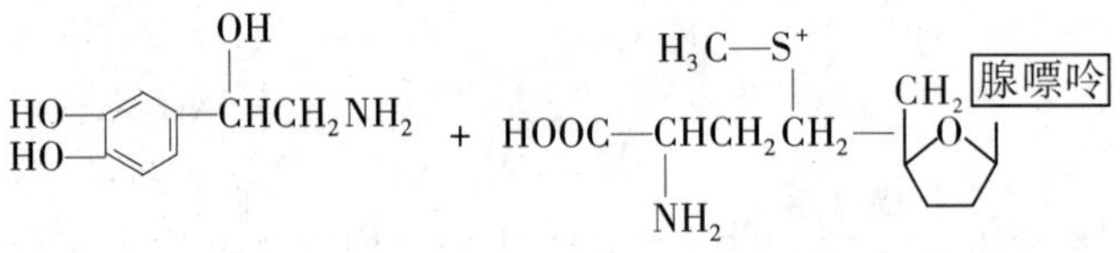


去甲肾上腺素　　S－腺苷甲硫氨酸

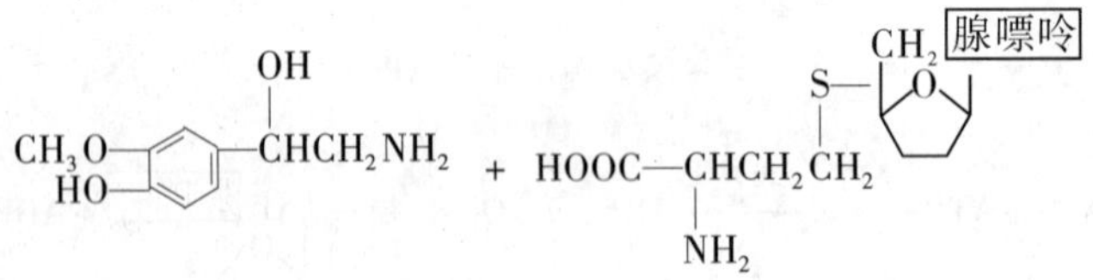


3－甲氧基去甲肾上腺素　　S－腺苷高半胱氨酸

$$HS—CH_2CH_2OH \xrightarrow{\text{S－腺苷甲硫氨酸}} CH_3—S—CH_2CH_2OH$$

巯基乙醇　　S－甲硫基乙醇

## 五、乙酰化结合

许多伯氨基或磺酰胺基药物可在体内进行乙酰化反应。在该反应中，结合剂（乙酸等羧酸）必须先活化为乙酰辅酶 A，再由专一的乙酰基转移酶将乙酰基转移给受体。乙酰化反应具有遗传多态性，可分为发现快型、代谢慢型。

$$CH_3COOH \xrightarrow[CoASH]{ATP} CH_3CO\sim SCoA \xrightarrow[]{\text{胺类药物}\ H_2NR} CH_3CONHR + CoASH$$

乙酰辅酶 A

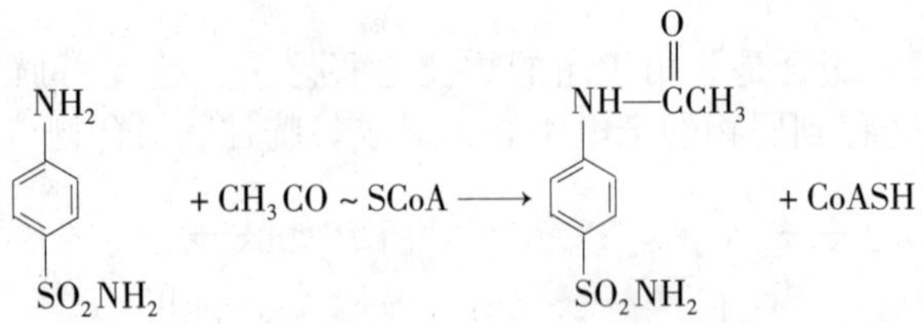


磺胺　　乙酰辅酶 A　　N－4－乙酰磺胺

## 六、氨基酸结合

许多氨基酸可作为结合剂，如甘氨酸、谷氨酸、鸟氨酸、赖氨酸。丝氨酸、半胱氨酸等，与游离羧基结合，结合前必须先活化底物，然后由酶将酰基转移至氨基酸上。

# 第四章　药物的致癌作用

癌是体细胞恶性无限制的增殖。有些药物可诱发恶性肿瘤，表现出药物的致癌作用。一个致癌物是一种能诱发恶性肿瘤的化学或物理因子。在以下几种情况下，可以把一种化学物看成致癌物：化学物所产生的肿瘤类型在对照组中未见到；经化学物处理的动物肿瘤的数目或肿瘤的类型都多于对照组；化学物处理组动物肿瘤发生比对照组早。

由环境和营养因素造成的人体肿瘤高达90%，这些因素包括吸烟、饮食习惯以及接触日光、化学物质和药品。由遗传、病毒和辐射等因素引起肿瘤约占10%。

关于药物的致癌作用是一个难题，因为癌症的发病机制和原因大部分是不清楚的。从临床和病理学的观点看，区别癌症是自发性的还是药源性的，比较困难，所以人们常常要依赖于流行病学调查来判断，不过这种判断即使能说明癌变的发生与药物有关，但药物作用的时间的长短，发病潜伏期多久，也很难有一个准确的回答，更说不清楚病因。因而这样的延迟效应在新药早期临床试验中罕能检出。能使实验动物产生肿瘤的化学物质具有各种不同的化学结构，提示肿瘤的形成可能涉及多种机制。致癌作用还很可能依赖于各种不同的化学促进剂，肿瘤发生是由多个步骤形成的过程，即细胞初始变化到肿瘤的形成，再到肿瘤细胞的增殖。体内许多致癌物是非反应性化合物（前致癌物或第二级致癌物），在体内转变为致癌物。

致癌物可分为基因毒性型和基因外型两类。基因毒性型致癌物包括所有直接作用的第一级致癌物以及许多前致癌物或第二级致癌物。它们以亲电子反应物起作用，直接改变DNA，这样就产生一个异常的细胞（起始）。基因外型致癌物是指那些没有基因毒性的致癌物。它们包括大多数业已鉴定的药物致癌物、石棉和硅、许多激素和免疫抑制剂以及辅助致癌物和促癌剂，这些化合物本身并不是致癌物，但可增强致癌物的效应。基因外型致癌物在使潜伏的肿瘤细胞增殖中可能起作用。

在新药评估期间，要检测低发生率的新药的致癌作用是困难的。在正常情况下，在一项研究中用100头动物给予一定的剂量，肿瘤发生率要超过4%才有统计意义。而对大多数药物来讲，该发生率是非常高的。短期致突变试验正成为着手大规模人体研究前的检测潜在致癌物的合理的精确方法，甚至可能成为较好地预报人体致癌性的试验。

具有高致癌潜能的药物应当避免使用，但治疗决策依赖于受益与危险的评估。例如，虽然化疗药物烷化剂在多种动物体内都是强致癌物，但对危及生命的病人不用这类药物也是不合逻辑的。这种情况类似X线照射也有可能致癌一样。

有可靠致癌作用证据的药物很少在人体使用。口服避孕药偶尔可引起肝脏腺瘤，按照生长特点该腺瘤是良性的。但有丰富的血管，有时可引起致死性出血。某些研究人员根据病例对照研究认为利血平和乳腺癌之间有联系，但未被队列研究所证实。有令人信服的证据表明某些非药用的化学物是致癌物，两者之间有联系的有黄曲霉素和肝细胞瘤、氯乙烯和肝血管瘤、煤焦油和皮肤癌、吸烟和肺癌、苯胺染料和膀胱肿瘤等。

# 第一节 致癌物的分类

引起癌细胞发生的原因很多，大致分为四种类型：化学因素、物理因素、病毒和遗传因素。化学致癌物种类繁多，因此分类方法也各异。根据致癌物在体内发挥作用的方式可分为直接致癌物和间接致癌物。有些致癌物可以不经过代谢活化即具有活性，称为直接致癌物（direct acting carcinogen）；而大多数致癌物必须经代谢活化才具有致癌活性，称为间接致癌物（indirect acting carcinogen），在其活化前称为前致癌物（procarcinogen），经过代谢活化后的产物称为终致癌物（ultimate carcinogen），在活化过程中接近终致癌物的中间产物称为近似致癌物（proximate carcinogen）。国际癌症研究所（IARC）对已进行致癌研究的化学物分为四类：1 类，对人致癌性证据充分；2 类，A 组对人致癌性证据有限，但对动物致癌性证据充分，B 组对人致癌性证据有限，对动物致癌性证据也不充分；3 类，现有证据未能对人类致癌性进行分级评价；4 类，对人可能是非致癌物。

自 1981 年起，Weisburger 和 Williams 等主要按照致癌物的作用特点提出致癌物的分类表，以后又多次修改该表。现在认为致癌物可分为三大类。

## 一、遗传毒性致癌物

大部分“经典”的有机致癌物基本上属于这一大类。

1. 直接致癌物

这类致癌物的化学结构的固有特性是不需要代谢活化即具有亲电子活性，能与亲核分子（包括 DNA）共价结合形成加合物（adduct）。这类物质绝大多数是合成的有机物，包括内酯类（如 β - 丙烯内酯，丙烷磺内酯和 α，β - 不饱和六环丙酯类）；烯化环氧化物（如 1，2，3，4 - 丁二烯环氧化物）、亚胶类、硫酸类酯；芥子气和氮芥等；活性卤代烃类（如双氯甲醚、苄基氯、甲基碘和二甲氨基甲酰氯），其中双氯甲醇的高级卤代烃同系物随着烷基的碳原子增多，致癌活性下降。除前述烷化剂外，一些铂的配位络合物［如二氯二氨基铂，二氯（吡咯烷）铂以及二氧 -1，2 - 二氨基环己烷铂］也有直接致癌活性，通常其顺式异构体的活性较反式异构体高。

2. 间接致癌物

这类致癌物往往不能在接触的局部致癌，而在其发生代谢活化的组织中致癌。前致癌物可分为天然和人工合成两大类。人工合成的包括多环或杂环芳烃［如苯并（a）芘、苯并（a）蒽、3 - 甲基胆蒽、7，12 - H 甲苯并（a）蒽、二苯并（a，h）蒽等］；单环芳香胺（如邻甲苯胺、邻茴香胺）、双环或多环芳香胺（如 2 - 萘胺、联苯胺等）；喹啉（如苯并（g）喹啉等）、硝基呋喃、偶氮化合物（如二甲氨基偶氮苯等）；链状或环状亚硝胺类几乎都致癌。但随着烷基的不同，作用的靶器官也不同；烷基肼中二甲肼可致癌，肼本身有弱致癌力；甲醛和乙醛；氨基甲酸酯类中的乙酸、丙酯和丁酯均致癌，其中，以氨基甲酸乙酯（乌拉坦，亦称脲烷）致癌能力最强，卤代烃中的氯乙烯的致肝癌作用在近年受到广泛注意，其特点是诱发肝血管肉瘤。

天然物质及其加工产物在国际抗癌联盟（IARC）1978 年公布的 34 种人类致癌物中

占5种，为黄曲霉毒素、环孢素A、烟草和烟气、槟榔及酒精性饮料。

黄曲霉毒素B1已是最强烈的致癌物之一，黄曲霉毒素G1的致癌能力低得多。黄曲霉毒素B2和G2本身不致癌，但认为B2可在体内经生物转化小部分成为B1，故也有一定致癌能力。黄曲霉毒素B1对人和各种实验动物除小鼠外都能诱发肝癌，在特殊条件下仍可诱发肾癌和结肠癌。小鼠不易感的原因可能是GSH转移酶的活力水平较高，能有效地解毒。

一些毒菌的产物，如环孢素A、阿霉素、道诺霉素、更生霉素也是前致癌物。这些物质常作为药物使用。烟草即使未经燃烧和热解也会含有亚硝基去甲烟碱等致癌物。烟草的烟气中更含有多种致癌物，如多环芳烃、杂环化合物、酚类衍生物等致癌物。烟草的烟气中还含有大量促癌物，这就是提倡戒烟的原因之一。嚼食烟叶和使用鼻烟时所含的亚硝胺能诱发口腔癌和上呼吸道癌。槟榔中的槟榔碱可形成亚硝胺，口嚼槟榔使口腔癌和上消化道发癌率和死亡率增高。

3. 无机致癌物

钴、镭、氡可能由于其放射性而致癌。镍、铬、铅、铍及其某些盐类均可在一定条件下致癌，其中镍和钛的致癌性最强。

## 二、非遗传毒性致癌物

非遗传毒性致癌物指根据目前的试验证明不能与DNA发生反应的致癌物。

1. 促癌剂

虽然促癌剂单独不致癌，却可促进亚致癌剂量的致癌物与机体接触启动后致癌，所以认为促癌作用是致癌作用的必要条件。

TPA是二阶段小鼠皮肤癌诱发试验中的典型促癌剂，在体外多种细胞系统中有促癌作用。苯巴比妥对大鼠或小鼠的肝癌发生有促癌作用。色氨酸及其代谢产物和糖精对膀胱癌也有促癌作用。近年来，广泛使用丁基羟甲苯（butylated hydroxy - toluene，BHT）作为诱发小鼠肺肿瘤的促癌剂，对肝细胞腺瘤和膀胱癌也有促癌作用。DDT、多卤联苯、氯丹、TCDD是肝癌促进剂。

值得注意的是，可能是由于对代谢酶的诱导作用，解毒过程特别是结合反应增强，有些促癌剂当与启动剂同时摄入时，则可能减少肿瘤发生，如苯巴比妥、DDT和BHT等，但发现它们起助癌剂的作用。

2. 细胞毒物

最老的理论认为慢性刺激可以致癌，目前认为导致细胞死亡的物质可引起代偿性增生，以致发生肿瘤。其确切机理尚不清楚，但可能涉及机体对环境有害因素致癌作用的易感性增高。一些氯代烃类促癌剂的作用机理可能与细胞毒性作用有关。

氮川三乙酸（nitrilotriacetic acid，NTA）可致大鼠和小鼠肾癌和膀胱癌，初步发现其作用机理是将血液中的锌带入肾小管超滤液，并被肾小管上皮重吸收。由于锌对这些细胞具有毒性，可造成损伤并导致细胞死亡，结果是引起增生和肾肿瘤形成。在尿液中NTA还与钙络合，使钙由肾盂和膀胱的移行上皮渗出，以致刺激细胞增殖，并形成肿瘤。

3. 激素

40年前就发现雌性激素可引起动物肿瘤。后来又发现多数干扰内分泌器官功能的物质可使这些器官的肿瘤增多。雌激素的致癌机理尚不清楚，但很可能与促癌作用有关；一般认为需要长期在体内维持高水平激素才能在内分泌敏感器官中诱发肿瘤。

孕妇使用人工合成的雌激素（己烯雌酚，DES）保胎时，可能使其所生女儿青春期发生阴道透明细胞癌。其机理相当复杂。

4. 免疫抑制剂

免疫抑制过程从多方面影响肿瘤形成。硫唑嘌呤、6-巯基嘌呤等免疫抑制剂或免疫血清均能使动物和人发生白血病或淋巴瘤，但很少发生实体肿瘤。环孢素A是近年器官移植中使用的免疫抑制剂，曾被认为不致癌。但现已查明，使用过该药的患者的淋巴瘤的发生率增高。

5. 固态物质

啮齿动物皮下包埋塑料后，经过较长的潜伏期，可导致肉瘤形成。其化学成分并不重要，只要是薄片，即使是金属也和各种塑料一样可导致肿瘤形成。关键是大小和形状，而且光滑者比粗糙者更有效，有孔的比无孔的效果差。其作用机理可能是固态物质可对上皮成纤维细胞增殖提供基底。石棉和其他矿物粉尘，如铀矿或赤铁矿粉尘，可增强吸烟致肺癌的作用。

6. 过氧化物酶体增生剂

具有使啮齿动物肝脏中的过氧化物酶体增生的各种物质都可诱发肝肿瘤。已发现的过氧化物酶体增生剂有降血脂药物安妥明（对氯苯氧异丁酸乙酯 Clofribate）、降脂异丙酯（fenofibrate）、gemfibrate、哌磺氯苯酸（tibric acid）、增塑剂二-（2-乙基己基）苯二甲酸酯和有机溶剂1，1，2-三氯乙烯。安妥明和二-（2-乙基己基）苯二甲酸酯对肝肿瘤有促进作用，但不能以促癌作用来概括这类物质的致癌机理。目前认为，肝过氧化物酶体及 $H_2O_2$ 增多，可导致活性氧增多，发生信号转导作用，造成DNA损伤并启动致癌过程。

### 三、暂未确定遗传毒性的致癌物

前已述及某些卤代烃类为遗传毒性致癌剂，另一些为促癌剂。还有一些则致癌方式尚未完全阐明，例如四氯化碳、氯仿、某些多氯烷烃和烯烃等。这些物质在致突变试验中为阴性或可疑，体内和体外研究又未显示出能转化为活性亲电子性代谢产物。硫脲、硫乙酰胺、硫脲嘧啶和相似的硫酰胺类都有致癌性。靶器官是甲状腺，有时可为肝脏。噻吡二胺（methapyrine）这种抗组织胺药物曾在美国广泛用作催眠药，后来发现能诱发大鼠肝癌。

此外，有些学者和研究机构还将致癌物分为确认致癌物（proved carcinogen）、可疑致癌物（suspected carcinogen）、潜在致癌物（potential carcinogen）。另外，还有按化学结构分类的，如烷化类、多环芳烃类、亚硝胺类、植物毒素类和金属类等。

## 第二节　致癌的作用机制

在西方国家，癌是引起死亡的主要疾病，大约每3个人中就有一个患有癌症，可见癌是一种非常之常见的疾病。但从细胞水平上看，癌的发育又是极偶然的事件。从遗传上看，癌都是由一个细胞发展而来，由一个失去了增殖控制的细胞发展而来，因此可以说癌是单克隆的。人体有百万兆的细胞，每天都有几十亿个细胞进行分裂，理论上，几乎任何一个细胞都有可能由遗传成分的改变而癌变，但实际上并非如此。

## 一、癌发生的进程

细胞的恶性转化需要发生多个遗传改变，即一个细胞发生多次遗传突变，因此癌的发生是一个渐进的过程，涉及多级反应和突变的积累。在此过程中，癌变的细胞系越来越不受体内调节机制的控制并逐渐向正常组织侵染。在细胞发生恶性转变之后，癌细胞继续积累突变，赋予突变细胞新的特征，使癌细胞更具危险性。癌细胞遗传上的不稳定性，使得医务人员难以用通常的化学治疗手段对肿瘤进行治疗。关于癌发生的渐进性，有两个研究得较深入的例子，即结肠癌（colon cancer）和一种脑瘤——星型细胞瘤（astrocytoma），它们的癌变过程是先后发生几种突变并积累的过程。

某些恶性肿瘤发生的第一步是形成良性肿瘤（begign tumor），良性肿瘤的增殖也不受正常调控作用的影响，但是不会侵染其他组织，不能进行远距离转移。不过有些良性肿瘤会很快转变成恶性肿瘤，有些则相当慢。

根据对结肠癌发生过程的形态变化及突变分析，提出了关于结肠癌发生的遗传渐进模型。在癌发展的过程中的不同阶段发生不同的基因突变，如多发性结肠癌基因（adenomatous polyposis colon gene，APC gene）是结肠癌发生过程中第一个发生突变的基因，而 P53 基因则是在结肠癌发展过程的后期发生突变的基因。

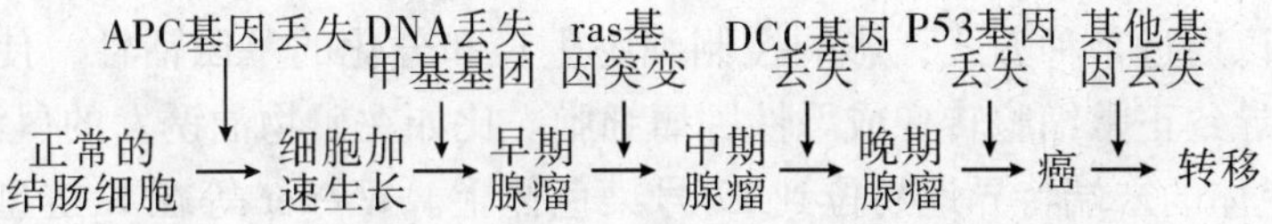


**图 4-1　结肠癌发生过程中可能涉及的基因突变及顺序**

（引自 Lodish et. al.，1999）

## 二、细胞癌变机制的几种假说

表型水平：化学致癌假说、物理因素致癌假说、内分泌失调假说、病毒致癌假说。

分子水平：分化阻滞假说、体细胞突变假说、基因外调节假说、遗传物质易位假说、抗癌基因失活假说和癌基因假说。

1. 分化阻滞假说

分化阻滞假说认为，细胞癌变的本质是干细胞在增殖分化过程中，DNA 构象逐渐演变的过程受到外界各种致癌因素的干扰，使其构象发生紊乱，以致无法按既定程序向成熟阶段演变，从而导致细胞停留在比较幼稚的阶段，即分化阻滞。

一般来说，分化过程是不可逆的，DNA 已形成的构象不会返回到原始低级的构象。但有一种情况例外，即通过核移植试验将成熟体细胞核取出，移植到去核卵母细胞中，可重新发育分化为一个新个体。

2. 体细胞突变假说

体细胞突变假说分两个阶段：第一阶段为突变阶段；第二阶段为促癌阶段。

第一阶段：各种类型的致癌物质首先作用于细胞内的DNA，诱发DNA链的结构发生改变，如转移、移码突变、DNA单链或双链断裂等。DNA结构改变后，细胞有时采用易错性DNA修复方式，使细胞继续存活，致使成为DNA突变但表型仍正常的细胞。这些细胞即为潜在的癌前细胞。至此，体细胞完成了癌变过程的第一阶段，即突变阶段。

第二阶段为促癌阶段，癌前细胞在一种或多种促癌物质的不断作用下，表型发生了改变，恶性肿瘤细胞的各种性状得以表达，成为真正的癌细胞。

突变假说的相关证据：

（1）大多数致癌物是致突变物。

（2）致癌物的作用目标是DNA且一些易患肿瘤的病人的DNA修复能力差。

（3）肿瘤细胞来源于单细胞克隆。

（4）一些肿瘤与特定的染色体畸变有关。

3. 基因外调节假说

在正常的体细胞转变成为癌细胞的过程中，基因的结构即DNA的序列并没有发生突变，而是由于基因外的一些物质如蛋白质、生物膜、RNA、某些激素等发生了变化。这些变化能影响基因的调节，使基因出现不正常的关闭和开放。如果基因表达异常位于某些关键部位，细胞就能产生癌变而表现出分化程度低、无限制生长等恶性肿瘤细胞的生物学特性。

4. 遗传物质易位假说

控制细胞生长和分化的某些基因可以易位到该细胞非常活跃的基因区域，这些活跃的基因区域可以通过某种方式，影响控制细胞生长和分化的基因活性，使它们发生不正常变化，最终导致正常细胞转变成恶性肿瘤细胞。比如在矿物油诱发的鼠淋巴细胞瘤中，发现15号染色体的末端特异地易位到12号染色体上。Wiener等在K链型的浆细胞瘤细胞中发现6号和15号染色体相互易位，而6号染色体上带有免疫球蛋白K链的基因。Klein认为15号染色体上带有控制淋巴细胞——浆细胞生长和分化的基因。当它易位到12号或6号染色体上时，上述基因受淋巴细胞——浆细胞中高度活跃的免疫球蛋白的重链和K链的基因活性影响而产生淋六致癌。

5. 抗癌基因失活假说

近年来，医学专家们发现一种涉及抗癌基因或抑制基因的全然不同的致癌机理。该理论指出，抗癌基因或抑制基因通常是指那种令细胞停止分裂功能的基因。抗癌基因通过产生一种调节原癌基因功能的蛋白质来实施其作用。当抗癌基因失活时，原癌基因就处于不受管束状态，它们不断地发出细胞分裂指令，经年累月形成恶性肿瘤。

**表4－1 视网膜母细胞瘤杂合性丢失和隐性致癌机制**

| | 遗传型（双侧） | 散发型（单侧） | 缺失型 |
|---|---|---|---|
| 体细胞 | Rb/rb | Rb/Rb | Rb/－ |
| 肿瘤细胞 | rb/rb或rb/－ | rb/rb或rb/－ | rb/－ |

6. 癌基因假说

（1）癌基因的概述。

当细胞受到外界致癌因素的作用后，细胞内存在的能引起癌变的基因就会被活化而活动起来并产生出癌性蛋白质，最终使细胞癌变，这种基因称为癌基因。

①癌基因的发现（Peyton Rous，1910）：

鸡肉瘤的无细胞抽提液 → 健康鸡 → 诱发肉瘤。

致癌病毒：Rous Sacoma Virus（RSV），RSV 是一种 RNA 病毒。

②病毒癌基因的结构及作用：

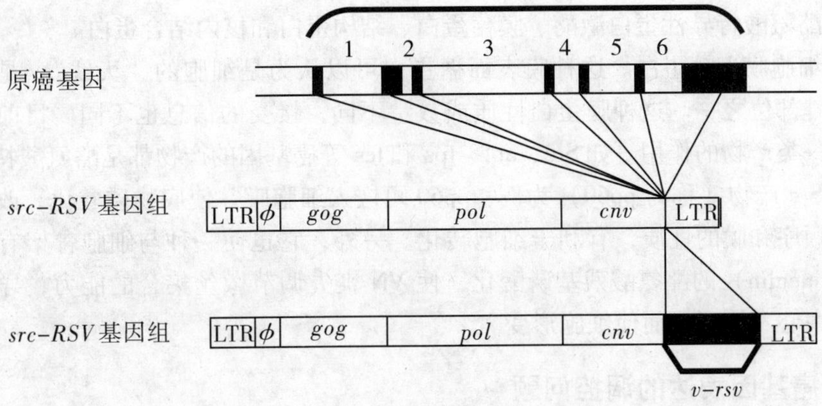


图 4-2　v-src 来自 c-src 示意图

（2）癌基因的激活。

①促进子：最初提出的一种癌基因激活机理叫促进子（promoter）插入致癌模式。该模式认为，病毒只要以其所含的促进子插入到细胞癌基因的上游区，就可启动癌基因表达出过量的产物，插入的位置要紧挨着癌基因，离得太远则无效。人受到病毒感染的机会并不小，但病毒促进子正好插入癌基因旁边的概率却相当小，故一般不会引起癌变。

②癌基因重排：包括插入、缺失、易位和扩增，都可能激活癌基因。

③点突变：在正常细胞中癌基因是以原癌基因状态存在的，可以经过点突变的刺激开始活化，变为活泼的癌基因。

肿瘤成因的突变学说是一个老学说，很早以前就提出来了，但一直没有直接的分子证据，上述发现第一次为突变学说提供了分子依据。通常认为，C-Ha-rcsl 第 12 位密码所在的短序列中含有鸟苷三磷酸（GTP）结合位点，在正常条件下该位点上面覆盖着调节蛋白，此种蛋白阻碍了 GTP 与 GTP 结合位点的结合，使其不能表达。该序列发生后，由于改变了 GTP 结合位点的结构，除去了调节蛋白的阻碍，使 GTP 可结合上去，从而激活癌基因。

有关证据如下：

①5% ~10% 的已知致癌物不能诱发微生物和哺乳动物细胞突变。也有一些能诱发微生物和哺乳动物细胞突变的化合物并非致癌物。

②化学致癌物的反应形式是亲电子结合式。它们不但可以和 DNA 的亲接基团结合，也可以和 RNA、蛋白质的亲接基团结合。某些 RNA 和蛋白质的功能是调节基因的表达，

如果它们的功能被破坏，就可以使细胞表型改变，以致癌变。

③类固醇敬索不是前致癌物的一种激素，但有实验证明，在一定条件下它们能诱发实验动物发生肿瘤。Mintz 等认为恶性畸胎瘤细胞原来的恶性性状是基因表达的畸变，而非基因结构的改变，而基因表达的畸变是可以逆转的。

### 三、癌基因产物的功能及其在癌变中的可能作用

在细胞癌变中，癌基因起主导作用时，除了癌基因必须激活这一前提外，更重要的是要知道癌基因的表达产物如何发挥作用。

主要产物如下：

（1）酪氨酸特异性蛋白激酶、膜糖蛋白、结构蛋白和核内结合蛋白。

（2）细胞膜上糖蛋白。这种膜表面糖蛋白可以认为是细胞的“天线”，是接受外界信息的关键部位之一。这种膜蛋白性质或数量不同，接受的信息也不同。目前谈论得最多的是第一类产物的作用。如 Src、abl、tps 和 tes 等癌基因的产物都是酪氨酸特异性蛋白激酶，以 Src 产物（称为 pp60）为例，pp60 可嵌入细胞膜并使底物磷酸化，改变疏水区的氨基酸顺序和膜的性质，有利于细胞转化。另外，它也使一种与细胞骨架有关的蛋白质 VN（Vinculin）的酪氨酸残基磷酸化，使 VN 丧失调节微丝集合的能力，导致微丝的网状结构中心不能形成而使细胞形变。

### 四、癌基因表达的调控问题

癌基因的开放和表达，是细胞癌变的一个必要前提条件。与其他基因一样，癌基因的表达亦应受到严格调控，一旦失去正常的调控就会导致严重后果。

恶性肿瘤发生是一个多因素作用、多基因参与、经过多个阶段才最终形成的极其复杂的生物学现象，因而进行肿瘤研究的基本思想就是深入探讨肿瘤的本质，阐明肿瘤发生的分子机理。目前提出的各类细胞癌变假说都将为日后的研究提供思路与方向，共同向着实现攻克恶性肿瘤的目标而努力。

## 第三节　癌基因与抑癌基因

癌的生成涉及多种基因和基因以外的变化，单独一种基因的突变不足以致癌，多种基因变化的积累才能引起控制细胞生长和分化的机制紊乱，使细胞的增生失控而癌变。在这些基因的变化中最常发生的两类基因的异常变化是癌基因（oncogenes）和抑癌基因（cancer suppressor genes，也称肿瘤抑制基因 tumor supp ressor genes 或抗癌基因 anti - oncogenes）的变化。

### 一、癌基因

癌基因是指其编码的产物与细胞的肿瘤性转化有关的基因。它以显性的方式作用，对细胞的生长起阳性作用，并促进细胞转化。它的发现可追溯到动物致癌病毒的研究。Rous 于 1911 年首先发现鸡肉瘤病毒（RSV），它能使鸡胚成纤维细胞在培养中转化，也

能在给鸡接种后诱发肉瘤。后来的研究证明，它是一种 RNA 逆转录病毒（retrovirus）。它除含有病毒复制所需的基因（如 gag，pol 与 env）外，还含有一种特殊的转化基因，能导致增养的细胞转化和呈恶性表型，也能在动物中引起恶性肿瘤，这种基因被称为病毒癌基因（v－onc）。第一个被发现的癌基因就是 RSV 的 v－src，它编码一种蛋白质相对分子质量为 60 000，是第一个被鉴定的蛋白质—酪氨酸激酶，此后从许多动物中分离出 40 余种高度致癌的逆转录病毒，并从中鉴定出 30 余种病毒癌基因（表 4－2）。

**表 4－2　逆转录病毒癌基因**

| v－onc | 病毒名称 | 动物品种 |
|---|---|---|
| abl | Agelson 白血病 | 小鼠 |
| akt | AKT8 病毒 | 小鼠 |
| cbl | Cax NS－1 | 小鼠 |
| crk | CT10 肉瘤 | 鸡 |
| erbA | 禽类成红血细胞增生症 ES4 | 鸡 |
| erbB | 禽类成红血细胞增生症 ES4 | 鸡 |
| ets | 禽类成细血细胞增生症 E26 | 鸡 |
| fes | Gardner－Arnstein 猫肉瘤 | 猫 |
| fgr | Gardner－Rasheed 猫肉瘤 | 猫 |
| fins | McDonough 猫肉瘤 | 猫 |
| fos | FBJ 小鼠成骨肉瘤 | 小鼠 |
| fps | Fujinami 肉瘤 | 鸡 |
| jun | 禽类肉瘤 17 | 鸡 |
| kit | Hardy－Zuckerman 猫肉瘤 | 猫 |
| maf | 禽类肉瘤 AS42 | 鸡 |
| mos | Moloney 肉瘤 | 小鼠 |
| mpl | 骨髓增生性白血病 | 小鼠 |
| myb | 禽类髓母细胞增生症 | 鸡 |
| myc | 禽类髓细胞瘤病 | 鸡 |
| qin | 禽类肉瘤 31 | 鸡 |
| raf | 3611 小鼠肉瘤 | 小鼠 |
| rasH | Harvey 肉瘤 | 大鼠 |
| rask | Kirsten 肉瘤 | 大鼠 |
| rel | 网状内皮增生症 | 火鸡 |
| ros | UR2 肉瘤 | 鸡 |
| sea | 禽类成红血细胞增生症 S13 | 鸡 |
| sis | 猿猴肉瘤 | 猴 |
| ski | 禽类 SK | 鸡 |
| src | Rous 肉瘤 | 鸡 |
| yes | Y73 肉瘤 | 鸡 |

1. 类癌症中的细胞癌基因（c - onc）的发现

最初是从分离 Abelson 小鼠白血病病毒中发现的一种新的癌基因 abl，可能来自宿主细胞基因，它速合到病毒基因内，产生新的高度致癌病毒，形成病毒一宿主重组的产物。此后，Varmus 和 Bishop 等人于 1976 年证实 src 基因的 cDNA 探针能与正常鸡细胞 DNA 密切相关的序列杂交，并且在广泛范围的脊椎动物（包括人）的正常 DNA 中亦可发现，说明它在进化中是高度保守的，由此证实逆转录病毒癌基因来自正常细胞中的相关基因，这种正常的、未改变的细胞基因被称为前或原癌基因（proto - oncogenes）。它们是生物细胞基因组的正常成分，其编码的蛋白质（如 src、ras 与 raf 等）参与调节正常细胞的生长与分化，在控制细胞增殖的信息转导途径中起作用。它们既可以被导入逆录病毒而活化成病毒癌基因（v - onc），也可因突变或异常表达而活化成细胞癌基因（c - onc）。活化的癌基因能诱导细胞的异常增殖和肿瘤发生。

2. 细胞癌基因的特征与分类

癌基因在以下几方面不同于相应的前癌基因：

（1）癌基因常常比前癌基因呈更高水平的表达，并有时在不适当的细胞类型中转录。这种基因表达的异常足以使正常功能的前癌基因转变成能推动细胞转化的癌基因。

（2）癌基因编码的蛋白质在结构和功能上不同于由前癌基因编码的蛋白质。如 raf 前癌基因编码的蛋白质是由一个氨基端的调节区和一个羧基端的蛋白质激酶区组成的；而病毒 raf 癌基因（v - raf）蛋白质却缺少该调节区并由病毒的 gag 基因序列所替代，结果 Raf 蛋白质激酶可引起细胞转化，导致产生这种融合性蛋白质活性的调节区缺失，从而产生以失去调节的方式起作用的癌基因蛋白质，推动细胞增生并导致转化。

（3）不同于相应的前癌基因，许多癌基因由点突变导致癌基因产物中单个氨基酸的替换，而丧失其调节的活性。一个重要的例子是 ras 癌基因：ras 癌基因之所以不同于其前癌基因，是由于点突变导致单个氨基酸的替换，使密码子 12 从 GGG（甘氨酸）改变成 GTG（缬氨酸），致使从人膀胱癌提取的 DNA 能诱发培养中小鼠细胞的转化。这是第一次在人癌中发现有生物学活性的细胞癌基因。它是由 Weinstein 和 Cooper 在 1981 年转基因的实验中发现的，他们用从人肿瘤中提取的 DNA，转染培养小鼠 NIH/3T3 成纤维细胞，成功地诱发其转化，从而证明了人肿瘤细胞中含有细胞癌基因。它们中有的是以前在逆转录病毒中鉴定的病毒癌基因的细胞同源物，由细胞中的前癌基因突变而产生；有的则是在肿瘤发生过程中由 DNA 重组而产生的新的癌基因。

此后，用基因转染试验研究等在 10% ~15% 的人肿瘤中检测出许多种细胞癌基因。癌基因可以根据它们相应的前癌基因在正常细胞中所编码的蛋白质的功能来分类，主要包括多肽类生长因子、生长因子受体、细胞内信息途径的成分及转录因子。也可根据它们被活化的机制来分类，除了点突变外，还有其他多种机制可使前癌基因激活成癌基因，包括碱基的易位、扩增、重排、过度表达等。还可以根据前癌基因的亚细胞定位及其体外转化的特性而分成两大类：一类编码膜受体蛋白质，大多具有蛋白质—酪氨酸激酶的活性；另一类是位于胞质内的蛋白质，属于胞质组，能经起 NIH/3T3 细胞，能提供细胞在培养中的无限期生长能力，主要参与控制基因转录、调节细胞生长和分化。这两类基因需要它们的互补联合作用，才能使细胞充分转化成具有致瘤性的细胞。这种基因之间的互补性合作可能与人类肿瘤发生的多阶段发展有关。表 4 - 3 介绍几种具有代表性的人类肿瘤癌基因及其分类。

表 4-3　人类肿瘤的代表性癌基因及其分类

| 前癌基因作用 | 癌基因 | 活化机制 | 亚细胞定位 | 人类的肿瘤 |
|---|---|---|---|---|
| 生长因子： | | | | |
| PDGF-β 链 | sis | 过度表达 | 细胞外 | 星形细胞、骨肉瘤、乳腺癌等 |
| FGF | hst-1 | 过度表达 | 细胞外 | 胃癌、胶质母细胞癌 |
| | int-2 | | | 膀胱癌、乳腺癌、黑色素瘤 |
| 生长因子受体：（具蛋白质激酶活性） | | | | |
| EGFR 家族 | erb-B1 | 过度表达 | 透膜 | 肺鳞癌、脑膜瘤、卵巢癌等 |
| | erb-B2 | 扩增 | 透膜 | 乳腺癌、卵巢癌、肺癌、胃癌等 |
| | erb-B3 | 过度表达 | 透膜 | 乳腺癌 |
| csf-1 受体 | fms | 点突变 | 透膜 | 白血病 |
| 参与信息转导蛋白质： | | | | |
| 结合 GTP | H-ras | 点突变 | 胞膜内 | 甲状腺癌、膀胱癌等 |
| | K-ras | 点突变 | 胞膜内 | 结肠癌、肺癌、胰腺癌等 |
| | N-ras | 点突变 | 胞膜内 | 白血病、甲状腺癌 |
| 非受体酪氨酸激酶 | abl | 易位 | 胞膜内 | 慢性髓性及急性淋巴细胞性白血病 |
| 细胞核调节性蛋白质： | | | | |
| 转录活化物 | c-myc | 易位 | 核内 | Burkitt 淋巴瘤 |
| | N-myc | 扩增 | 核内 | 神经母细胞瘤、肺小细胞癌 |
| | L-myc | 扩增 | 核内 | 肺小细胞癌 |

第一个被鉴定出的人类癌基因是 ras 基因。ras 基因家族的三个密切相关成员：H-ras、K-ras 和 N-ras 是在人类肿瘤中最常见的癌基因，它们在大约 15% 的人类恶性肿瘤中被检出，包括 50% 的结肠癌和 25% 的肺癌。除了第 12 号密码子的点突变引起单个氨基酸的替换外，第 13 号和第 61 号密码子上的替换在人类肿瘤中也较常见。在动物模型中曾发现化学致癌剂可引起 ras 前癌基因突变而转变成异常表达的癌基因，证明了致癌剂的致突变作用与细胞转化之间的直接联系。ras 前癌基因编码鸟嘌呤核苷酸结合蛋白，在转导来自多种生长因子受体的致核分裂的信息中起作用。Ras 蛋白的活性是由鸟苷二磷酸（GDP）所控制，使它在有活性（与 GTP 结合）及无活性（与 GDP 结合）状态之间转换。而突变的 ras 癌基因则具有维持 Ras 蛋白质在组成上活性（GTP 结合）构型的效应。此效应使 Ras 蛋白质对 GTP 酶活化蛋白（GAP）的反应无效，而 GAP 的作用是刺激由正常 Ras 结合的 GTP 水解，结果是降低了细胞内 GTP 酶的活性，使 Ras 蛋白质保持了呈活性的 GTP 结合状态，促进细胞增生的失调而致癌。

在肿瘤细胞中的基因扩增，比在正常细胞中多 1 000 倍，使肿瘤细胞生长更快，恶生表型增加。如在神经母细胞瘤中，N-myc 的扩增与快速生长及增加侵袭性有关；另一种癌基因 erb-B2 的扩增则与乳腺癌及卵巢癌的进展有关。

## 二、抑癌基因

细菌癌基因的活化仅代表参与肿瘤发生的基因变化之一，另一种变化是抑癌基因的失活。抑癌基因正常时起抑制细胞增殖和肿瘤发生的作用。许多肿瘤均发现抑癌基因的两个等位基因缺失或失活，失去细胞增生的负性调节因素，从而对肿瘤细胞的转化和异常增生起作用。由于这种隐性的性质，它们也被称为隐性癌基因。

在20世纪70年代广泛研究癌基因之前，通过体细胞杂交、流行病统计学及细胞遗传学分析已指出，存在能抑制细胞转化的基因表型。关于肿瘤细胞的增生能被某种基因产物抑制的概念，首先来自体细胞杂交试验。Harris于1969年发现，正常细胞与肿瘤细胞融合所产生的杂交细胞不再具有致瘤性，提示从正常细胞来的某种基因起抑制肿瘤发生的作用。而当融合细胞丧失了含有这种特殊基因的染色体时，则可以重现其致瘤性，从而证明该染色体携带抑癌基因。

位于染色体13p14的Rb基因是第一个被发现和鉴定的抑癌基因，它是在研究少见的儿童视网膜母细胞瘤中发现的。Kundsom通过流行病调查发现，这类肿瘤中的40%具有家族性，有遗传倾向，多发生在婴儿，肿瘤常呈双侧性多个发生，如早期检出并做外科手术切除，患者长大后仍有发生骨肉瘤等危险。其余60%为散发性，无家族史，发生于幼儿，常为一侧单个肿瘤，比较少见。Kundsom根据统计分析，提出“两次打击”假说来解释这两种类型肿瘤的发生。在家族性病例中，首次“打击”（突变）性在种系细胞中，从亲代遗传一份有缺陷Rb基因拷贝，而另一份是正常的拷贝，在散发性病例中，两次“打击”均发生在同一体细胞（视网膜母细胞）内，使两份正常的Rb等位基因均突变而失活。这种机会一般较少$\left(\frac{1}{30\ 000}\right)$。细胞遗传学研究发现，在某些视网膜母细胞瘤患者的细胞中有染色体13p14的缺失，提示缺失Rb基因可能导致肿瘤的发生。利用Southern印迹技术检测限制性片段长度的多态性（RELP），可以检测等位基因正常杂合性丧失（loss of heterozygosity，LOH）。基因转移实验也证明引入正常的Rb基因到培养的视网膜母细胞瘤或骨肉瘤基因，可逆转其致瘤性。虽然Rb基因是在少见的儿童视网膜母细胞瘤中被发现和鉴定的，但后来也在成人的某些常见肿瘤，如膀胱癌、乳腺癌及肺癌中发现它丧失或失活。

此后相继发现和鉴定了许多其他抑癌基因，它们对许多不同的人类癌症的发生起作用。其中有些被确定为少见的遗传性癌症的原因，有些则在常见的非遗传性成人癌症中呈缺失或突变。大多数抑癌基因既参与遗传性癌的发生，也参与非遗传性癌的发生。有些抑癌基因的突变是导致人类肿瘤发生的最常见的分子改变。如第二个被鉴定的抑癌基因P53在大多数的人类癌症如白血病、淋巴瘤、肉瘤、脑瘤、乳腺癌、胃肠道癌及肺癌等癌症中常呈失活现象。P53的突变可见于高达50%的人癌中，它是人类恶性肿瘤中最常见的基因改变。遗传性Li-fraumeni癌症综合征的家族成员中见有种系细胞中的P53突变。患者年轻时就可发生骨肉瘤，其亲属可发生肾上腺皮质癌、乳腺及脑肿瘤等许多类型的恶性肿瘤。P53基因的产物调节细胞周期和细胞凋亡。致突变因子引起的DNA破坏能迅速诱导P53，它的激活依赖周期素激酶（cdk）的抑制物P21的转录。P53产物能阻滞细胞周期于G1期，并结合增殖细胞核抗株（PCNA）而抑制DNA复制，使破坏的DNA在复制之前有修复的时间。如果不能，它还可以引起细胞凋亡，清除携带有突变的细胞。而有突变的P53产物则丧失了DNA破坏后细胞周期停顿的能力，导致突变频率的增加及细胞基因组的不稳定性。这种基因组的不稳定性是癌细胞的一种常见物特征，它在肿瘤进展中可对癌基因和抑癌基因的进一步改变的积累起作用。缺乏P53的肿瘤细胞不能凋亡，维持了肿瘤细胞的生存，也增加了对化疗药物和放射治疗的耐药性和抵抗性。P53 失活对肿瘤细胞生存的这些作用，解释了人类恶性肿瘤中高频率的 P53 突变。

## 三、癌基因与抑癌基因的特性比较和相互作用

癌基因与抑癌基因这两类似乎是矛盾的基因之间的精细平衡控制着细胞的生长，它们在癌生成中的相互作用充分说明了自然界中阴、阳两个对立面之间相生相克、相辅相成的辩证统一法则。

自 20 世纪 80 年代后期起，癌症的研究开始注意癌基因与各抑癌基因产物的相互作用，并提出每种生长调节基因通过反馈机制调节其他基因的概念。

1. DNA 肿瘤病毒的癌基因蛋白质灭活 Rb 和 P53 抑癌基因蛋白质

多种 DNA 肿瘤病毒基因编码的蛋白质可结合和（或）灭活宿主的抑癌基因蛋白质 Rb 及 P53，导致细胞分裂和增殖失控，如猿猴 40（SV40）病毒的大 T 抗原、腺病 E1A 和 E1B 及乳头状瘤病毒的 E6 和 E7 等基因蛋白质，它们的转化作用都是通过干扰 Rb 和 P53 的活性而使细胞周期的调节改变所致。

2. mdm2 及 P53 自家调节反馈途径

mdm2 是癌基因编码的一种相对分子质量为 90 000 ~ 95 000 的蛋白质，能与 P53 形成复合物，抑制其反式激活功能，故 mdm2 能抑制野生型 P53 的抑制转化能力，导致细胞转化。

P53 蛋白质在转录水平上正调节 mdm2 基因，促进其转录，而 mdm2 蛋白质却能结合和灭活 P53 蛋白质，形成自我调节反馈途径。反馈途径的异常改变，如 mdm2 的扩增或 mdm2 的活性改变，都会引起细胞生长的失控。在人的软组织肉瘤、乳腺癌及胶质瘤中曾发现 mdm2 的过度表达，支持 mdm2 的扩增，灭活 P53 而导致细胞转化。

3. c - myc 和 Rb 的复合作用

c - myc 癌基因蛋白质可结合 Rb 蛋白质 C - 端的 35 个氨基酸，并与 SV40 大 T 抗原、腺病毒 E1A 及乳头状瘤病毒 E7 等蛋白质相竞争，表明它们结合 Rb 的重叠区域且在病毒进化中是保守的。在 Rb 磷酸化时，E2F 转录因子被释放，可使 c - myc 活化，于是它与 Rb 结合。而 Rb 磷酸化不足时，结合 E2F，阻止 c - myc 在 G1 期的表达。这种相互作用效应类似于 mdm2 及 P53 的自我反馈调节环。

4. Waf/cip1 抑癌基因调节 Cdks（依赖周期素的蛋白质激酶）

Waf/cip1 基因编码的一种相对分子质量为 2 100 的蛋白质（P21），是细胞周期的阴性调节因素。它能结合和灭活周期素及 CdKs 复合物阻止细胞周期的进行。许多前癌基因蛋白质被 CdKs 复合物阻止细胞周期的进行。许多前癌基因蛋白质和抑癌基因蛋白质（P53 和 Rb）都能被 CdKs 磷酸化。如 Rb 蛋白质被 CdKs 磷酸化而失活，失去抑制肿瘤的能力。Waf/cip1 蛋白质通过抑制 CdKs 的活性而抑制 Rb 的磷酸化，从而对生长停顿起作用。P53 正调节 Waf/cip1，P53 的失活可导致 Waf/cip1 表达的缺失，使 CdKs 的活性失控，从而导致细胞周期的失控。

5. NF1 抑癌基因与 ras 癌基因的相互作用

NF1 抑癌基因与 ras 蛋白质呈类似于 GAP（GTP 酶活化蛋白质）的特性，能促进 GTP 酶的活性。

从研究癌基因与抑癌基因的相互作用中，已获得相当多的对转化的分子基础的了解。细胞的生长是推动细胞周期进行的基因产物与抑制其进行的基因产物之间微妙平衡的结果。任何一种产物的异常，如一种癌基因的过度表达或一种抑癌基因的失活，都可能导致细胞生长的失控。癌的生成是一个涉及多种癌基因活化和抑癌基因失活的多步骤累积变化的过程。当对调节癌基因和抑癌基因的知识增多时，用药物或基因治疗干预的可能性也将增加。

# 第四节　DNA 加合物

## 一、DNA 加合物及其生物学意义

化学致癌机制的研究是当前分子生物学和分子毒理学最为活跃的研究领域之一。肿瘤分子遗传学的研究结果认为，肿瘤的发生是从单个细胞的 DNA 损伤开始的。化学致癌物经生物体代谢活化后，将会导致 DNA 分子的各种损伤，包括 DNA 链的断裂、交联 DNA 加合物的形成。其中化学致癌物及其代谢产物与 DNA 分子碱基的共价结合所形成的加合物，是 DNA 损伤的主要形式。这种加合物一旦逃避了生物细胞的自身修复系统，就可能成为致突变、致癌的最小因子。许多研究证据表明，DNA 加合物的形成是化学物质致突变、致癌进程中的一个重要起始事件，是将化学致癌和癌症的发生、发展联系起来的一座分子桥梁。

1. DNA 加合物的位点选择

理论上讲，DNA 碱基上任何活泼基团的位置都能和亲电性的化合物反应形成加合物。DNA 加合物形成的位点多发生在嘌呤与嘧啶碱基的 O、N 原子及磷酸基团的 O 原子上，另外鸟嘌呤的 C 位点也是某些致癌物的结合位点。DNA 链上能形成加合物的位点并不是任意的，而是有相当的位点选择性。DNA 加合物的形成涉及特定的电学和立体化学因素，如 DNA 中的鸟嘌呤是化学致癌物的优先攻击位点，而与鸟嘌呤的哪个位点结合则是由化学物的性质决定的，烷化剂与鸟嘌呤的 N 位结合，而芳香胺如四氨基联苯与鸟嘌呤的 C 位结合为主，多环芳烃如苯并 a 芘与鸟嘌呤的 N 位结合为主。绝大多数致癌剂必须先在生物体内酶系的催化作用下，形成亲电子的代谢物才能与靶细胞 DNA 的亲核部位结合。

DNA 加合物在其致突变潜力上有质和量的不同，尽管每一种致突变致癌物在 DNA 上都有可能形成多种类型的加合物，但是形成的数量不同，而肿瘤的发生不一定与形成量多的加合物关系密切。N2 亚硝胺诱发肿瘤是与形成量较小的加合物相关的烷化 2G 或烷化 $O_2$ 相关，而对于黄曲霉毒素 AF、多环芳烃 PAH、芳香胺等是与形成量多的加合物相关的。因此弄清化学致癌物在 DNA 碱基上的具体修饰位点及其量的多少对于深入了解它们的有关致癌机制是十分重要的，也是当前分子毒理学分子、流行病学非常关注的内容。

2. DNA 加合物与基因突变

利用质粒穿梭系统来研究 DNA 加合物与基因突变的关系也取得了很大进展。研究证明化学致癌物 DNA 加合物导致的突变多数涉及单个碱基，有些化学致癌物引起的突变以

G:C 基对为主，有些则以 A:T 基对为主。在碱基对的替换中，颠换的发生率多于转换。绝大多数化学致癌物加合物形成热点与突变热点之间存在相关性，意味着突变热点反应致癌物优先结合 DNA 位点。

3. DNA 加合物与衰老及神经系统疾病

DNA 加合物除了与致突变、致癌有关外，近年来发现 DNA 加合物可能与衰老和神经系统疾病有关。年老时机体对毒物的代谢动力学发生改变，人体正常活动时所产生的许多自由基离子不能迅速消除，体内外试验表明这些自由基离子能与 DNA 形成大量的各种类型的加合物，而且还能促进其他物质与 DNA 分子作用形成加合物。多巴胺是维持正常人体神经传导功能所必需的神经递质，随着人体的衰老，自由基积累的增多，多巴胺过氧化与 DNA 作用形成加合物，可能与某些神经系统退行性疾病——帕金森氏综合征的发生有关。

4. DNA 加合物的应用及其局限

DNA 加合物作为化学致癌物的主要损伤形式，通过使前癌基因激活和肿瘤抑制因子灭活而成为化学物致癌过程中的一个重要起始阶段，其不仅具有重要的理论意义，还具有广阔的应用前景。DNA 加合物可作为接触性生物标志物反映化学致癌物的接触浓度，也可作为效应标志物反映化学致癌物到达靶器官的效应剂量。

因此应用 DNA 加合物来监测和评价人们在日常环境中接触的大量具有遗传毒性的化学致癌物具有重要意义。其弥补了用传统的方法通过检测周围环境中化学物质的浓度进行人类接触的危险性评估所具有的局限性，因为这种外暴露水平仅能预测机体接受毒物的可能剂量，而不能提供吸收、代谢、排泄、生物利用率等方面的个体差异。目前 DNA 加合物的研究已经从基础研究转向应用研究，探索其在肿瘤防治、人群生物监测、毒物危险度评价中的应用。

DNA 加合物的应用也存在一定的局限，主要体现在以下方面：

（1）评价 DNA 加合物的意义时要考虑 DNA 加合物的本底值。Hotch 在小牛胸腺 DNA 中检测到甲基胞嘧啶脱氧核苷，证明了生物体内核酸存在修饰成分。在正常新出生的小鼠血液和大部分器官中也检测到了 DNA 氧化损伤，这是由于氧化应激而产生的脂质过氧化物与 DNA 结合形成的 DNA 加合物。另外人类的个体差异，接触化合物的复杂性，更显出考虑 DNA 加合物的本底值的重要性。

（2）用于检测人类样本的不易得性，受伦理性和可行性限制。研究者希望通过非靶组织的测定来代替靶组织，以弥补人类样本不易得的困难性。很多学者用外周血淋巴细胞、尿液、痰液、支气管肺泡灌洗液中提取的 DNA 检测 DNA 加合物与染毒剂量的关系。动物试验中已经证明多环芳烃类化合物在淋巴细胞形成的 DNA 加合物与肝、肺中 DNA 加合物水平存在相关性。Ritt 等应用 P 后标记技术检测吸烟者支气管和淋巴细胞的 DNA 加合物，首次发现淋巴细胞与支气管的甲基鸟嘌呤具有相关性。

（3）DNA 加合物的不稳定性会影响试验结果的重要性。由于体内有一整套的 DNA 修复机制，DNA 修复酶会将其切除修复。现已研究发现糖基酶在清除 DNA 的烷化损伤中发挥重要作用。在细菌乃至人的试验中均检测到生物体内存在一类糖基酶识别 DNA 的烷化损伤。另外，DNA 加合物也会自发地水解而排出体外。

总之，DNA 加合物是直接与遗传物质相联系的较为理想的分子生物标志物，因此研究 DNA 加合物对于阐明人类暴露于化学致癌物的危险性，研究致癌机理，评价化学物的遗传毒性，提出防癌、致癌措施具有重要意义。每个人体内都会产生抗癌复合物，只是多少不同而已。这种预防系统可理解为生物细胞内存在着精巧地修复已损伤的 DNA 机制，当 DNA 遭到致癌物的损伤后，生物体能在一定限度内维持其正常活性和功能而不使之形成癌细胞。因此解决 DNA 加合物与肿瘤发生的量效关系是势在必行的。由于癌症的发生是一个多阶段、多途径的过程，所以如何将 DNA 加合物与其他生物检测标志物结合起来研究将是今后的一个发展方向。

## 二、DNA 加合物检测方法研究

每年，人类都将新合成的数以千计的化学物质用于生产、生活，并最终排放到环境当中，其中，许多化学物质可能具有遗传毒性。如何对这些物质进行监测和评价是一项十分艰难而重要的工作。随着研究的深入，人们提出应用大分子（蛋白质、DNA、RNA）加合物来研究其遗传毒性，其中 DNA 加合物由于意义重大而成为许多学科的研究热点。DNA 加合物就是亲电性的化学物质或其代谢产物与生物体内的 DNA 共价相连形成的复合体，是 DNA 化学损伤最重要和最普遍的形式。DNA 加合物形成后，一旦逃避了自身的修复，就可能成为致突变、致畸、致癌的启动因子。所以 DNA 加合物既可以作为接触标志物反映毒物在靶部位的效应剂量，又可以作为效应标志物反映 DNA 的损伤程度。

DNA 加合物检测方法是加合物研究的关键内容，其难处在于组织中存在的加合物的含量一般都很低，108 ~ 1 010 个核苷酸中才形成一个加合物，而要在大量的正常碱基中检测到含量极低的异常碱基是比较困难的。伴随着分子生物学的发展和仪器分析高新技术的应用，高灵敏度的加合物检测方法越来越多。

1. 荧光法

基本原理是利用某些化合物［如多环芳烃类的萘、蒽、苯并（a）芘等］在光照下能发出荧光的特性来检测物质的存在，根据荧光的强度可以确定物质的含量。目前发展的技术有同步荧光色谱法、低温激光法等。荧光法的优点是不破坏 DNA 双链，可以辨别不同的立体异构体及 DNA 双链不同位点上形成的加合物，其缺点是灵敏度不够高，检测限为每 106 ~ 108 个核苷酸一个加合物。因此，所需样品量大（100 ~ 1 000 μg），并且荧光法的应用范围有限，不能检测非荧光化合物形成的加合物。

2. 免疫法

基本原理是抗原与抗体的反应，用抗 DNA 加合物的抗体（单克隆或多克隆抗体）来检测靶组织中相应的加合物。免疫法最早用来检测 DNA 加合物是在 1988 年，Santella 等用自己创建的酶联免疫吸附法（ELISA）检测了铸造工人外周血白细胞中苯并（a）芘的终代谢产物二氢二醇环氧苯并（a）芘［7，8 - dihydrodio - 9，10 - epoxidebenzo（a）pyrene，BPDE］与 DNA 形成的加合物。之后又发展了竞争性 ELISA、超敏酶促放射免疫测定（USERIA）等。免疫法的检测限一般为每 107 ~ 108 个核苷酸一个加合物，目前已有 20 多种单克隆或多克隆抗体可供使用。免疫法的优点是简便易行，费用低，不需要酶解 DNA 双链，用免疫沉淀技术可以将有加合物的链和无加合物的 DNA 链分离。其缺点是抗体存在交叉反应、所需 DNA 量较大（25 ~ 60 μg）和不能检测非抗原性加合物和未知的抗原性加合物。

3. 吸收光谱移动法

DNA 加合物的吸收光谱相对于正常的 DNA 或化合物本身都有明显的改变，表现在吸收峰位置的移动，峰形状的变化等，其中，最大吸收峰位移的大小反映了化合物与 DNA 结合能力的差异。在试管的反应体系中，可以固定 DNA 的浓度，分别加入不同浓度的受试化合物，或者固定化合物的浓度，分别加入不同浓度的 DNA，用分光光度计检测吸收光谱的改变。谢大英、张云英、袭著革等分别用此法检测了甲基丙烯酸环氧丙酯、叠氮钠及醛类化合物与 DNA 形成的加合物，取得了一定的研究成果。如 1997 年关于张云英的实验的报道，在体外试验系统中，叠氮钠和甲磺酸甲酯与哺乳动物 DNA 结合后，引起吸收光谱明显移位，而且存在显著的剂量效应关系。同时，吸收峰也有特定的改变，叠氮钠与 DNA 结合后吸收峰随叠氮钠浓度的增高而增高，而甲磺酸甲酯相反，吸收峰随甲磺酸甲酯浓度的增高而降低，具体的原因有待继续探讨。吸收光谱移动法快速、简便、灵敏度高，在一般的实验室都可以完成，可应用于化合物的筛查，并且反应体系中无 DNA 修复功能，所以形成的加合物是相当稳定的。

4. 色谱、质谱联用法

气相色谱（GC）或高效液相色谱（HPLC）联合质谱（MS）是检测 DNA 加合物的常用方法之一。气相色谱具有有效分离物质（主要是有机物质）的能力，但定性能力较差。质谱具有优良的定性、定量能力，并且能够提供物质的结构信息，但无分离物质的能力。两者联用，发挥了各自的优势。能用气相色谱分离的物质很有限，使得 GC—MS 的应用受到一定的限制，但能用 HPLC 分析的物质非常多，并且能够分离热稳定性差或沸点高的样品，扩大了应用的范围。

5. 加速器质谱（accelerator mass spectrometry，AMS）

AMS 是 20 世纪 70 年代发展起来的一种超灵敏的核分析技术，它将加速器技术与质谱技术结合起来，用于测量许多低丰度、长寿命的放射性核素或稳定核素，灵敏度可达 103 ~ 105 个原子样品。因此，AMS 也被称为超高灵敏度质谱。1990 年，美国 Lawrence Livemore 国家实验室（LINL）将 AMS 作为一种灵敏的检测生物标志物的方法，开创性地应用于生物医学领域。LINL 在研究烧烤牛肉中杂环胺类物质 2 - 氨基 - 3，8 - 二甲咪哇(4，5 - f) - 哇喔琳（MeIQx）致癌作用的基础上，合成了 $^{14}$C 标记的食物致癌剂 MeIQx，用极低剂量（约 500 ng/kg 动物体重）饲养实验小鼠。一定时间后，提取小鼠肝中的 DNA 分子，将它制成石墨样品后，用 AMS 测量 $^{14}$C 活度，能够在 1 011 个分子中发现一个 DNA-MeIQx 加合物，从而获得了 MeIQx 环境水平剂量与 DNA 加合物之间的量效关系。实验中，500 ng/kg 的剂量相当于 70 kg 体重的人食用 100 g 烧烤牛肉所摄入的 MeIQx 的量。因此，用 AMS 技术可直接获得致癌物环境剂量的量效关系，而在过去只能从高剂量的动物实验结果进行不可靠的外推。

虽然有上述优势，但 AMS 是一种比较复杂的技术，它的应用和推广也存在一些局限性：

（1）可用于生物医学领域的 AMS 比较少，造价高；

（2）可供选择的核素很有限，即便核素能被测定，其灵敏度也因核素不同或 AMS 本身性能的不同而有很大差异，并且实验系统很易被污染；

（3）样品需转化为特定的化学形式（如 $^{14}$C 需转化为石墨）；

（4）AMS 只能获得核素的定量比，无法直接反映加合物的结构信息。

因此，AMS 只有与前述其他方法，如 HPLC，RIA 等技术结合起来，才能充分发挥其快速、灵敏度高、样品用量少的优势。

6. $^{32}P$ 后标记法

该法是 20 世纪 80 年代发展起来的一项非常灵敏的检测方法，其最高灵敏度可达每 108 ~ 10 101 个核苷酸一个加合物水平，相当于一个细胞中只要有一个加合物就可以检测出。该方法自从文献上报道以来进行了多次改进，归纳起来有标准法、强化法（限量 ATP 法）、丁醇富集法、核酸酶富集法等。$^{32}P$ 后标记法仍然是目前应用最广泛，被国际公认的最有发展前途的方法。近年来，$^{32}P$ 后标记法与 HPLC 联用，经过 HPLC 的分离纯化，提高了检测的灵敏性和特异性。

7. 序列分析法

为了进一步确定化合物与 DNA 相互作用的特异性位点，推断加合物形成的机制，可运用序列测定的技术。目前 DNA 测序的方法有很多种，但都是在最初的 Maxam - Gilbert 化学法或 Sanger 双脱氧法的基础上发展起来的。

由于 DNA 加合物的形成与基因突变、肿瘤发生、神经系统疾病及衰老的关系越来越受到重视，对加合物检测水平的要求也从最初发现加合物的存在，测定加合物的数量上升到确定加合物的结构，研究形成的机制，并且探索 DNA 加合物在肿瘤防治、人体生物检测及毒物危险度评价方面的应用，这些都要求不断完善、推广现有的检测方法，并且开发新的技术。

## 第五节　致癌作用评价

致癌物的最终确定对于外源化学物化学结构的分析或致突变性测试，仅能达到确定何种受试物应优先进行动物致癌试验的目的，其结果并不能作为受试物是否具有致癌作用的依据。

通过动物致癌试验确定的致癌物，迄今只有极少数量（约 34 种）经过肿瘤流行病学调查证实其对人类致癌并在国际上得到公认。所以确定致癌物时应分为人类致癌物和动物致癌物。将有充分证据证实对动物致突变的外源化学物称为潜在致癌物（potential carcinogen）。确定人类致癌物主要根据以下方面：①流行病学调查结果能够重复；②有剂量—反应关系；③有动物致癌试验阳性结果支持。

对于动物致癌物的确定，各国认识不甚一致，甚至一个国家中的不同机构也有不同的认识。国际抗癌联盟（IARC）对动物致癌物的概念较为严格，要求在多种或多品系动物试验中或在几个不同实验中，特别是不同剂量或不同染毒途径的实验中见到恶性肿瘤发生率增高，在肿瘤发生率、出现肿瘤的部位、肿瘤类型或出现肿瘤的年龄提前等各方面极为明显突出，才能确定为动物致癌物。

致癌危险的定量评价。目前认为，一般毒性肯定有阈值，但致癌物特别是遗传毒性致癌物是否有阈值，至今尚未统一认识。在毒理学实验中，使用较敏感的观察指标或易感动物可降低阈剂量，增加动物数量也可降低阈剂量。主张化学致癌有阈值者则指出：

①电离辐射穿透机体完全按照物理学法则，而化学致癌物进入机体必须经过吸收、分布、生物转化、排泄等过程的影响，才能达到靶器官击中细胞内的 DNA。②对 DNA 化学损伤的修复机理足以排除一定剂量造成的损伤。③化学致癌是一个多阶段过程，任一阶段受阻都可能中止肿瘤形成过程。化学致癌还需要多次突变，而一个遗传毒性致癌物分子不可能产生多次突变。④致癌物剂量愈低，潜伏期愈长。当剂量降低到一定程度，潜伏期即有可能超过接触群体每一个体的寿命，于是不可能有癌出现。

1977 年美国 FDA（食品与药品管理局）提出肿瘤诱发率为 $10^{-6}$ 的剂量为实际安全剂量（virtued safe dose，VSD）。要确定这样一个低诱癌率的剂量需要每组动物数达到 $3 \times 10^6 \sim 5 \times 10^6$ 只，这绝对难以完成。因此多利用数学模型进行 VSD 推算。

所用数学模型可分为三种类型：①根据剂量—反应关系的频数分布建立的模型，如概率单位模型。②模拟致癌机理建立的模型，如单发击中线性模型、多发击中模型、分阶段模型和直线化多阶段模型。③根据发癌潜伏期建立的模型。

实验所得的剂量—反应关系数据与 VSD 相比是高发癌范围的资料，与上述任一模型拟合都会得到很好的拟合优度。但是目前的情况是，推算 VSD 时，实际上不依据拟合优度来选数学模型，而是由研究人员任意选择。但不同数学模型推算的 VSD 可相差甚远，因此，需要研究更合理的数学模型，真实反映致癌的剂量—效应关系和致癌物是否存在阈值。

化学致癌物危险评价包括两方面：一是定性的，即该化学物能否致癌；二是定量的，即进行剂量—反应关系分析，以推算可接受的危险度的剂量或人体实际可能接触剂量下的危险度。

由于致癌是一种后果严重的毒性效应，因此致癌性评定的工作极其复杂。需要严密设计的人群流行病调查才能判定对人的致癌性；动物试验只有长期终生试验才被公认为确切证据。这些调查和试验都不容易进行，因此先进行致突变试验，可对受试物的致癌性进行初步推测。对非遗传毒性致癌物则需要进行体外恶性转化试验和短期动物致癌试验。

## 一、构效关系分析

致癌物的化学结构种类繁多，从一种同系物着手分析，找出该同系物化学结构中与致癌性关系最密切的构分以及其他构分改变时所产生的影响。如对数百种多环芳烃类化合物的小鼠皮肤癌诱发试验结果作的构效关系分析表明，致癌性的强弱不仅与化学结构的微小变化有关，而且与其立体结构性的变化也有密切关系。

## 二、通过致突变试验进行致癌物筛检

此筛检又称为短期致癌物筛检试验。首先应明确，致突变试验是依据大多数致癌物具有致突变性而大多数非致癌物无致突变性来对受试物进行致突变检测。筛检阳性的受试物可能是具有遗传毒性的致癌物，也可能是具有遗传毒性的非致癌物；阴性的受试物可能是非遗传毒性的非致癌物，还有可能是非遗传毒性的致癌物。

1. 试验组合

根据目前对致癌机理的认识，遗传毒性致癌物可能有多种致癌机理，因此要求试验组合尽可能反映较多的遗传学终点。

致突变试验观察到的现象所反映的事件称为遗传学终点。国际环境致突变物致癌物防护委员会（ICPEMC）1983 年提出把致突变试验所反映的遗传学终点分为五类：

（1）DNA 完整性的改变（形成加合物、断裂、交联）；

（2）DNA 重排或交换；

（3）DNA 碱基序列改变；

（4）染色体完整性改变；

（5）染色体分离改变。

试验组合应反映三种或五种终点。有一种试验阳性，即可认为该受试物为致突变物，因而就可能是遗传毒性致癌物。组合中出现阳性越多，受试物致癌可能性就越大。

一般在试验组合中，每一遗传学终点只选一个试验即可。在终点相同的各种试验中应优先选择体内试验。

我国食品安全性毒理学评价程序中的致突变试验组合有体外试验和整体试验。体外试验中 Ames 试验为必做项目。在整体试验中，可在微核试验和骨髓细胞染色体畸变中任选一项；在显性致死试验和睾丸生殖细胞染色体畸变分析中任选一项。

2. 筛检试验的可靠性

对各种致突变试验可靠性的验证，常用一定数量的已知致癌物和已知非致癌物进行，并以灵敏度和专一性来衡量。灵敏度又称阳性符合率，即在试验中已知致癌物呈现阳性结果的比例；专一性又称阴性符合率，是在试验中已知非致癌物呈现阴性结果的比例。此外，还有准确度和预报价值来表示筛检的可靠性。

## 三、恶性转化试验

恶性转化试验又称细胞转化试验，是指对培养细胞诱发与肿瘤形成有关的表型改变。此种表型改变是因致癌物所致核型改变的结果，其改变包括细胞形态、细胞生长能力、生化表型等变化以及移植于动物体内能形成肿瘤的能力。本试验的观察终点是恶性变的细胞，如将此种细胞移植于动物体内可形成肿瘤。

## 四、哺乳动物长期致癌试验

哺乳动物长期致癌试验又称哺乳动物终生试验，是目前公认的确证动物致癌物的经典方法，较为可靠。化学致癌的一个最大特点是潜伏期长，在啮齿动物进行一至二年的试验即相当于人类大半生时间。如果用流行病学调查方法确证一种新化学物的致癌性，一般需要人类接触受试物 20 年后才能进行。

1. 动物选择

在致癌试验中选择动物最重要的依据是对诱发肿瘤的易感性。因此，要考虑物种、品系、年龄和性别。物种的选择对受试物有特定的靶器官时尤为重要，如大鼠对诱发肝癌敏感，小鼠对诱发肺肿瘤敏感。品系也不同。如同是小鼠，A 系及亚系诱发肺肿瘤敏感。还应考虑自发肿瘤，应选自发率较低者。年龄多使用断乳或断乳不久的动物，性别一般是雌雄各半。

2. 动物数量

为避免假阴性，每组动物数较一般毒性试验为多。如当对照肿瘤自发率为 1%，而染毒组肿瘤发生率为20%时，每组动物需要40只才能有90%的把握度为阳性；如自发率上升为10%，或肿瘤发生率下降为10%，则每组动物需214只或114只。所以一般提出每组最少50只动物是指当对照组肿瘤自发率为1%，5%，10%，20%或30%时，染毒组肿瘤发生率应相应为20%，30%，40%，50%或60%时才有90%以上的把握度获得阳性结果。

3. 剂量设计

一般使用三个剂量。较低剂量为前一级较高剂量的$\frac{1}{4}$至$\frac{1}{3}$，最低剂量最好相当于或低于人类实际可能接触的剂量。最高剂量应为最大耐受量。理想的最大耐受量不应致死，也不引起可能缩短寿命的毒性表现和病理改变，与对照组相比体重下降不大于10%。

4. 试验期限与染毒时间

原则上试验期限要求长期或终生。一般情况下小鼠最少1.5年，大鼠2年；可能时分别延长至2年和2.5年。

一般主张一直染毒至试验结束。但也有人认为，为减少中途非肿瘤死亡，应在9至12个月后即停止染毒，以便使动物可由中毒或亚中毒状态恢复，存活时间较长和存活动物也较多。对于完全致癌物无较多影响，对于促癌剂有可能出现可逆过程，以致肿瘤发生率下降。

5. 结果的观察、分析和评定

主要分析指标如下：①肿瘤发生率；②多发性，多发性是指一个动物出现多个肿瘤或一个器官出现多个肿瘤；③潜伏期。

致癌物剂量越大，潜伏期越短。可以用各组第一个肿瘤出现的时间作为该组的潜伏期。这种办法只适用于能在体表观察的肿瘤。对内脏的肿瘤，则需分批剖杀，计算平均潜伏期。

分析结果应注意有无剂量—反应关系。染毒组应与对照组作显著性检验。存在剂量—反应关系，并与对照组差异显著时，呈阳性结果。

## 五、哺乳动物短期致癌试验

哺乳动物短期致癌试验指在有限的短时间内完成而不是终生，又指观察的靶器官限定为一个而不是全部器官和组织。

1. 小鼠肺肿瘤诱发试验

一次或多次给予受试物后或一次给予受试物一至两周后持续多次给予促癌剂，16至30周左右结束试验，如受试物具有诱发肿瘤作用，可在肺组织发现肿瘤。

2. 大鼠肝转变灶诱发试验

肝癌发生过程有几种明显的肝细胞病灶。较早发现的是转变灶，进一步发展成为瘤性结节。用酶组织化学和免疫组织化学方法将转变灶和结节中的谷氨酰转肽酶和胚胎型谷胱甘肽转移酶染色，显色表明有肝癌细胞生化表型的癌前细胞。

3. 小鼠皮肤肿瘤诱发试验

小鼠皮肤表面涂抹某些致癌物能诱发乳头状瘤或癌，皮下注射可诱发肉瘤。一般9个月左右结束试验，如在启动后加用佛波醇酯，则缩短至20周左右。

4. 雌性 SD 大鼠乳腺癌诱发试验

多环烃芳香胺、氯烷、亚硝基脲等能在 9 个月以内诱发乳腺癌。

由于肺和肝是最常见的发生肿瘤器官，也是许多致癌物的靶器官，因此小鼠肺肿瘤和大鼠肝转变灶试验的应用价值较高。

## 六、致癌物的最终确定

人类致癌物的确定主要根据以下方面：

（1）流行病学调查结果能够重复；

（2）有剂量—反应关系；

（3）有动物致癌试验阳性结果支持。

对动物致癌物的确定，有的认为只有一种试验动物结果为阳性，甚至是哺乳动物短期致癌试验阳性，即可认为致癌；有的则要求在多种或多品系动物试验中或在几个不同实验中，特别是不同剂量或不同染毒途径见恶性肿瘤发生率增高或在肿瘤发生率、出现肿瘤的部位、肿瘤类型或出现肿瘤的年龄提前等各方面极为明显突出，才能确定为动物致癌物。

# 第五章 生殖系统的分子毒理学

生殖是繁衍后代保存种族的各种生理过程的总称，其中包括生殖细胞（或称配子，即精子和卵细胞）发生、卵细胞受精、着床、胚胎形成、胚胎发育、器官发生、胎仔发育、分娩和哺乳过程。生殖发育也可称为繁殖过程。许多因素可以干扰在这些过程中的不同环节而影响生殖功能和机体发育，如内环境的改变、生殖系统受感染、各种理化因子等。目前常用的化学物质有七万多种，包括药品、农药、工业和环境化学物，它们对人类的生殖毒性尚未明确，化学暴露对生殖功能的潜在影响障碍引起人们极大的关注。生殖毒性是指外来化合物对生殖过程的损害作用。在评价这类化学物质生殖毒性或机制时，必须考虑两个毒理学的基本原则：可能接触的方式和相应的接触剂量。

生殖毒理学主要研究外来化合物对生殖细胞发生、卵细胞受精、胚胎形成、妊娠、分娩和哺乳过程的损害作用及其评定，评定方法即为生殖毒性试验。外来化合物对生殖发育的影响以及损害作用具有一定的特点：一方面生殖发育过程较为敏感。一定剂量的外来化合物对机体其他系统或功能尚未造成损害作用，但生殖发育过程的某些环节可能已经出现障碍。另一方面外来化合物对生殖发育过程影响的范围较为广泛和深远。一般毒性作用仅表现在直接接触某种外来化合物的个体并造成损害，而外来化合物对生殖发育过程的损害，不仅直接涉及雌雄两性个体，同时还可在其第二代个体造成损害，而且此种损害作用甚至在第二代以后世代的个体还有所表现。

## 第一节 对配子发生的影响

配子发生包括精子发生和卵子发生，是两性生殖细胞分化、发育、成熟的过程。两性配子成功地结合即受精是新生命的开始。因此，配子的质量是胚胎健康发育的前提。影响配子发生的因素多种多样，如营养不良、全身性疾病、感染、生殖细胞通路的机械性阻塞、内分泌失调、遗传缺陷以及环境因素等。但分子毒理学侧重于环境因素影响配子发生过程的细胞和分子机制。因此人们主要讨论影响配子发生的有关基因以及外源化合物对它们的作用。

### 一、配子发生过程

1. 精子发生过程简述

精子的产生是一个连续过程，可分为精原细胞复制、减数分裂和精子形成三个阶段。在其形成与成熟的某一特殊时期，敏感程度是不一样的。在睾丸曲细精管生精子层内，生殖细胞干细胞通过一系列有丝分裂，最终成为精子，同时向管腔移动，进入输精管，由此离开机体。

在人类，成熟精子形成大约需要 64 天，这个过程持续整个男性的生命过程。精子产生数量从青春期后急剧上升直到每天产生 100 多万或是更多。精子的产生数量多且质量高，所以要求睾丸存在活跃的快速分裂的细胞环境。精子发生过程中高的细胞分裂率和新陈代谢活动是特定类型损伤易感性的生理基础。在遗传物质复制和细胞分裂过程中，DNA 特别容易受到损伤。另外，精子形成还需要许多特定的细胞蛋白质和酶的参与以及活跃的细胞呼吸。所以能引起 DNA 损伤、干扰细胞蛋白质功能或呼吸的化学物备受关注，例如活性的亲电子化学物和离子辐射等。

正常的精子发生过程需要生殖细胞与体细胞，如间质细胞、支持细胞之间复杂的相互作用，需要垂体促黄体激素（LH）、促卵泡激素（FSH）的精密调节。LH 与其 G－蛋白偶合受体，刺激间质细胞产生睾酮，睾丸组织内局部高浓度的睾酮为生精过程的启动和维持所必需。FSH 促进支持细胞的成熟，使其形成血睾屏障，并产生一系列调节蛋白和生长因子，如雄激素结合蛋白、抑素、活化素、干细胞因子、纤维蛋白溶酶原活化因子、转铁蛋白、环状蛋白 2、硫化糖蛋白、乳酸盐等，它们与精子的发生、成熟和活力有关。

2. 卵子发生过程简述

卵巢皮质中含有大量原始卵泡，从青春期开始，卵巢在垂体周期性分泌的促性腺激素的影响下，每隔 28 天左右有一个卵泡发育成熟并排卵。

卵泡的发育是一个连续的过程，一般可以分为原始卵泡、初级卵泡、次级卵泡、成熟卵泡四个阶段。原始卵泡的中央是一个初级卵母细胞，周围是单层扁平的颗粒细胞。初级卵母细胞由胚胎期的卵原细胞增殖分化而来，随之进入第一次减数分裂，并停止于分裂前期，直到排卵前才完成第一次减数分裂。原始卵泡内的扁平颗粒细胞不合成甾体激素，但能合成一些蛋白质及其他生长代谢有关物质，对卵母细胞有支持和营养作用。原始卵泡生长转变为初级卵泡，此期卵母细胞体积明显增大，颗粒细胞呈立方或柱状并变为多层，卵母细胞与颗粒细胞之间出现一层透明带。进入青春期，在 FSH 和 LH 的作用下，初级卵泡继续生长发育和分化次级卵泡，颗粒细胞达十多层，并形成卵泡腔，卵母细胞位于卵泡一侧，并与其周围的颗粒细胞突向卵泡腔形成卵丘。在排卵 30～48 小时，初级卵母细胞完成第一次减数分裂，产生一个次级卵母细胞和一个第一级体，次级卵母细胞随即进行第二次减数分裂，并停止在分裂中期，等待受精后才完成第二次减数分裂。卵子的成熟具有周期性，正常生育年龄的妇女一般 28～35 天有一个卵泡成熟。成熟的卵泡破裂，卵子自卵巢排出即排卵。卵泡的生长、发育、成熟和排卵受到 FSH 和 LH 的调节。

相对于每天产生上百万精子所要求的持续的细胞分裂，卵巢中的卵子一直是处于排卵状态，所有有丝分裂和减数分裂的最初阶段在胚胎发育的中期就已经结束了，结果是产生大约 1 000 万的停滞于减数分裂过程的初级卵母细胞。随后，发生退化过程中闭锁以较慢的速度一直进行着，成熟的女性大约有 50 万的卵母细胞可能发育成为成熟的卵子。女性在每个月经周期由一簇的初级卵母细胞开始卵泡生成的过程，但一般只有一个能形成完整的成熟卵子并排卵。估计较为活跃的生殖细胞的发生并非大量的产生和快速分裂，所以生殖细胞形成的整个过程对于细胞分裂毒物不是太敏感。

## 二、与配子发生有关的基因

生殖毒物能够改变配子成活能力，某些细胞毒性物质也可对促进配子成活的细胞产生直接作用。一些化学毒物可以模仿内源性化学物质，从而成为其促进剂或拮抗剂。某些化学物质或物理因素可以通过破坏染色体结构或改变染色体数目而影响精子形成，从而引起生殖细胞基因突变，结果导致精子特性改变而不能使卵子受精，即使受精成功，胚胎也不能存活或存在不足。

两性生殖细胞的分化、发育和成熟都是相对独特的过程，受到严密的遗传和神经、内分泌调控，按一定的程序，向预定的方向发展。显然，其中涉及许多相关基因，它们之间的调控及其蛋白产物之间的相互作用是精子和卵子发育、成熟和运动所必需的。这些基因的缺陷（可以是遗传的，也可以由环境诱变因子所造成）势必影响配子发生的过程，因为相关的基因很多，一时无法将所有相关基因的结构、功能和相互作用搞清楚，往往是选择一些重要的基因进行研究，这里也只是举其中几个例子。

1. Y 染色体上的有关基因

Y 染色体是男性特有的一条染色体，研究 Y 染色体上的基因还有一些便利之处，比如 Y 染色体上的基因是以单倍体状态存在的，易于观察其表型的改变，而且缺乏 Y 染色体的个体一般不会影响生存和其他方面的正常发育。通过胞浆内精子注射等技术造成 Y 染色体的微小缺失除了引起不育外，也不太会影响其他方面的功能。因此，人们一直十分重视 Y 染色体上基因的研究。

早期发现部分精子缺乏症患者有 Y 染色体长臂远端缺失，因此推测在这个部位有一个正常精子发生所必需的基因，称作精子缺乏因子（AZF）。AZF 不是单个基因，有互不重叠的区域与男性生育能力密切相关，分别称为 AZFa、AZFb、AZFc。DAZ 和 SPGY 两个基因，属于一个基因家族的成员，相当于 Y 染色体的 AZFc 区，有 6~10 个基因。临床上精子缺乏或精子减少的不育男子 4%~13% 有染色体上这一区域的缺失。但 DAZ/SPGY 缺失患者仍有少量精子生成，说明这些基因并不是生精过程所绝对必需的，还有其他因素影响这种基因缺失的结果。DAZ/SPGY 基因在常染色体上也有等同基因，统称为 DAZL。人的 DAZL 位于第三号染色体，小鼠则位于第 17 号染色体。不论人还是小鼠，DAZL 基因都只在生殖细胞中表达。Y-连锁的 DAZ/SPGY 基因在功能上与 DAZL 基因有所不同，DAZ/SPGY 基因的转录是睾丸特异性的，而 DAZL 基因的转录是性腺特异性的，它们对雌雄两种配子发生都有作用。

以上说明生精过程不是由个别基因决定，而是由许多基因相互协同作用的结果，除了 DAZ/SPGY 外，一定还有其他与生精过程密切相关的基因。

2. 常染色体基因

确定和分析精子发生的相关基因的方法之一，是利用培养细胞基因重组技术，破坏那些在生精过程中特异性地表达或过度表达的基因，培育这些基因剔除小鼠，观察它们的精子发生情况。近年来用基因剔除技术已经发现不少与生精过程密切相关的常染色体基因。

（1）HR6B。在常染色体基因 mHR6B 缺失的纯合子雄性小鼠实验中发现泛肽化作用在精子发生过程中的重要性。mHR6B 编码泛肽结合酶，该酶在减数分裂中对组蛋白有泛肽化作用。mHR6B 缺失的纯合子小鼠不育，但仍可存活。人类的 HR6B 和与其密切相关的 HR6A 蛋白与啤酒酵母 S. cerevisiae 的 RAD6 相似，可以使组蛋白泛肽化。因为在这些小鼠的圆形精子细胞仍可见减数分裂的染色体浓缩，因此推测 mHR6A 在染色体组与鱼精蛋白重组前，与转换蛋白替代组蛋白有关。支持这种假设的发现是 mHR6B 不仅在圆形精细胞表达，在支持细胞和其他组织也有较低水平的表达，说明该蛋白在睾丸外还有其他作用。为什么破坏 mHR6B 基因后只有睾丸出现问题？可能是其他组织中表达的 mHR6A 可以补偿 mHR6B 的缺陷。

（2）编码骨形态发生蛋白 8B（BMP8B）和 desert hedgehog（dhh）。编码骨形态发生蛋白 8B（BMP8B）是转化生长因子家族中的一员，青春期小鼠精原细胞中只有少量表达和分泌，而在成年小鼠睾丸精细胞中则高度表达。该基因与生殖细胞之间的自分泌和生殖细胞与支持细胞之间的短距离旁分泌有关。Dhh 支持细胞分泌，可以介导支持细胞与间质细胞间的相互作用，从胚胎期到支持细胞都能分泌。

BMP8B 和 dhh 两全信号蛋白基因缺失的纯合子小鼠，因为生殖细胞缺乏或发育受阻而表现为不育，但仍可以存活，说明在生精过程中细胞与细胞间的相互作用是非常关键的。

（3）小鼠热休克蛋白 70－2（HSP70－2）。HSP70－2 在减数分裂中有重要作用。用靶基因剔除技术破坏小鼠的 HSP70－2 基因，将带有 HSP70－2（HSP70－2＋/＋）和不带 HSP70－2（HSP70－2－/－）以及带杂合子基因（HSP70－2－/＋）的雄鼠分别与带有 HSP70－2 基因的雌鼠进行连续交配，结果 HSP70－2＋/＋和 HSP70－2－/＋的雄鼠在精母细胞整个减数分裂期都合成 HSP70－2 蛋白，保持到精细胞和精子期，睾丸大小、精子数目及生育力都正常。而 HSP70－2－/－雄鼠睾丸较小，曲精小管中缺乏减数分裂后的精细胞，也没有 HSP70－2 蛋白，部分曲精小管内有空泡，完好的小管内后减数分裂期精母细胞数不多，多数小管内粗线期的精母细胞出现核固缩、碎裂和凋亡，附睾中没有成熟的精子，但是具有典型的第二性征，不像是内分泌功能障碍所引起的。这些现象表明睾丸内缺乏 HSP70－2 时，生殖细胞减数分裂受阻，细胞发生凋亡，因而不育。但是，含同样等位基因 HSP70－2－/－的雌性小鼠的减数分裂不受影响，与带 HSP70－2＋/＋基因的雌鼠有同等的生育力。

（4）错配修复基因 Pms2 和 MLH1。Pms2 和 MLH1 在减数分裂中的作用颇受重视，是目前研究的热点之一。Pms2 和 MLH1 缺失的纯合子将影响减数分裂中的染色体配对。MLH1 缺失的雄性小鼠无精子并且不育，雌性小鼠产生的卵子数减少，也表现为不育。MLH1 的基因产物散在分布于联会复合体配对轴上配对区与未配对区的联合处。Pms2 基因缺失的纯合子雌性具有生育力，但雄性则不育。

（5）ATM 和 ATR。ATM 与 DNA 代谢和关卡控制有关。ATM 和 ATR 紧密相连，ATR 是酵母 S. pombe Rad3 基因的类似基因，该基因是酵母 S. pombe 对 DNA 损伤和复制阻断作出细胞周期关卡旁路反应时所需要的。小鼠 ATM 基因缺失导致不育和减数分裂期染色体碎裂。近年来发现 ATMp 和 ATRp 分布在有丝分裂期配对叉的互补位置上，ATRp 在未联会的轴上，ATMp 在联会侧。这些发现不仅提示人的常染色体基因对精子发生的作用，还可以进一步了解减数分裂的生物化学。

我们可以从这些小鼠常染色体基因缺失导致不育的例子发现，单个基因缺失可以严重阻碍小鼠生精过程，而对其他功能并没有明显的影响，这种特异性的雄性不育与原发性男性不育的表现非常相似，这还说明单个基因突变是重要的，环境因素引起某些单个基因的突变，也有可能引起不育。高温、辐射和许多外源化合物可以影响精子发生，尽管它们作用的分子机制还不很清楚。但有理由推测其中部分原因是通过影响精子生成有关基因的表达和调控或影响它们蛋白产物的活性和功能来实现的，只是这方面的研究报道还不多见。

## 三、其他影响配子的因子

1. 雌激素对精子发生的作用

人们往往认为雄激素对雄性生殖系统的发育和功能起重要作用，而雌激素只对雌性生殖系统起作用，现在看来，这种观点过于简单化了。事实上雌激素和雄激素、雌激素受体和雄激素受体都同时存在于两性体内，只是在激素浓度和激素受体表达上有量的不同，而没有本质的区别。雌激素在雄性血清中的浓度较低，但在精液中的浓度却很高，睾丸局部的雌激素是一种雄性生殖细胞的存活因子。用基因剔除技术失活雄性小鼠体内的雌激素受体，结果发现曲精小管扩张，生殖上皮结构紊乱，生精细胞减少，附睾中精子减少，精子活力降低、不能穿透卵细胞，雄鼠交配能力减弱并不育，说明雌激素对于精子的发生和维持雄性生育力也是必需的。雌激素对精子成熟和睾丸功能的影响主要是局部的作用，决定于组织局部的雌激素水平，雌激素不是来自通常的内分泌，而是局部细胞的旁分泌或自分泌。雌激素的作用机制目前还不是很清楚，其作用之一可能是调节睾丸输出管和附睾头部睾网液的重吸收。

2. 化学物对配子的作用

多氯代二苯并二噁英（TCDD）可以诱导生殖器官的损伤，实验大鼠经口接触 TCDD 后出现睾丸减重、精子数减少等症状。研究显示，男性二噁英暴露者的循环睾丸激素水平降低，对实验室二噁英暴露的雄性大鼠研究也得到同样的结果。检测到睾丸激素水平的降低是由于睾丸分泌减少以及单加氧酶诱导引起的代谢增加所造成的。大鼠在封闭的环境中暴露于一定浓度的二噁英，其雄性子代表现精子数目降低、性行为改变以及青春期阴茎缩短。女性接触 TCDD 可以引起子宫内膜异位症，这是一种困扰着近 10% 育龄期女性的疾病，其还可以引起子宫重量降低，伴随子宫内雌激素受体减少，导致不育、内出血以及其他一系列异常生育现象。

烷化剂（环磷酰胺、长春新碱）和放射线可以引起生殖腺功能障碍，表现为过早绝经和性欲减退。细胞毒性物质环磷酰胺可以引起卵巢功能障碍、月经不调或激素水平异常，其与静息期的卵母细胞有一定亲和力。环磷酰胺引起的生殖毒性与年龄有关，因为不同年龄段对化学物质的代谢解毒途径不同。临床使用白消安可以引起卵巢萎缩，这种作用也与年龄相关。子宫内活性代谢物质，如 6 - 巯嘌呤可以导致子代卵巢早熟。

多环芳香烃（PAH）的活性代谢物质可以直接影响卵母细胞或通过影响卵泡支持卵巢的颗粒细胞而影响卵母细胞。孕体暴露于这种物质，其子宫内正在发育的雌性个体的卵母细胞会受到损害。对于女性吸烟者，烟草中的 PAH 可以过早破坏卵母细胞，使绝经期提前。邻苯二甲酸二酯（DEHP）可以影响排卵前期卵泡和颗粒细胞分化，导致雌激素水平低和排卵障碍。卵巢毒物通过各种作用途径引起内分泌紊乱、卵巢早期衰退以及不育。

# 第二节　对生殖细胞 DNA 的损伤及评价

## 一、生殖细胞 DNA 变性、DNA 断裂及其检测

许多研究发现精子染色体异常可导致不育，如出现平衡交叉异位，部分精子死亡，正常精子数目减少而导致不育。不育症患者常可发现有染色体异常。精子核异常的机制可能与 DNA 变性和断裂有关。精子成熟过程中染色质发生明显变化，其中最突出的是组蛋白被鱼精蛋白取代。正常的成熟精子核染色质高度固缩，对 DNA 原位变性有较高的抗性。而形态异常的精子，其 DNA 容易发生变性。不育症男子精液中这种异常精子占很大比例。如接触二溴丙烷或二硫化碳的男子精液中就有大量异常精子。

不育症男子精子 DNA 变性率与 DNA 断裂率之间有显著关系，表明含较多变性 DNA 的精子，其 DNA 断裂也较多。断裂的 DNA 容易解螺旋，更容易变性。现在用精子 DNA 变性和 DNA 断裂来评价精子的质量，有助于发现外源化合物的雄性生殖毒性，还可用来检测男性不育症以及用于优生。

常规检测方法：

1. Ames 试验

Ames 试验是检测化学物质基因突变的常用方法。常规的 Ames 试验选用四个测试菌株（TA97、TA98、TA100、TA102），最近有人提出增加 TA1535 测试菌株，该菌株特别适用于检测混合物的致突变性。目前出现的新生菌株具有更高的敏感性和特异性，如 YG7014、TG7108，缺乏编码 O6 - 甲基鸟嘌呤 DNA 甲基化转移酶的 ogtST 基因，专用于对烷化剂引起的 DNA 损伤检测；引入乙酰转移酶基因的 YG1024、YG1029 菌株对硝基芳烃和芳香胺的敏感性比原菌株高 100 倍以上。测试代谢活化系统一般采用由 Aroclor1254（PCBs）诱导大鼠肝微粒体酶的 S9；国外也有用人肝 S9 的报道，试验证明其代谢活性明显高于鼠 S9。

2. TK 基因突变试验

TK 基因突变试验是一种哺乳动物体细胞基因正向突变试验，近年来，其应用价值有明显的提高。TK 基因编码胸苷激酶，该酶催化胸苷的磷酸化反应，生成胸苷单磷酸（TMP）。如果存在三氟苷（TFT）等嘧啶类似物，则产生异常的 TMP，掺入 DNA 中导致细胞死亡。如受检物能引起 TK 基因突变，胸苷激酶则不能合成，而在核苷类似物的存在下能够存活。TK 基因突变试验可检出包括点突变、大的缺失、重组、染色体异倍性和其他较大范围基因组改变在内的多种遗传改变。试验采用的靶细胞系主要有小鼠淋巴瘤细胞 L5178Y 以及人类淋巴母细胞 TK6 和 WTK1 等，其基因型均为 TK +/-。

3. 转基因小鼠基因突变试验

转基因小鼠基因突变试验可在整体状态下检测基因突变，比较不同组织（包括生殖腺）的突变率，确定靶器官，对诱发的遗传改变作精确分析等。近年来，国外已陆续发展了多种用于突变检测的转基因动物，其中三种已投入商品化生产：MutaTM 小鼠、Big-BlueTM 小鼠和 Xenomouse 小鼠，它们分别采用大肠杆菌乳糖操纵子的 LacZ 和 LacI 作为

诱变的靶基因。

4. 反向限制性酶切位点突变分析法（inverser restriction site mutation，iRSM）

反向限制性酶切位点突变分析法是由英国威尔士大学分子遗传和毒理中心建立并完善的。iRSM 适用于快速检测诱变剂所致体内外 DNA 的突变，但这些突变的特点是使某一酶切位点变为另一酶切位点。该方法建立者 Jenkins 等首先将 iRSM 应用于化学诱变剂所致动物体内 P53 基因的突变检测，取得了良好的结果。它具有灵敏度高、快速、操作简便以及突变检测部位明确等优点，应当说是一种较具实用价值和生命力的突变检测手段。iRSM 可较广泛地应用于遗传毒性化合物致突变作用的检测。

## 二、生殖细胞染色体损伤及其检测

DNA 损伤可以反映在染色体水平和基因水平上。染色体结构和数目异常的分析技术或选择淋巴细胞或其他取材方便的细胞进行分析。实验动物可以直接分析睾丸生殖细胞染色体畸变。接触致变物后，于不同时间取样制片，可反映不同发育阶段的生殖细胞受损的情况。

染色体大的缺失，像 Y－染色体长臂缺失，可以在普通光学显微镜下发现，但微小的缺失可以通过 DNA 杂交技术，如序列标志位点（STS）聚合酶链式反应（PCR）或 Southern 杂交技术进行分析。利用这些技术，已经发现无精症和严重少精症患者 Y－染色体上的一些微小缺失。

常规检测方法：

1. 微核试验

传统的体内微核试验仍然是检测化学物质染色体损伤的基本方法。目前微核试验方法主要有以下改进：

（1）体外微核试验。常用细胞有中国仓鼠肺细胞（CHL）、中国仓鼠卵巢细胞（CHO）及中国仓鼠成纤维细胞（V79）等，近年来，开始有用 L5178Y 小鼠淋巴瘤细胞和人的类成淋巴细胞 TK6。也有用叙利亚仓鼠胚胎（SHE）细胞和 BALB/c3T3 细胞。体外试验比体内试验易于操作和控制，缺点是对直接作用的化合物有可能出现假阳性。

（2）周围血微核试验。优点是可重复采样，自身对照，减少实验动物数。

（3）胞质分裂阻滞法微核试验（CB－MNT）。此法很好地排除了细胞分裂的影响。该法中，双核细胞是只分裂了一次的细胞，其结果更加稳定、敏感。最近 Garriott 和 Phelps 等推荐了关于体外双核细胞微核试验的几个参数条件：细胞松弛素 B 不影响试验结果；计数 2 000 个双核细胞；长时间暴露没有必要；结果用趋势检验分析；根据相应的细胞毒性选择适当的浓度。

2. 染色体畸变试验

染色体畸变试验是检测化学物质影响染色体数量和结构的基本方法。在化学物质安全性评价中常选体外 CHL 细胞染色体畸变、精原细胞染色体畸变试验等检测化学物质对染色体的影响。为了准确观察诱发的畸变频数，本试验收获细胞的时间应尽量提前至大多数细胞处于染毒后第一次有丝分裂时（Tucker，1996）。对于染色体数目改变，原则上只适合超倍体的观察。

3. 荧光原位杂交（FISH）技术

荧光原位杂交（fluorescence in－situ hybridization，FISH）技术的出现，使生殖细胞

染色体畸变研究向前迈进了一大步。荧光原位杂交最早由 Bauman（1980）建立，后由 Lucas（1989）首先应用于染色体畸变分析。荧光原位杂交是利用非放射性物质标记核酸探针，通过免疫荧光在间期及核染色体上检测特异 DNA 序列的一种新技术，具有安全、快速、灵敏等优点。由于 DNA 探针的特异性，FISH 技术在分辨染色体非整倍体和染色体易位时具有普通染色体分析技术无法比拟的优点，利用多种 DNA 探针进行所谓多色荧光原位杂交（multi - colour fluorescence in - situ hybridization）更可以同时分析多条染色体的非整倍体情况。该技术目前已被广泛用于检测生殖细胞的非整倍体，不仅证实无精症和严重少精症患者非整倍体率明显增高，而且发现接触某些致突变物可以引起生殖细胞非整倍体率增高。FISH 技术还可以用来分析染色体的微小缺失和平衡易位以及性染色体上某些基因的定位。一些微小的缺失产生的微小标记染色体，根据探针的特异性可以判断其来源。有报道称曾用 FISH 技术发现 Y 染色体来源的微小标记染色体。

# 第六章　发育的分子毒理学

## 第一节　基本概念及意义

20 世纪 60 年代前后在欧洲和日本广泛作为安全有效的抗早孕反应药物反应停（thalidomide），口服剂量 50 ~ 200 mg/d。1961 ~ 1962 年，联邦德国的儿科病房中出现了大量罕见的短肢畸形儿，多数为四肢缺陷、无眼、腭裂、骨骼发育不全、十二指肠和肛门闭锁。同一时期，全球出现了 5 850 个短肢畸形儿。McBride 和 Lenz 在德国和澳洲的独立研究，均确认反应停是这些现象出现的原因。反应停被迫从市场撤回。其致畸剂量相当于 1 mg/（kg·d），只要末次月经后 6 ~ 8 周内口服 200 mg 反应停便可引起严重的短肢畸形；服药妇女还有流产、早产和死胎等现象发生。“反应停事件”是人类历史上的一个悲剧，但由此促进了实验胚胎学和实验畸胎学的发展，化学致畸的研究以及管理法规的建立。迄今对发育毒性的机制尚未完全研究清楚，分子生物学的进展为研究发育毒性提供了有用的手段和广阔的前景。

### 一、基本概念

发育毒理学（developmental toxicology）是在畸胎学基础上发展起来的毒理学分支学科。发育毒理学是毒理学的重要分支学科，研究发育生物体在受精卵、妊娠期、出生后直到性成熟的发育过程中，由于出生前接触导致异常发育的理化因素或环境条件后的发病机制和结果。

1. 发育毒性

发育毒性（developmental toxicity）指出生前经父体或母体接触外源性理化因素引起的在子代到达成体之前出现的有害作用，包括结构畸形、生长迟缓、功能障碍及死亡。发育毒性可以看成是生殖毒性的一部分，能造成发育毒性的物质称为发育毒物（developmental toxicant）。发育毒物应是在未诱发母体毒性的剂量下产生发育毒性的物质。发育毒理学研究内容包括毒代动力学、毒性机制、致病机制以及接触能引起发育异常的外源化合物或条件后的不良生殖结局。

某些外源化学物可干扰胚胎以及胎儿的发育过程，影响正常发育。具体表现可分为如下四种：

（1）生长迟缓：胚胎与胎仔的发育过程在外源化学物影响下，较正常的发育过程缓慢。

（2）致畸作用（teratogenic effect）：由于外源化学物干扰，活产胎仔胎儿出生时，某种器官表现形态结构异常。致畸作用所表现的形态结构异常，在出生后立即可被发现。

（3）功能不全或异常：胎仔的生化、生理、代谢、免疫、神经活动及行为的缺陷或异常。功能不全或异常往往在出生后经过一定时间才被发现，因为正常情况下，有些功能在出生后经过一定时间才发育完全。

(4) 胚胎或胎仔致死作用：某些外源化学物在一定剂量范围内，可在胚胎或胎仔发育期间对胚胎或胎仔产生损害作用，并使其死亡。具体表现为天然流产或死产、死胎率增加。在一般情况下，引起胚胎或胎仔死亡的剂量较致畸作用的剂量高，而造成发育迟缓的剂量往往低于胚胎毒性作用剂量，但高于致畸作用的剂量。

以上四种发育毒性的具体表现并非一定在一种外源化学物作用下同时出现，有时只出现其中的一种或一部分。此外，有些外源化学物通过胎盘与发育中的胚胎或胎仔接触，还可以引起子代肿瘤发生率增高。

致畸作用是外源化学物发育毒性的一种具体表现，对存活后代机体影响较为严重，往往是一种不可逆过程，具有重要的毒理学意义，本节也将以致畸作用为重点进行讨论。

2. 畸形、畸胎和致畸物

畸形（malformation）：器官形态的异常。畸胎（terato）：具有畸形的胚胎或胎仔。致畸物或致畸原（teratogen）：凡在一定剂量下，能通过母体对胚胎或胎儿正常发育过程造成干扰，使子代出生后具有畸形的化合物。致畸试验：评定外源化学物是否具有致畸作用的试验。畸形是胚胎或胎儿的某些细胞在生长发育的最敏感阶段受损的结果。致畸作用是外源化学物毒性作用的一种表现。

先天性畸形并非一定具有遗传性，而且大多数先天畸形并不具有遗传性，但也确有一部分先天性畸形具有遗传性，可传给后代。凡由于外源化学物损伤生殖细胞所引起的先天性缺陷或异常，具有遗传性，可由亲代动物遗传给子代。如果此种损害仅涉及体细胞，与生殖无关，则所引起的先天畸形不具有遗传性。根据目前致畸试验的概念和方法，涉及范围仅限于体细胞受损所引起的畸形，即外源化学物干扰胚胎器官形成过程的结果。除外源化学物具有致畸作用外，其他物理因素（如放射线）和生物因素（如风疹病毒）也可引起胎儿畸形。目前在毒理学中，主要以化学物的致畸作用作为研究对象。

传统上认为外源化合物作用于体细胞引起的畸形是不会传递给后代的。近年来发现适应性突变引起的畸胎可以遗传给后代。一个生物种群的进化过程，一方面是比较稳定的特性遗传，但又可能发生突变而产生新的表型。突变有三种类型：①自发突变，取决于时间、环境以及在基因组中的位置而随机出现；②接触化学诱变剂或辐射后以高频率发生；③对环境应激物的特异性遗传反应，即适应性突变。对细菌的研究表明，有一种机制使细胞发生能适应环境应激物的突变，所谓适者生存。细菌抗药性的产生就是适应性突变的结果。

Eisses 等在 20 世纪 80 年代用果蝇实验证明乙二醇及其衍生物的致畸作用与乙醇脱氢酶的同种异性酶有关。2 - 甲氧基乙醇（2 - ME）和它的代谢物甲氧乙酸（MAA）对果蝇都致畸。幼虫期经 2 - ME 处理的雌蝇生下的雌后代与母蝇有相似的典型畸形表型。野生型黑腹果蝇幼虫期接触多种化学物或它的蛹受到热应激作用，都可引起后代畸胎。有人用电子顺磁共振（EPR）研究 2 - ME 和 MAA 致畸机制，揭示可能是与 2 - ME 代谢物 MAA 和运输蛋白或受体蛋白之间的相互作用有关。

## 二、发育毒理学的意义

近年来，对电磁辐射及其防护的研究在国内外受到普遍重视。联合国人类环境会议已把电磁辐射列入“造成公害的主要污染”之一，我国颁布的《环境保护法》中也明确规定必须对电磁辐射切实加强防护和管制。随着广播、家用电器和微波通信等的广泛应用，目前，射频电磁辐射已成为电磁污染环境的主要因素。有报道称，电磁辐射可影响DNA的合成和基因的表达，因此，电磁辐射环境可能存在潜在的致突变危险。体外实验的资料显示，微波照射可降低卵胚的植入率，使胚胎发育停止或畸形胚胎率增加等。此外，动物实验表明，电磁辐射暴露可使胚胎吸收率和死胎率明显增加，但在妊娠不同时期受到电磁辐射对胚胎发育的影响不同，且这种影响具有种属特异性和个体差异性。有研究报道，视频显示终端（VDTs）暴露可能引起子代先天畸形、围产期死亡、胎儿宫内发育迟缓等，还可使不孕的危险性大大增加。但也有调查发现，VDTs与自然流产和先天畸形等并无关系。孕妇经常使用微波炉可能显著增加其发生异常妊娠的相对危险性。在以往现场测量常用家用电器过程中，发现微波炉存在较高的微波泄漏，在所检测的132台微波炉的周围50 cm以内，在运转过程中超过卫生部GB9175－88《环境电磁波卫生标准》一级安全区的标准（10 $\mu W/cm^2$）的超标率为37.1%。因此，使用微波炉与异常妊娠的关联可能与高强度的电磁辐射有关。有研究发现暴露于移动电话电磁辐射的畸胎死亡率明显增加。经常使用移动电话有可能增加孕妇发生异常妊娠的相对危险度，但没有发现与孕妇每天随身携带移动电话以及使用移动电话时间的统计学相关。电磁辐射对人类生殖危害的影响，不仅关系着家庭和社会的安宁，也涉及人类未来。因此，孕妇在日常生活中，要注意尽量避免使用存在较高电磁辐射强度的电器或在使用中注意保持一定的距离，进行安全防护。

除了上述所涉及的辐射外，还存在很多种对人类胎儿发育有不良影响的条件和化学物：①感染，如水痘病毒、细胞巨病毒、疱疹病毒、弓形体病、委内瑞拉马脑炎病毒、梅毒、Pavovirus B－19等；②母体代谢失衡，如乙醇中毒、克丁病、糖尿病、叶酸缺乏、体温过高、丙酮尿症、风湿症、男性化肿瘤等；③药品和化学物，如雄激素类化学物、抗生素（四环素）、抗癌药类（氨基蝶呤、环磷酰胺、白消安等）、抗痉挛药类（丙戊酸）、抗甲状腺药（甲巯咪唑）、螯合剂（青霉胺）、氯联苯、可卡因、二乙基雌二醇、乙醇、碘化物、锂、金属（有机汞，铅）、维生素A类、视黄醇、反应停等。

因此，必须重视研究和预防环境化学物对生殖和发育的不良作用。

## 第二节　发育的阶段和过程

### 一、胚胎的着床

人体的发育开始于精子与卵子结合之后形成受精卵，然后开始细胞的分裂。一个受精卵经过几次分裂后，形成八个左右的细胞。六个细胞组成的实心胚，称桑葚胚（morula）。细胞数量大量增加，桑葚胚开始出现空隙，转变成一个中空的胚泡。胚泡逐渐长大，其外围的透明带变薄直至消失，此时胚泡也已经从输卵管进入子宫。胚泡像一颗种子逐渐埋入子宫壁内，从而建立母子间结构上的联系以实现物质交换的过程，称着床。着床后的胚胎摄取母体血液营养继续发育。着床是母子双方有准备、相互配合的结合过程。着床是胎生胚胎发育早期阶段的一个重要环节。在着床之前，胚泡在宫腔内游离，它是新个体，有遭排斥脱落的危险。经过附着、穿入内膜（属于血窦绒毛型胎盘者）之后，则母子两方面紧密结合，因而更有利于胚胎的生长发育。着床继续进行，直至第12天左右结束。在这一时期，毒性通常影响整个机体，是典型的“全或无”反应，例如乙基亚硝脲、甲基亚硝脲、乙基磺酸甲烷、环氧乙烷、三亚乙基密胺等。化学物作用于急剧分裂的细胞中的DNA合成，影响其完整性（如蛋白质编码）或影响微小管构成，这都可能对胚胎发育有毒性。

## 二、原肠胚形成期

着床后胚胎进入原肠胚形成期，即生成三个生殖细胞层：外胚层、中胚层和内胚层。细胞组成一个梨形的扁平状胚盘。细胞经由胚线移行，透过细胞的运动在胚胎中建立起多个形态形成区。原肠胚形成期虽然还未进入器官形成期，但也对化学物质敏感，这时如果前神经板受损伤，可能发生眼、脑和脸部畸形，因为前神经板是原肠胚形成期大量移行的区域之一。

## 三、器官形成期

外胚层、中胚层与内胚层形成各种组织和器官的过程，称为器官形成。器官形成期（人孕期的第3~8周）是身体大多数结构的原基构成期，对发育毒物高度敏感，故又称为致畸敏感区。第八周孕体可称为胎儿，外观已经像人形。器官形成的迅速变化需要细胞快速增殖、移行，细胞之间相互作用以及出现形态形成、组织模型重塑等一系列事件与过程（如表6-1所示）。以神经鞘细胞为例，它们起源于神经板边缘，然后移行至胚胎各处，形成多种结构。它们移行模式中有同源框基因（homeobox genes，简称Hox genes）参与控制。Hox genes家族参与胚胎中轴的形成及骨骼和神经系统的构成。在神经嵴细胞离开后脑的移行过程中和移行后，特异的hox genes仍然保持表达。在器官形成期，每种结构都有它的最敏感阶段。

同源框基因是一族转录因子，控制胚胎的基本模式，Hox genes编码产生的DNA结合蛋白在胚胎发育中起着非常重要的作用。Hox genes是调控基因，作为转录因子，参与协调和控制结构基因的表达，从而影响胚胎生长发育。在某些化合物致畸中它也起一定作用，例如视磺酸是形态发生原（morphogen）诱导Hox-1.1而启动脸原基的发生。颅神经嵴是Hox-1.1基因功能表达的潜在靶。它的过度表达会产生颅脸畸形。维生素A过多或缺乏都构成致畸的机制，因为它引起Hox genes表达量过多或不足。

表 6－1　人类胚胎发育过程三胚层的形成与分化

| 外胚层 | 中胚层 | 内胚层 |
|---|---|---|
| 皮肤表皮及其衍生物；毛发、指甲、皮脂腺；神经组织、感觉器官、眼晶体、牙齿釉质、脑垂体、肾上腺髓质 | 肌肉、结缔组织、软骨、血液、皮肤真皮、牙本质、血管及淋巴管上皮、体腔上皮、内生殖器、肾脏、输尿管、肾上腺皮质 | 咽、耳道、扁桃体、甲状腺、甲状旁腺、胸腺、喉、气管、支气管、肺、消化道、尿道、膀胱以及阴道的上皮、肝脏、胰腺等 |

### 四、胎儿期

器官形成期的结束也是胎儿期的开始。此期以组织分化、生长以及生理功能成熟为主要特征。这并不是说器官的形成已彻底完成，但绝大多数器官已出现且可大致辨认。在胎儿期，器官继续发育以便在出生前获得必要的功能，包括精细结构的形态发生（如神经生长和突触形成、支气管树的分支和肾皮质小管的形成）以及生化上的成熟（如诱导组织的特异酶和结构蛋白质）。胎儿期暴露于化合物最易影响其生长和功能成熟，包括免疫系统、中枢神经系统和生殖器官功能异常，如行为、精神、运动缺陷以及生育力下降。这些改变在出生前不明显，往往需要在出生后用特殊方法仔细地检查才能发现。子宫内暴露造成的损伤在出生后功能检查中应包括中枢神经系统、免疫系统、心、肺以及肾。胎儿期中发生的主要结构改变多是变形而不是畸形，变形是指原先正常的结构变异。必须指出出生不是发育的终结，新生儿、儿童、性成熟期都是发育过程的延伸。某些胎儿期暴露引起的远期效应到成年后才表现出来。

## 第三节　发育毒性作用机制

发育的特点是在大小、生物化学和生理学、形态和功能方面的变化。这些变化受到管理基因转录的因素调节，这些因素在胚胎的基因组中使调节基因活动，而且连续的基因激活作用次第持续贯穿发育。现在，细胞间和细胞内对正常发育所必要的信号传导路径已被阐明，以致它们依赖于转录、翻译以及翻译后（如磷酸化作用）的调控。

化学毒物对发育损伤的机制十分复杂，多数还不清楚。Wilsom（1977）提出了畸形发生的九种机制，包括突变、染色体断裂、有丝分裂改变、改变核酸完整性或功能、减少前体或底物的补给、减少能源支持、改变膜特性、渗透压不平衡和酶抑制作用。近年来，在分子水平的研究有很大的进展，虽然胚胎有代偿机制弥补外源性化学物的影响，但是，是否产生畸形依赖于在致病过程中的每个步骤是否存在损伤和修复之间的平衡。

### 一、干扰基因表达

某些基因的表达受到抑制或异常表达可能引起畸形。如有报道在培养的小鼠胚胎中用反义寡核苷酸探针抑制原癌基因 Wnt－1 或 Wnt－3a，都可产生中脑及后脑或中脑、后脑和脊髓的畸形。剔除 Wnt－1 基因的突变，小鼠也可产生中脑和后脑的畸形。反之，如向小鼠胚胎中加入鸡的β－肌动蛋白启动子时，Hox－1.1 基因表达，并产生多种颅、脸部和颈椎的畸形。

## 二、基因突变与染色体畸变

已发现诱变原有潜在致畸性，如电离辐射、烷化剂、亚硝酸盐、多数致癌物都可能致畸。实验证明，妊娠第 13 天的大鼠胚胎羊膜内注入 CP 及其两个代谢活化的致畸性产物 PM 或 AC 后，CP 和 AC 引起了脑积水、露眼、腭裂、小颌畸形、脐疝、尾部和肢部缺陷；而 PM 仅仅引起脑积水，尾部和肢部缺陷。$^3H$ 标记 CP 的实验显示大约 87% 的放射性与蛋白质结合，5% 与 DNA 结合，8% 与 RNA 结合。使用碱洗脱，证实 CP 和 PM 引起单链 DNA 断裂以及 DNA－DNA 和 DNA－蛋白质交联。进一步的实验证实：PM 的一个单功能烷化衍生物，有能力产生单链断裂但无 DNA 交联作用，引起了和 PM 一样的效应谱；而 PM 的一个非烷化衍生物（CP 类似物）和 AC 不引起 DNA 损伤。AC 易与蛋白质结合，而 PM 易与 DNA 结合。PM 和 AC 对培养中的肢芽有明显的不同效应。这些结果提示 PM 和 AC 在胚胎中有不同的靶，PM 对 CP 诱导的 DNA 损伤有责任，而 AC 可能通过与蛋白质结合而致畸。

有报道，染色体畸变占人类发育缺陷原因的 3% 左右。这数字可能比实际低得多，因为常染色体数目的过多或缺少常常使胚胎死亡，难以发现或未作检查。而生殖丢失占很大比例。现在，大量的研究已证实，自发流产的胚胎中至少 50% 存在染色体畸变（主要是不分离）。电离辐射、病毒以及能引起染色体畸变的某些化学毒物都有致畸作用。

## 三、损伤细胞和分子水平的翻译

细胞增殖对发育显然是必要的。细胞增殖率在个体发生过程中，空间和时间都在变化，在胚胎中细胞增殖、分化和凋亡之间有精致的平衡。用 CP 处理妊娠第 10 天的大鼠，引起胚胎的 S－期细胞周期阻断，在细胞迅速增殖区域观察到细胞死亡。细胞周期长度的不同可能部分地影响敏感性。如胚胎的神经上皮对 CP 诱导的细胞死亡相当敏感，而心脏有抵抗力。妊娠第 10 天的大鼠胚胎神经上皮的细胞周期时间大约为 9.5 小时，而在心脏中的细胞周期大约是 13.4 小时，这是由于心脏细胞比神经上皮有更长的 G0/G1 期。对 DNA 的损伤可在 G1－S 转换时、S 期和 G2－M 转换时抑制细胞周期的进展。CP 诱导 DNA 损伤可导致细胞周期混乱和特定的细胞群体中的细胞死亡。如果 DNA 损伤被修复，细胞周期能恢复正常，但如果损伤太广泛或细胞周期抑制太久，可能引发凋亡。在全胚胎培养中使用活化的 CP 也观察到相似的胚胎细胞周期阻断和细胞死亡。

## 四、细胞凋亡

细胞凋亡，又叫程序性细胞死亡，指胚胎中在遗传基因控制之下的特定类型的细胞死亡。凋亡对来自原基的结构的造型是必需的。有不少致畸物，如细胞生长依赖激素、乙醇、抗癌药物都能促进细胞凋亡。

在凋亡中起一定作用的基因在不断增长。P53 基因有肿瘤抑制基因的作用，能促进凋亡或生长停止。在正常的发育期间出现的凋亡不需要 P53 基因，例如，有 P53 缺陷的胚胎能正常发育。然而，P53 可能在对 DNA 损伤的反应中对导致生长停止或凋亡有重要作用。如与正常纯合子（+/+）的对照相比较，在杂合子 P53 缺陷（P/+）妊娠小鼠的子代中，苯并（a）芘引起的胎儿吸收和产后死亡的发病率分别增加了 3 倍和 10 倍以上。生长因子和一些细胞因子（IL-3，IL-6）能预防 P53-依赖的凋亡。

c-myc 产物的表达使 DNA 持续不断地合成，而面临 DNA 损伤时，它可能促成凋亡。Bcl-2 有作为凋亡的阻遏物的功能和与类似物 Bax 结合的功能，Bax 可与它自己或与 Bcl-2 形成二聚物。Bax 同型二聚体促成细胞死亡，Bcl-2/Bax 异型二聚体抑制细胞死亡。

已证实，致畸因子过高热、环磷酰胺或砷酸盐处理着床后的小鼠胚胎，在一些胚芽组织中与凋亡一起导致 DNA 断裂、caspase-3 的活化和多聚（腺苷酸二磷酸—核糖）聚合酶（PABP）的分裂。这些因子还能引起胚胎线粒体的改变而造成细胞色素 C 的释放，并造成 caspase-3 上游的活化因子 caspase-9 的活化。

## 五、干扰细胞

细胞交互作用反应的代谢活化产物引起胚胎细胞的黏连受体（adhesive receptors）下调，阻碍发育过程中细胞与细胞和细胞与基质之间的相互作用，干扰了细胞之间的通讯，从而导致肢芽结构异常。

## 六、通过胎盘毒性引起发育毒性

已知对卵黄囊或绒（毛）膜尿囊胎盘有毒性的毒物有 46 个，包括镉（Cd）、砷或汞、香烟、乙醇、可卡因、内毒素和水杨酸钠等。如 Cd 在妊娠中晚期通过引起胎盘毒性（坏死，减少血流）和抑制对营养物质的传送导致发育毒性。

实验发现，在妊娠晚期对大鼠体内注入 Cd，会造成胎儿死亡，但几乎没有 Cd 进入胎儿体内，而是在 10 小时内伴随子宫胎盘血流减少而发生胎儿死亡；如给胎儿直接注射 Cd，尽管胎儿的 Cd 负荷比母体给药后高几乎 10 倍，胎儿死亡仅只有轻微增加。此外，Cd 可在胎盘诱导金属结合蛋白（或称金属硫蛋白，MT），而 MT 对锌（Zn）有高亲和力，可在胎盘中结合 Zn 而干扰 Zn 转移通过胎盘。Cd 的理化性质与必需元素 Zn 相似，可竞争性抑制人类通过胎盘微泡吸收 Zn 跨膜转运以及竞争性地在胎盘中抑制其他的 Zn 依赖的过程。联合给予 Zn 可以改善 Cd 的发育毒性。

## 七、干扰母体稳态

二氟苯水杨酸，引起兔的中轴骨骼缺陷。其发育毒性剂量引起严重的母体贫血并损耗红细胞 ATP 水平。在妊娠第 5 天给母体单剂量的二氟苯水杨酸能引起持续到第 15 天的母体贫血，而这正是缺氧引起类似的中轴骨伤缺陷的关键日子，胚胎中血药浓度低于母体的血药峰水平的 5%。因此，二氟苯水杨酸对兔的致畸性或许是由于母体的贫血造成缺氧的结果。

苯妥英在实验动物中能影响母体的叶酸代谢致畸。怀孕第 10 天，易感的 A/J 小鼠的心率剂量依赖性地被苯妥英降低，实验性给氧可减少小鼠中苯妥英的致畸性；而抗性的 C57B1/6J 小鼠心率不降低。因而认为，畸形与母体的心率降低和胚胎的缺氧有关。

孕妇缺乏代谢前体或基质也是致畸机制之一。膳食中某些营养素缺乏，特别是维生素和无机盐类缺乏易导致生长迟缓、致畸或胚胎死亡。我国因孕期母体缺碘或新生儿期缺碘导致的智力低下儿童近1 000万，所以政府推广食用加碘盐。

### 八、内分泌干扰作用

激素具有对内环境稳定维护和发育过程进行调节的作用。内分泌干扰物为干扰激素的制造、释放、传送、代谢、结合、作用或排除的外源性因子，包括杀虫剂、除草剂、杀菌剂、塑化剂、表面活化剂、有机金属、卤代杂环烃、植物雌激素等。由于激素在许多组织中有指导分化的关键作用，发育中的生物体对有激素或抗激素活性的化学物尤其敏感。内分泌干扰物至少通过四种干扰内分泌系统的作用模式引起发育毒性：①作为类固醇受体的配体起作用；②改变类固醇激素代谢酶；③扰乱下丘脑垂体激素释放；④通过目前还不清楚的模式作用。

典型的例子是己烯雌酚（DES），在小鼠中导致包括雄性和雌性生殖道和脑畸形的发育毒性。雌性子代出现不育，输卵管、子宫、子宫颈和阴道的结构异常，卵泡的损耗和畸形。雄性子代可表现出尿道下裂、精子形态学和运动性异常、生殖道损害（包括隐睾症和睾丸癌）、不育等。在发育期暴露抗雄激素物质主要显示男性异常，包括尿道下裂、保留乳头、睾丸和副性腺重减少、精子产生减少。

## 第四节　发育毒性的检测与评价

### 一、国际通用规范

为了严格管理药品，必须对药品的研制、开发、生产、销售、进口等进行审批，形成药品注册制度。但是不同国家对药品注册要求各不相同，这不仅不利于病人在药品的安全性、有效性和质量方面得到科学的保证，也不利于国际技术和贸易交流，同时也造成制药工业和科研、生产部门人力、物力的浪费，不利于人类医药事业的发展。因此，由美国、日本和欧盟三方的政府药品注册部门和制药行业在1990年发起的ICH（人用药物注册技术要求国际协调会议，International Conference on Harmonization of Technical Requirements for Registration of Pharmaceuticals for Human Use）就是这样应运而生的。

美国FDA于1994年提出了一套新规范，已为国际组织ICH接受。该规范根据评价药品性质的差别而在实施时可以有一定灵活性，对研究人员有较高的要求。表6－2作了介绍。

表6－2　评价发育毒性用的动物试验规范

| 试验名称 | 给药期 | 终　点 | 意　见 |
|---|---|---|---|
| 生育力试验 | 交配前雄4周，雌2周 | 雄：生殖器官重量与组织切片，精子数与活动度；<br>雌：孕中期或后期孕体存活孕母对非孕母的相对毒性 | 对雄性生殖终点进行评价；<br>给药期比原来的Ⅰ段试验短 |

（续上表）

| 试验名称 | 给药期 | 终　点 | 意　见 |
|---|---|---|---|
| 出生前和出生后发育效应包括母体功能 | 着床至哺乳期末 | 仔出生后存活，生长发育以及功能缺陷（包括行为、性成熟以及生殖） | 与原来的Ⅲ段试验类似 |
| 胚胎/胎儿发育效应 | 着床到器官形成期末 | 仔存活和形态（出生前一天外观、内脏和骨骼） | 与Ⅱ段试验类似，常用两种动物（啮齿类和非啮齿类） |

## 二、体外替代试验

胚胎发育毒性主要是在怀孕动物器官发生期内给予受试物，评价受试物对母体、胚胎—胎仔的毒性和致畸性。该试验周期长，费用高，由于剖检取出的胎仔均计入试验动物总数中，因此与一般毒性试验相比，试验使用的动物数量非常大。随着官方和民众对于减少试验动物使用的呼声日益高涨，进行胚胎发育毒性体外替代试验势在必行。作为实验科学研究中的一个重要分支和动物实验与实验方法应用的交叉领域，动物实验替代方法的研究已成为生命科学研究中的一个重要组成部分，对生命科学的研究与发展起到了很大的推动作用。

1. 大鼠全胚胎培养

从孕鼠9～10天子宫取出胚胎，剥去Reichert膜，放入培养液中加入受试物，在含$O_2$，$CO_2$，$N_2$中，旋转培养。观察胚胎发育情况，记录胚胎存活与否，检测肢芽、卵黄囊直径、体节和体长等，根据Brown评分制作出评价。该实验可以用于筛试化学毒物的发育毒性，以及探讨其剂量—反应关系和作用机制。

2. 胚胎细胞微团培养

从妊娠11天的大鼠胚胎取代表CNS的脑细胞微团、肢芽区或其他区细胞微团，放入培养瓶中，放入不同浓度的受试物，培养15天；用中性红染色判断其存活；用Alcian蓝染色判断肢芽软骨细胞分化数量；用苏木素色判断CNS分化的数量。结果用电脑进行处理，求出影响终点的$IC_{50}$，对结果作出评价。该法可以用来评价化学毒物的细胞毒性和发育毒性，也可以用来评价某种化学毒物对某种生殖毒物的修饰作用。

3. 小鼠胚胎干细胞试验

小鼠胚泡内细胞团衍生的干细胞在特定条件下，可以分化为机体多种细胞，因此可以作为生物测试系统，用于哺乳动物细胞分化、组织形成过程的发育毒性的研究。

## 三、几种检测发育毒性的现代方法

1. 差减杂交法和差异显示

差减杂交法（subtractive hybridization）是目前广泛应用于差异性基因分离和鉴定的方法之一。简单地讲，差减杂交法是基于不同样品间特定核酸序列（基因组DNA或mRNA）在数量（等位基因数目或拷贝数或表达量）上的差异，通过分子间的同源性杂交将存在数量差异性的序列分离出来。从研究对象和使用的基本材料来看，大致可以分为两类：基因组差减杂交法和 mRNA 或 cDNA 差减杂交法。

差异显示原理和 SH 一样，暴露毒物细胞或组织中所有 cDNA 均参与比较，目的在于检测该组织的特异 DNA 条带，同时还需要检测条带浓度的差异（表达的增加或减少）。

2. 原位杂交

原位杂交（in situ hybridization）是将标记的核酸探针与细胞或组织中的核酸进行杂交的方法。这种方法可以检测基因表达量的改变。利用组织学技术将组织固定，石蜡包埋并切片，制成玻片标本。

利用这种方法还可以检测到在胚胎组织中 mRNA 的转录，从而检测暴露于化学毒物的胚胎的基因表达，进而了解化学毒物引起胎儿先天不足的机制。例如，孕鼠在致畸敏感期暴露于致畸剂量的维 A 酸，收集暴露不同时间的胚胎标本，同时收集同一时期未暴露的胚胎标本，结果发现维 A 酸受体在胚胎发育特征形成的过程中发挥重要作用。将上述特征性基因用放射性核素标记作为探针，将切片或整体标本与标记探针孵育，经显微镜可观察到暴露于化学毒物的标本和未暴露的标本间目的基因表达特征是否有改变。

3. 原位转录

在原位转录中，组织固定同于原位杂交，一个 dT 寡核苷酸引物与组织杂交，该引物将与 poly - A 序列结合（mRNA），mRNA 经反转录为 cDNA，mRNA - cDNA 杂交物经碱性水解提取，其产物用尿嘧啶取代胸腺嘧啶扩增以获得 RNA，可以用此结果建立文库进行进一步的分析研究。

4. 反义技术

该技术多用于器官发生期暴露于毒物后的基因功能的研究，反义探针是与 mRNA 互补的 DNA 寡核苷酸，这一技术应用在细胞、组织或整体胚胎标本中。反义技术可能出现的三种结果：与 DNA 形成三螺旋（未转录）；mRNA 与核糖体结合障碍（未翻译）；RNA 酶 H 活化（转录产物破坏）。

# 第七章 药物对免疫系统的毒性作用

## 第一节 概 述

免疫毒理学（immunotoxicology）是毒理学与免疫学间的边缘学科，也是毒理学的一个新分支。它主要研究外来化合物和物理因素对人和实验动物免疫系统产生的不良影响及其机理。免疫毒理学是在免疫学和毒理学的基础上发展起来的，是一门十分年轻的学科。

免疫系统的结构、功能、调控等是一个十分复杂的综合性过程，因此对药物、化学物以及其他因子的潜在免疫毒作用的评价不是一件简单的事情。为了正确评价药物的化学物暴露引起的免疫功能紊乱的可能性，需要对免疫系统成分和它们的功能进行一系列检测。由此，人们逐渐认识到免疫系统可能是许多化学物毒性最敏感的靶器官之一，值得特别的关注。

很多外来化合物是一些小分子的物质，特别是金属，它们本身的相对分子质量很小，不能引起免疫应答，但在进入机体的过程中能与某种蛋白结合形成完全抗原；抗原刺激机体产生免疫反应。这些化学物质所引起的毒性反应并不一定遵循剂量—反应关系。研究外来化合物对免疫功能的影响，有助于对其造成损害的临床表现及病理过程有进一步的了解。

### 一、免疫系统的组成与功能

免疫系统由免疫器官、免疫细胞和免疫分子三个层次组成，具有免疫防御、免疫自稳、免疫监视三大功能。

免疫器官由中枢免疫器官和周围免疫器官组成。中枢免疫器官在人类包括骨髓和胸腺，是造血干细胞分别分化为 B 细胞和 T 细胞的场所。周围免疫器官包括脾、淋巴结、淋巴小结及全身弥散的淋巴组织。它们是成熟的 T 细胞和 B 细胞定居以及对抗原应答的场所，如图 7－1 所示。

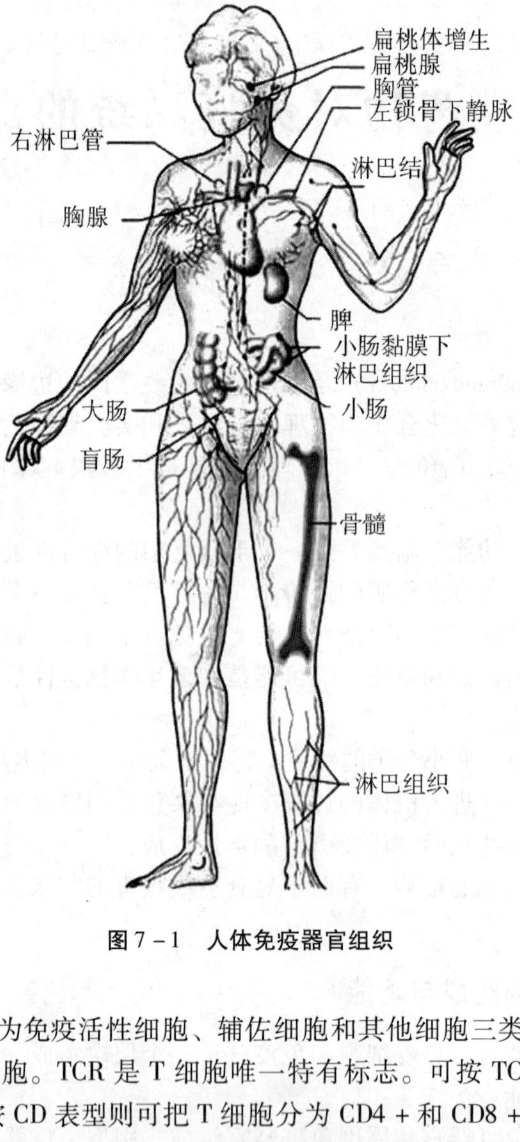


图7-1　人体免疫器官组织

免疫细胞大体上分为免疫活性细胞、辅佐细胞和其他细胞三类。免疫活性细胞包括T淋巴细胞和B淋巴细胞。TCR是T细胞唯一特有标志。可按TCR不同把T细胞分为TCR1型和TCR2型。按CD表型则可把T细胞分为CD4+和CD8+两大亚群。按功能不同，又把T细胞分为辅助性T细胞、杀伤性T细胞、抑制性T细胞和迟发型超敏反应T细胞。辅佐细胞简称A细胞。在免疫应答中的主要作用是呈递抗原，故又称抗原呈递细胞（APC），主要有树突细胞、单核细胞和巨噬细胞。B细胞是抗原特异性呈递细胞。其他免疫细胞，如NK细胞是一种天然杀伤细胞。单核吞噬系统，即具有吞噬功能的单个核细胞组成的系统，有单核细胞、巨噬细胞、Kupffer细胞、破骨细胞、小胶质细胞以及炎症中的类上皮细胞、多核巨细胞等，他们均来自骨髓的成单核细胞。此外，尚有K细胞以及嗜中性、嗜酸性和嗜碱性粒细胞及肥大细胞。

免疫分子包括免疫球蛋白、补体、细胞因子和HLA分子。

B细胞转化为浆细胞，分泌能与相应抗原特异性结合的蛋白，即免疫球蛋白，又称抗体（Ab）。Ig是由相同两条重链和两条轻链组成。Ig以重链命名，分为IgG、IgA、IgM、IgD和IgE五类。如图7-2所示。

补体用C表示，是血清中存在的一组具有酶活性的、不稳定的、能帮助抗体溶解靶细胞的一组蛋白，称补体系统。其至少有30个成分。补体激活途径至少有三条：经典途径、替代途径和凝集素途径。主要作用有三个：①溶解细胞与杀菌作用；②促炎作用；③中和及溶解病毒作用。

细胞因子是指由活化的免疫细胞和某些基质细胞分泌的、介导和调节免疫应答及免疫反应的小分子蛋白类因子。细胞因子包括淋巴因子和单核因子。产生细胞因子的细胞种类极多，主要有三类：①激活的免疫细胞；②基质细胞；③某些肿瘤细胞。

已鉴定的细胞因子达百种，习惯上把它分为下列七类：白介素、干扰素、肿瘤坏死因子、集落刺激因子、转化生长因子、趋化因子、其他细胞因子（有表皮生长因子、血管内皮细胞生长因子、血小板衍生的生长因子、成纤维细胞生长因子等）。

细胞因子的功能如下：①介导天然免疫应答和效应功能；②免疫调节功能；③调节炎症反应；④刺激造血细胞增殖和分化成熟的功能；⑤抗肿瘤生长的功能。

HLA分子是人类白细胞抗原，即人的主要组织相容性抗原。编码HLA分子的基因，称主要组织相容性复合体（MHC），又叫组织相容性位点A（HLA）。

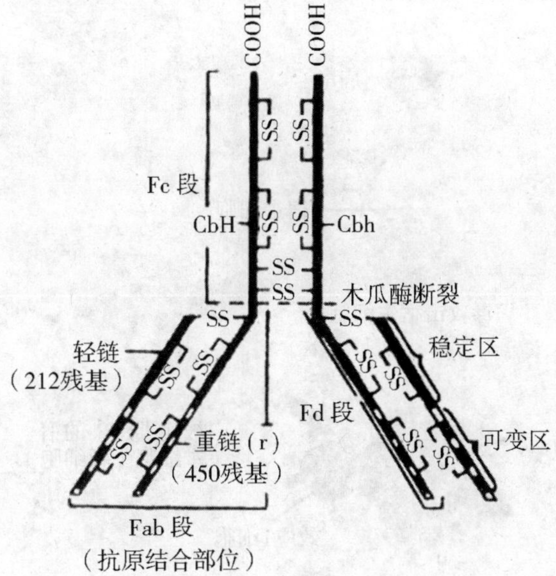


**图7-2　免疫球蛋白分子结构**

## 二、免疫应答

免疫应答是机体防御系统的重要组成部分，按参与细胞分类根据主导免疫应答的活性细胞类型可分为两类：体液免疫（humoral immunity）和细胞介导免疫（cell mediated immunity，CMI）。体液免疫是通过B细胞产生的抗体来识别和清除抗原；细胞介导免疫是通过T细胞识别和清除特异性抗原。免疫应答有特异性和记忆性，单核—吞噬细胞系统和淋巴细胞系统的协同作用是特异性免疫应答的物质基础。外周免疫器，尤其是淋巴结和脾则是免疫应答的主要场所。

免疫应答的功能可表现为正常生理性反应（抗病原体侵袭、清除损伤和衰老细胞、免疫调控、清除癌变细胞或病毒感染的细胞）和异常的病理性反应（变态反应、免疫缺陷、自身免疫病、肿瘤发生、病毒持续性感染）；在感染到的微生物或寄生生物（细菌、酵母、真菌、原生动物等）、移植物、接种的疫苗、精子，甚至宿主自身组织的刺激下，也可能会产生这种反应。

免疫反应可分为识别、活化和效应三个阶段。

1. 细胞免疫过程

T淋巴细胞介导的免疫应答是一个连续的过程，可分为三个阶段：（1）T淋巴细胞特异性识别抗原（初始或记忆T细胞膜表面的受体与APC表面的抗原肽-MHC复合物特异性结合的过程）；（2）T细胞活化、增殖和分化；（3）效应T细胞发挥效应。如图7-3所示。

T细胞的活化需要双信号的刺激：第一信号来自抗原，提供方式是APC表面的抗原肽-MHC复合物与受体的相互作用和结合，该信号确保免疫应答的特异性；第二个信号是微生物产物或非特异性免疫针对微生物的应答成分，该信号确保免疫应答在需要的条件下才能得以发生。当只有第一信号时，T细胞处于无应答状态。

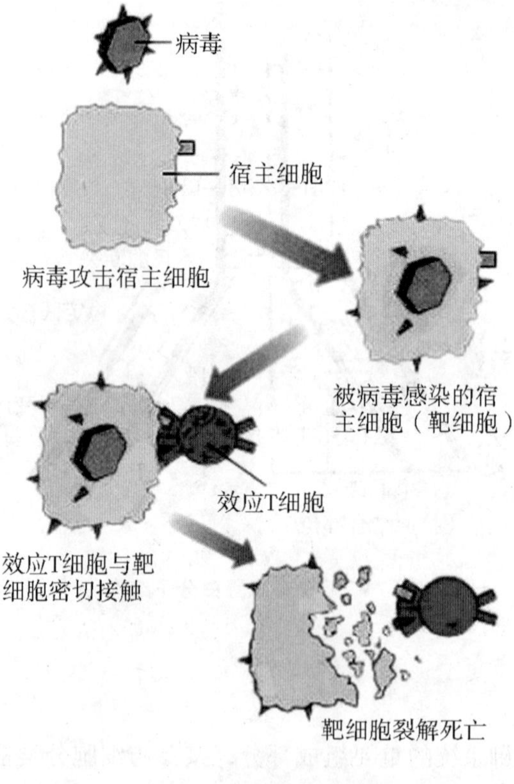


**图7-3 细胞免疫过程**

T细胞活化引起细胞分裂（大量增殖，达到整体功能所需的数量水平）和分化（使T细胞具有分泌细胞因子或细胞杀伤的功能）。淋巴因子的分泌是T细胞活化的主要表现形式。不同的抗原刺激可使初始T细胞分泌不同种类的细胞因子，从而产生不同的效应，而白细胞介素2是初始T细胞产生的最重要的细胞因子。细胞毒性T细胞具有特异性的杀伤功能，主要是细胞浆内形成了许多膜结合的颗粒，这些颗粒包含穿孔素（perforin，成孔蛋白）和颗粒酶等多种介质。穿孔素可对靶细胞打孔，颗粒酶是一组丝氨酸酯酶，它进入靶细胞胞浆，使靶细胞凋亡。靶细胞凋亡后，暴露抗原，从而被抗体消灭。

随着抗原的清除，大多数活化 T 细胞死于细胞凋亡，以维持自身稳定的基础状态。少数 T 细胞分化为长寿命的记忆细胞，在再次抗原刺激时发挥快速的免疫应答作用。

2. 体液免疫过程

体液免疫过程也可分为抗原识别，B 细胞活化、增殖与分化，合成分泌抗体并发挥效应三个阶段，如图 7－4 所示。

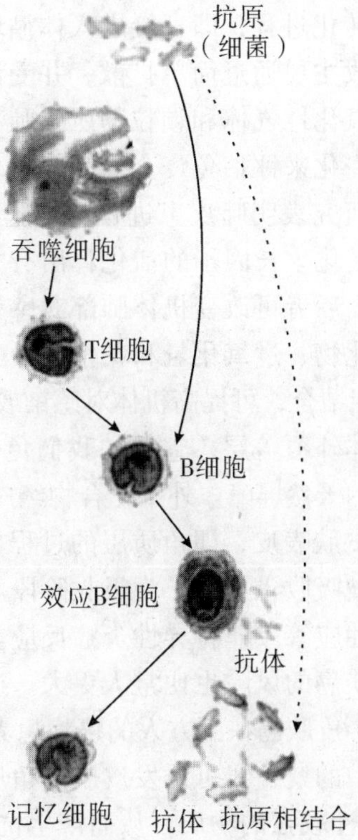


**图 7－4 体液免疫过程**

B 细胞对抗原的识别是通过其表面的抗原识别受体来进行的。B 细胞的抗原识别受体能直接识别蛋白质抗原或识别蛋白质降解而暴露的抗原决定簇，而无需 APC 对抗原的处理和递呈。B 细胞表面的抗原识别受体识别抗原是产生 B 细胞活化的第一信号，有人将结合了抗原的 B 细胞称为致敏 B 细胞，只有这些细胞在接受 T 细胞的辅助时才能够活化来产生抗体。也就是说，B 细胞的活化需要两个信号：抗原信号和活化的 T 细胞信号（并不是递呈抗原，而是通过其他的分子信号提供的），并需要 T 细胞所分泌的细胞因子。在体液免疫中，T 细胞通过提供刺激信号、分泌细胞因子等方式辅助 B 细胞，B 细胞作为 APC 可通过加工、处理、递呈抗原的形式激活 T 细胞，但 B 细胞不能激活初始 T 细胞（由树突状细胞来激活）。B 细胞最终分化为浆细胞和记忆性 B 细胞，浆细胞多在两周内凋亡。需要指出的是，抗原特异性 B 细胞和 T 细胞所识别的抗原决定簇是不同的，但二者必须识别同一抗原分子的不同抗原决定簇，才能相互作用。因此，B 细胞分化为浆细胞是一个复杂的过程，依赖于树突状细胞、T 细胞、B 细胞三者之间的相互作用。

### 三、免疫系统的易感性

皮肤、呼吸道和消化道是机体与外源化合物接触的重要途径，免疫系统在这些部位的组分，在组织病理改变上与机体内部淋巴器官的病理表现有所不同。肺是呼吸道中的主要吸收器官，肺泡上皮细胞层极薄，而且血管丰富，所以气体、挥发性液体的蒸汽和细小的气溶胶在肺部迅速吸收完全。吸收最快的是气体、小颗粒气溶胶和脂水分配系数较高的物质。经肺吸收的外来化合物与经胃肠道吸收者不同，前者不随同门静脉血流进入肝脏，未经肝脏中的生物转化过程，即直接进入体循环并分布全身。气体、易挥发液体和气溶胶在呼吸道中的吸收主要通过简单扩散，并受许多因素影响，实验动物和人在通过呼吸道吸入外源物质如氧化性气体和颗粒物所致肺部疾患，可通过筛查支气管肺泡灌洗液中的细胞组分和生化变化来评估免疫介导肺部损伤。其中以肺上皮细胞和巨噬细胞的产物是关键物质，大量研究表明肺疾患进程与细胞因子如白细胞介素 1、肿瘤坏死因子、血小板原生长因子、转化生长因子的活化释出有关。肺泡巨噬细胞除分泌细胞因子外还分泌多种短活性物质，后者可改变机体肺部对感染和炎症的抵抗力。包括氧化反应类物质如超氧化物、氮氧化物、过氧化氢和花生四烯酸代谢产物等。体液免疫受抑制与对 NK 等细胞的抑制作用相结合，可提高机体对感染或肿瘤的易感性。

皮肤是独特的、连续的体外覆盖层，它保护我们免受毒性环境物质和疾病的侵扰。皮肤也是人体抵御细菌侵袭的天然屏障。外来化合物经皮肤吸收，一般可分为两个阶段：第一阶段是外来化合物透过皮肤表皮，即角质层的过程，为穿透阶段。第二阶段即由角质层进入乳头层和真皮，并被吸收入血液，为吸收阶段。皮肤可与某些外源化合物和化学致敏原、紫外线等起特异性应答或非特异性炎症反应。人们在阳光下暴晒不仅会导致皮肤过敏反应，而且引发皮肤癌的风险也比常人更大。过多的太阳光照射引起皮肤伤害甚至皮肤癌是个不争的事实。皮肤癌在西方人的癌症患者中占 50% 以上，世界上皮肤癌患者也呈上升趋势。太阳光中的紫外线可诱发皮肤的角质细胞产生免疫反应，使得正常的 DNA 变性而形成一种抗原性较强的物质，从而产生抗体，引起皮肤的自身免疫反应。这时病人的脸部皮肤就会出现高出皮肤表面的红斑，这是疾病活动的一个标志。紫外线可引起皮肤 Langerhans 细胞消失而导致皮肤免疫功能的破坏或失调，皮肤上皮的角质细胞在免疫和炎症反应中也起重要作用，是细胞因子的有效来源，在皮肤对外源物质的反应中起重要作用。

骨髓对毒作用最为敏感，用于治疗肿瘤的细胞生长抑制剂有抑制骨髓功能，从而增加感染的危险性，给药期间监测血液白细胞数，可反映骨髓的抑制状况。许多新的免疫抑制药物及电离辐射均可对骨髓产生影响。

## 第二节　免疫系统毒性反应特点

毒物作用于免疫系统会产生以下三种不良反应：超敏反应、免疫抑制和自身免疫。

## 一、超敏反应

超敏反应（hypersensitivity）是机体对某些抗原初次应答，再次接受相同抗原刺激时发生的一种以生理功能紊乱和组织细胞损伤为主的异常的免疫应答，也称为变态反应（allergy）。

引起超敏反应的抗原性物质叫变应原。它可以是完全抗原（异种动物血清、组织细胞、微生物、寄生虫、植物花粉、兽类皮毛等），也可以是半抗原（如青霉素、磺胺、非那西汀等药物或生漆等低分子物质）；可以是外源性的，也可以是内源性的。超敏反应的临床表现多种多样，因变应原的性质、进入机体的途径、参与因素、发生机制和个体反应性的差异而不同。

1. 超敏反应的类型

如表7-1所示。

**表7-1 外源化学毒物引起超敏反应的类型**

| 反应类型 | 参与细胞和分子 | 反应机制 | 临床表现 |
|---|---|---|---|
| Ⅰ型 速发型 | IgE、肥大细胞、嗜碱性粒细胞 | 释放多种药理活性物质，引起毛细血管扩张、通透性增加、腺体分泌增多及平滑肌收缩 | 哮喘、鼻炎、特应性皮炎、胃肠变态反应、荨麻疹、过敏性休克 |
| Ⅱ型 细胞毒型或细胞溶解型 | IgG或IgM、补体、巨噬细胞、K细胞 | IgG或IgM与靶细胞结合，活化补体，巨噬细胞吞噬，K细胞ADCC杀伤作用 | 溶血性贫血、粒细胞减少、血小板减少性紫癜、输血反应等 |
| Ⅲ型 免疫复合物型或血管炎型 | IgG，IgM或IgA、补体、嗜中性粒细胞、嗜碱性粒细胞 | 抗原抗体复合物在组织中沉淀引起细胞浸润、释放水解酶等 | 慢性肾小球肾炎等自身免疫性疾病、超敏性肺炎细胞 |
| Ⅳ型 迟发型 | TD亚群细胞 | 致敏TD释放淋巴因子吸引巨噬细胞并发挥作用 | 接触性皮炎、湿疹、移植排斥等 |

Ⅰ，Ⅱ，Ⅲ型超敏反应由抗体介导，二次应答较快，数分钟到数小时内出现；Ⅳ型由迟发型超敏反应T淋巴细胞（TD）参与，多在二次抗原接触后24~48小时发生。

2. 引起超敏反应的外源化学毒物

能引起超敏反应的外源化学毒物或混合物有数百种，可以来自食物、药物，也可以从职业或生活环境中接触。部分常见的致敏因子见表7-2所示。

超敏反应的类型和程度通常和化学毒物的结构无直接关系。许多结构不同的化学毒物如对-氨基苯甲酸、乙二胺和新霉素都能引起过敏性皮炎。但是，结构相似的化学毒物可能具有交叉活性，即经一种化学毒物致敏后，另一种结构相近的化学毒物也可能启动同一种超敏反应。

一般来说，含有偶氮基、巯基、磺酸基、醛基、醌、活性卤素的化学物及某些金属易于和体内的含羟基、氨基、巯基、二硫基等蛋白质结合成抗原。常见的引起超敏反应的化学物还有抗氧化剂、抗生素、氯胺T、二异氰酸酯、二氯酚、乙二胺、甲醛等。

表7-2　常见的致敏因子

| 来　源 | 种　类 |
|---|---|
| 药物 | 青霉素类、磺胺类、新霉素、哌嗪、螺旋霉素、盐酸安普罗铵、抗生素粉尘、抗组胺药、奎尼丁、麻醉药、血浆替代品 |
| 食品 | 蓖麻子、生咖啡豆、木瓜蛋白酶、胰腺提取物、谷物和面粉、食品添加剂、真菌 |
| 化妆品 | 美容护肤品、香水、染发剂、脱毛剂、指甲油、除臭剂 |
| 工业化学物 | 乙二胺、邻苯二甲酸酐、偏苯三酸酐、二异氰酸酯类、金属盐类、有机磷、燃料、重金属、抗氧化剂、增塑剂 |
| 植物 | 毒常青藤、橡树、漆树、豚草、樱草、花粉等 |
| 混合物有机体 | 棉尘、木尘、动物产品 |

3. 化学毒物引起超敏反应的主要表现

化学毒物过敏主要表现为过敏性皮炎、职业性哮喘等。食品添加剂中的山梨酸等可引起生产工人、加工食品工人甚至使用者发生过敏性皮炎，如接触性荨麻疹等。职业接触外源化学毒物引起的超敏反应，最主要的表现为接触性皮炎和过敏性哮喘。

接触性皮炎也称为过敏性皮炎，约占全部职业病皮炎的60%，是致敏因子引起的超发型超敏反应，皮肤表现可以多样化，一般为红肿、硬结和湿疹样改变，严重时能引起局部组织坏死、皮肤溃疡和剥脱性皮炎。组织病理学改变为血管周围有单核细胞浸润，表皮与真皮之间发生水肿。

光变态反应性皮炎是一种特殊的过敏性皮炎，主要表现为类似晒斑的皮肤损害，为光敏性化学物与光线照射同时作用所引起的超敏反应，可伴有全身表现。该化学毒物单独作用是无明显的皮肤损害，但可因吸收特定波长的光线后发生化学变化，成为具有抗原性的物质，从而产生光变态反应。

## 二、免疫抑制

1. 化学毒物对免疫功能的影响

（1）对体液免疫功能的影响。

B淋巴细胞在T淋巴细胞的辅助下受抗原刺激，增殖分化成浆细胞，进而合成、分泌抗体，产生以抗体为主的特异性免疫应答：识别、沉淀相应抗原，激活补体，中和毒素，中和病毒，调理、促进吞噬或杀伤等。

免疫毒性化学物可作用于B淋巴细胞的成熟与分化，包括从骨髓的前B淋巴细胞到浆细胞的全过程；也可影响B淋巴细胞表面抗原识别受体的表达、抗体的生成量和种类等引起免疫损伤。

许多化学毒物可抑制体液免疫，如小鼠皮下注射BaP可引起多项体液免疫指标的改变；四氯化碳、TCDD等可抑制抗体生成细胞对绵羊红细胞（SRBC）的反应，使空斑形成细胞减少。

（2）对细胞免疫功能的影响。

免疫毒性化学物可作用于骨髓、胸腺和周围淋巴器官中各个阶段的T淋巴细胞的成熟与分化过程；可影响T淋巴细胞表面受体的表达，包括抗原识别受体、促有丝分裂素受体、白细胞介素受体等；可改变T淋巴细胞亚群的比例或T淋巴细胞的分泌功能等。如TCDD直接作用于胸腺，使其严重萎缩，皮质层胸腺细胞明显减少。

（3）对单核巨噬细胞系统的影响。

单核巨噬细胞的主要作用：①吞噬分解作用；②非特异性细胞毒作用；③武装巨噬细胞的细胞毒作用；④抗体介导的细胞毒作用（ADCC）；⑤抗原递呈作用；⑥分泌免疫活性物质，调节免疫应答作用。

单核巨噬细胞具有表面受体多、溶酶体所含酶系多、分泌的活性物质多的特点，并参与免疫调节，故对免疫应答中的抗原识别、靶细胞的杀伤有重要作用。不同的化合物可作用不同部位的巨噬细胞而产生不同的免疫损伤。许多大气污染物如臭氧、二氧化氮、二氧化硫、光化学烟雾和粉尘均可损伤肺泡巨噬细胞吞噬能力，抑制免疫功能。

（4）对自然杀伤细胞的影响。

NK细胞的主要作用：①直接杀伤靶细胞；②免疫调节作用。

NK细胞无需预先致敏，杀伤快，主要针对快速增长的细胞，对正常组织细胞无杀伤作用。该细胞在肿瘤、抗感染中起重要作用。Selgrade等用小鼠宿主抵抗力试验模型对八个化学物进行研究，发现NK细胞活性与宿主巨细胞病毒抗性间呈明显负相关。有试验表明，尿基烷抑制NK细胞，使某些小鼠肺癌发生率增高；金属镍诱发肺癌也与其明显降低NK活性有关。

2. 常见有免疫抑制作用的化学毒物

（1）多卤代芳香族：多氯联苯（PCB）、多溴联苯、四氯二苯对-二噁英、六氯苯等。

（2）多环芳烃类：苯蒽、7，12-二甲基苯蒽、三甲基胆蒽、苯并（a）芘等。

（3）有机氯和有机磷农药：DDT、敌百虫、甲基对硫磷等。

（4）金属：铅、镉、砷、汞、锌、铜、甲基汞等。

（5）其他：二氧化氮、二氧化硫、一氧化碳、臭氧、氯乙烯、苯、苯乙烯等。

3. 免疫抑制的主要表现

免疫抑制主要表现为对肿瘤和感染的易感性增高。典型的免疫抑制可见于临床治疗自身免疫疾病或抗移植排斥的病例，因其免疫功能受药物抑制而易继发感染和产生肿瘤。

（1）抗感染能力降低。

化学毒物严重抑制机体细胞免疫或体液免疫时，可降低宿主对生物因子如细菌、病毒、寄生虫等的抵抗力，增加感染机会。使用免疫抑制剂的临床病人感染性并发症发生率很高；在台湾多氯联苯和二呋喃污染石油中毒事件中，受害者免疫功能下降，肺部感染率明显增高。对一些具有免疫抑制作用的化学物的动物实验表明，暴露小鼠对巨细胞病毒和链球菌感染的抗性减弱，感染死亡率增高。

（2）易发肿瘤。

机体可通过免疫监视来预防或限制肿瘤发生。在遗传或环境因素作用下，癌变细胞的表面出现新的特征而具有抗原性，可被免疫系统识别和消灭。免疫化学毒物可损伤机体的免疫监视功能，化学致癌物或其他因素的诱癌过程，表现为肿瘤发生率增高。动物实验表明，免疫抑制尤其是细胞免疫及 NK 细胞受抑制时，动物的肿瘤发生率增高。临床早就发现，使用免疫抑制剂的器官移植病人继发癌症发生率增高。

## 三、自身免疫

自身免疫（autoimmunity）是指机体对自身组织成分或细胞抗原失去免疫耐受性，导致自身免疫效应细胞或自身抗体产生，并造成自身损伤的病理过程。自身免疫病理反应占优势导致的疾病，即自身免疫病。自身免疫病的本质属于超敏反应，与超敏反应的区别在于诱发自身免疫病的抗原来源于自身细胞或组织，并有明显的遗传倾向。

1. 引起自身免疫的外源化学毒物

很多能诱发超敏反应的外源化学毒物都可以引起自身免疫，其中许多是药物，如表 7-3 所示。

**表 7-3　引起人群自身免疫性疾病的外源化学毒物**

| 外源化学物 | | 自身免疫性疾病 |
|---|---|---|
| 重金属 | 金 | 免疫复合物性肾小球肾炎 |
| | 镉 | 免疫复合物性肾小球肾炎 |
| | 汞 | 免疫复合物性肾小球肾炎 |
| 药物 | 锂 | 自身免疫性甲状腺病 |
| | 青霉素 | 自身免疫性溶血性贫血 |
| | 甲基多巴 | 自身免疫性溶血性贫血、自身免疫性肝炎 |
| | 吡啶硫胺素 | 天疱疮 |
| | 氟　烷 | 自身免疫性肝炎 |
| 有机溶剂、工业化学物 | 联苯胺 | 系统性红斑狼疮（SLE） |
| | 多溴联苯 | 自身免疫性甲状腺疾患 |
| | 多氯联苯 | 自身免疫性甲状腺疾患 |
| | 氯乙烯 | 全身性硬皮病 |
| | 酒石酸 | 系统性红斑狼疮 |
| | 氯乙烯、石英、L-色氨酸 | 全身性硬皮病 |
| | 乙酰唑胺、氯噻嗪、利福平、奎尼丁、氨基水杨酸 | 血小板减少症 |
| | 多氯联苯、碘、锂、IL-2 | 甲状腺炎 |

2. 外源化学毒物引起的自身免疫反应的表现

自身免疫是自身免疫疾病的先决条件，但发生自身免疫反应并不意味着出现疾病状态，引起自身免疫性疾病还有其他许多相关因素。自身免疫病的本质属于超敏反应，与超敏反应的区别在于诱发自身免疫病的抗原来源于自身细胞或组织，并有明显的遗传倾向。自身免疫性疾病的临床表现很复杂，可分为器官特异性和器官非特异性两大类。自身免疫性疾病以女性为多见，女性的发病率大约是男性的2.7倍。

化学毒物可引起一般的自身免疫反应性疾病如肾炎、关节炎等，胃肠道、血液和血管、中枢神经系统及甲状腺也可成为自身免疫对象，自身抗体攻击局部或自身抗原抗体免疫复合物沉积处产生炎症反应及相应的临床表现，如免疫复合物性肾小球肾炎、自身免疫性甲状腺病、自身免疫性溶血病、自身免疫性肝炎、自身免疫性脑脊髓炎、系统性红斑狼疮、多发性硬化症等。许多化学毒物可引起自身免疫反应，如表7-3所示。

3. 外源化学毒物引起自身免疫的病理特点

外源化学毒物引起自身免疫反应和自身免疫病，其基本病理特征为化学物质诱导体内自身抗原，刺激机体免疫活性细胞，特别是辅助T细胞，进而激活B细胞，产生一种或多种自身抗体，抗原与抗体结合形成免疫复合物，随血液循环到某些部位沉积下来，干扰相应器官的正常生理功能，并通过激活补体，促使炎性细胞浸润，造成组织损伤。如氯化汞引起的自身免疫性肾炎，可见染毒鼠血清IgE和IgC浓度明显升高，腘窝淋巴结（PLN）明显增重，脾脏IgG分泌细胞增多，血清中抗核抗体、抗DNA抗体和抗肾小球基底膜抗体阳性，病理切片可见肾小球基底膜和外周血管有线状或颗粒状免疫复合物沉积。

外源化学毒物引起自身免疫的一个重要特点是有明显的个体差异，即在同物种间可表现为遗传易感性和遗传抗性，如某些品系的小鼠（新西兰黑小鼠 New Zealand Black mice，NZB小鼠）自身免疫病的发病率特别高。在遗传因素与自身免疫病发病的关系中，主要组织相容性复合体特别受到重视。在人类则与HLA抗原（人类MHC编码抗原）有关，如肼苯哒嗪易在MEg-DR4特异性抗原人群中诱发系统性红斑狼疮，硫代金盐诱发的免疫肾病却易发生在HLA-DR3和HLA-B8特异性抗原的人群中。

# 第三节　免疫系统毒性作用机制

## 一、外源化学毒物引起超敏反应的机制

目前有关外源化学毒物引起超敏反应机制的研究资料较少，远不如对免疫抑制机制的认识。常见的致敏因子有些本身就是一种抗原，如异种血清蛋白、花粉、微生物等。但大多数致敏性外源化学物本身是小分子的半抗原，如氯乙烯、TDI、三硝基氯苯、重金属等，它们进入机体后与某些蛋白或其他大分子载体形成复合物后才具有抗原性。外源化学毒物获得抗原性后可以引起不同的超敏反应。

Ⅰ型超敏反应，经呼吸道、皮肤或消化道接触适当抗原，接触部位的淋巴组织，如扁桃体、支气管淋巴结、消化道淋巴组织产生的IgE水平最高，但脾脏产生的IgE水平最低。血清中IgE浓度也较低且其生物半衰期短。IgE一旦产生即与局部组织肥大细胞结合，进入循环后与远部位的循环肥大细胞、嗜碱性粒细胞和组织肥大细胞结合。一旦致敏，再次接触抗原时，即可引起肥大细胞脱粒，释出预先形成的介质和TH2型细胞因子，诱导合成白三烯和血栓素。这些介质促进血管扩张、支气管收缩和炎症反应，临床

表现多样，从皮肤荨麻疹到枯草热体征或更为严重的疾病如严重的过敏症。

Ⅱ型超敏反应，由抗体介导，涉及抗体包括 IgG 和 IgM。组织损伤可由于细胞毒素的直接作用而引起，如巨噬细胞、中性白细胞和嗜伊红细胞通过细胞表面的 IgFC 受体与 Ig－覆盖靶细胞结合或通过经典途径激活补体系统，补体激活引起补体 $C_3b$ 或 $C_3d$ 结合在靶细胞表面，对效应细胞起趋化作用。此外，膜攻击复合物 $C_5b_9$ 也与靶细胞表面结合，而使靶细胞溶解。

Ⅲ型超敏反应，也涉及 IgG 和 IgM，Ⅱ型是抗特异性组织相关抗原，Ⅲ型则是抗血清可溶性抗原。其结果是在免疫复合物沉积部位引起广泛组织损伤，最常见的部位是在肺、肾、关节和肾的血管内皮，皮肤和循环系统也可累及，其病理是由于抗原—抗体复合物激活补体系统而引起的炎症反应。巨噬细胞、中性粒细胞和血小板被吸附到复合物沉积部位促进了组织损伤。

Ⅳ型超敏反应，可分为接触型超敏反应和结核菌素超敏反应。接触超敏反应时始发于皮肤表面接触抗原且最初病变在表皮，临床特征是在接触变应原部位湿疹样反应，并由两项组成：致敏和激发。半抗原穿透表皮并在蛋白载体上形成一种复合物即发生致敏。半抗原—载体复合物经朗罕—树突状细胞处理后，由表皮迁移至局部淋巴结，在此由 APC 将经处理的抗原呈递给 $CD_4^+$ T 细胞，导致克隆扩增并产生记忆 T 细胞。激发是当第二次接触抗原时，朗罕—树突状细胞再次迁移至淋巴结并呈递经处理的半抗原—载体复合物给记忆 T 细胞，这些被激活的 T 细胞分泌细胞因子，并使 T 细胞进一步增殖和诱导皮肤的角质细胞和内皮细胞表面表达黏附分子。黏附分子的表达和由 T 细胞、角质细胞分泌的前炎症细胞因子促进炎症细胞迁移至皮肤，导致红斑、丘疹和水疱形成。

结核菌素型超敏反应主要是皮肤反应，皮内注射某种特异性抗原给以前曾接触过这种抗原的个体，几小时即出现细胞浸润（原始 $CD_4^+$ T 细胞），巨噬细胞和朗罕—树突状细胞迁移至注射部位，$CD_4^+$ T 细胞分泌淋巴因子引起巨噬细胞和角质细胞表面 MHC Ⅱ表达，使细胞活化释出前炎症介质，使局部皮肤硬结、红肿。

在病理上经常是四种超敏反应机制联合应用结果。此外，有关的反应可能是非免疫急性反应或免疫—介导反应，如由酸酐引起的支气管上皮损伤，细胞因子释出诱导非免疫炎症反应，化学物对炎症细胞的直接作用并刺激传入迷走神经，导致反射性支气管收缩和超敏反应，因此该化学物损伤机制显示了非免疫机制和四型免疫介导超敏反应机制的联合作用。

## 二、外源化学毒物引起免疫抑制机制

近年来，国外许多学者对外源化学毒物免疫抑制机制进行了大量的研究，归纳起来可分为直接作用机制和间接作用机理。

1. 直接作用

许多外源化学毒物的免疫抑制作用是通过其原形或其代谢产物直接作用于机体的免疫器官和免疫细胞而引起的。

（1）细胞毒作用。外源化学毒物直接作用于免疫细胞和免疫器官，引起细胞死亡，免疫细胞数目减少，免疫器官萎缩，免疫功能抑制。

免疫细胞毒作用被认为与如下因素有关：①化学毒物改变细胞膜成分或影响膜上的

酶活性使细胞内钙稳态失调，导致细胞的生长发育及信息传导障碍，如多环芳烃（PAH）对免疫细胞的损伤被认为与钙离子相关的信号通道改变有关。②与免疫细胞的某些特有受体结合损伤细胞。研究发现卤代芳烃（HAH）可通过结合于某些具有 Ah 受体的免疫细胞而损伤。③化学毒物的促凋亡作用，通过对细胞内凋亡蛋白合成等的影响使免疫细胞发生病理性死亡。

根据细胞死亡的形态学和生物化学改变，细胞死亡分为坏死（necrosis）和凋亡（apoptosis）。凋亡细胞染色质凝聚、细胞质浓缩，膜包绕的核质以及胞质成分称凋亡小体。细胞凋亡是机体自我调节的一种生理现象，既可是一种生理过程，也可是一种病理过程。有机锡化学物是一类广泛应用于塑料工业、农业和防腐涂料中的化学物。三－n－丁基锡（Tri－n－butyltin，TBT）是防腐涂料中最常用的有机锡，其毒作用的靶部位主要是免疫系统。较低浓度的有机锡就可引起胸腺萎缩，皮质区胸腺数目减少，抑制巨噬细胞和 NK 细胞活性。TBT 引起胸腺细胞死亡的主要机理可能是由于胞内游离钙浓度升高而引起细胞凋亡。Aw 等人的研究表明，50 μmol/L 的 TBT 在体外与大鼠胸腺细胞作用 6 小时，有 40% 的细胞死亡，在细胞死亡前 1 小时，胞内游离钙浓度明显升高并伴有 DNA 片段出现。将胸腺细胞在无钙缓冲液中与 TBT 共育或用细胞内钙离子螯合剂 Quin－2 或 BAPTA 来抑制 TBT 引起的胞内游离钙升高，这两种方法均能有效地阻止 DNA 片段的形成和细胞死亡的发生，这说明钙离子浓度的升高是 TBT 诱发细胞凋亡的因素。低浓度镉（4～10 μmol/L）也可引起人类 T 细胞系 GEM－C12 细胞凋亡。

（2）对淋巴细胞成熟过程的影响。淋巴细胞是由骨髓多能干细胞发育而来。干细胞是一群未分化的母细胞，其中一部分进入胸腺，在胸腺素的作用下，发育成熟为 T 淋巴细胞。T 淋巴细胞的正常发育需要胎肝或骨髓不断向胸腺提供淋巴干细胞，因此，某些外源化学物对骨髓干细胞的毒性作用可能是引起免疫抑制的机制之一。

（3）对淋巴细胞增殖、分化的影响。淋巴细胞在受到抗原或有丝分裂原的刺激，产生免疫应答的最初阶段，使静止的淋巴细胞活化增殖成为有活性的细胞。其活化过程是抗原或有丝分裂原与淋巴细胞膜上的受体结合后，激活膜上的 GTP 结合蛋白，GTP 结合蛋白进一步激活膜上的磷脂酶 C（PLC），PLC 水解磷酯酰肌醇二磷酸（PIP2），使其分解成肌醇三磷酸（IP3）和甘油二酯（DAG）。胞内游离 $Ca^{2+}$ 浓度升高，导致淋巴因子的产生，如白介素－2（IL－2）的产生和 IL－2 受体的表达，淋巴细胞活化。对活化过程中任一环节的影响都会改变淋巴细胞的增殖与分化，进而影响免疫功能。

Palardy 等人发现二甲基苯蒽（DMBA）在体外可明显抑制 PHA 或单克隆抗体 OKT3 刺激的人外周血单核细胞的增殖反应，但 DMBA 必须在加刺激原以前与单核细胞作用，才能产生这种抑制作用，这说明 DMBA 干扰单核细胞增殖的早期过程。

2. 间接作用

（1）对神经内分泌网络的影响。外源化学毒物对下丘脑—垂体—肾上腺轴（HPA）的激活，可分泌许多内分泌素及一些生物活性物质，如糖皮质激素、儿茶酚胺、乙酰胆碱、性激素、内啡肽、甲状腺素、生长激素等。这些内分泌素对免疫系统均有调节作用，其中研究最多的是糖皮质激素，它几乎对所有的免疫细胞都有抑制作用，包括淋巴细胞、中性粒细胞、巨噬细胞、肥大细胞等。

（2）对营养和代谢的影响。营养状况能影响机体免疫功能。营养不良可使免疫系统一级和二级淋巴器官的大小、重量、结构和细胞组成都有明显改变，其严重程度依次为胸腺、脾脏、肠系膜淋巴结、颈部与腘窝淋巴结及阑尾。营养不良时，体液免疫、细胞免疫均降低，增加对感染的易感性。单一营养素的缺乏也会对免疫功能有明显的影响，如维生素 A 缺乏可引起脾脏、胸腺退化，外周血淋巴细胞数减少，NK 细胞数明显下降，抗体产生减少。

## 三、外源化学毒物引起自身免疫的机制

外源化学毒物引起自身免疫的机制尚不清楚。关于外来化合物引起自身免疫反应和自身免疫疾病，其基本病理特征为化学物质作为自身抗原，刺激机体免疫活性细胞，特别是辅助 T 细胞，进而激活 B 细胞，产生一种或多种抗自身抗体，与靶部位的自身抗原结合，形成抗原抗体复合物，导致相应的组织或器官发生结构改变和功能障碍，如氯化汞引起的自身免疫性肾炎，可见染毒鼠血清 IgE 和 IgG 浓度显著升高，T 细胞依赖性淋巴结（PLN）明显增大，脾脏 IgG 分泌细胞增多，血清抗核抗体（ANA）、抗 DNA 抗体和抗肾小球基底膜（GBM）抗体阳性，病理切片可见肾小球基底膜和外周血管有线状或颗粒状免疫复合物沉积。

化学诱导自身抗体形成的机制尚不清楚，有限的证据提示，免疫毒物或感染因子可改变核内小核糖核蛋白（snRNPs）的功能并使之成为抗原。

# 第八章　药物对神经系统的毒性作用

## 第一节　概述神经毒物、损害特点

神经系统（nervous system）是机体内起主导作用的系统。内、外环境的各种信息，由感受器接受后，通过周围神经传递到脑和脊髓的各级中枢进行整合，再经周围神经控制和调节机体各系统器官的活动，以维持机体与内、外环境的相对平衡。神经系统分为中枢神经系统和周围神经系统两大部分。

中枢神经系统包括脑和脊髓，如图 8－1 所示。脑和脊髓位于人体的中轴位，它们的周围有头颅骨和脊椎骨包绕。脑分为端脑、间脑、小脑和脑干四部分。大脑还分为左、右两个半球，分别管理人体不同的部位。脑是按对侧支配的原则来发挥功能的，左、右侧脑有各自侧重的分工。如左脑主要负责语言和逻辑思维、右脑负责艺术思维等。

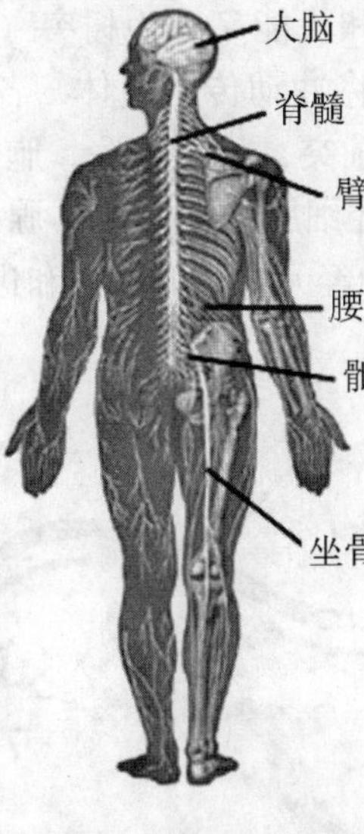


图 8－1　神经系统模式图

脊髓主要是传导通路，能把外界的刺激及时传送到脑，然后再把脑发出的命令及时传送到周围器官，起到了上通下达的桥梁作用。

周围神经系统包括脑神经、脊神经和植物性神经。脑神经共有 12 对，主要支配头面部器官的感觉和运动。人能看到周围事物、听见声音、闻出香臭、尝出滋味以及有喜怒哀乐的表情等，都必须依靠这 12 对脑神经的功能。脊神经共有 31 对，其中包括颈神经 8 对、胸神经 12 对、腰神经 5 对、骶神经 5 对、尾神经 1 对。脊神经由脊髓发出，主要支配身体和四肢的感觉、运动和反射。植物性神经也称为内脏神经，主要分布于内脏、心血管和腺体。心跳、呼吸和消化活动都受它的调节。植物性神经分为交感神经和副交感神经两类，两者之间既相互拮抗又相互协调，组成一个配合默契的有机整体，使内脏活动能适应内、外环境的需要。

人体是一个复杂的机体，各器官、系统的功能不是孤立的，它们之间互相联系、互相制约；同时，人体生活在经常变化的环境中，环境的变化随时影响着体内的各种功能。这就需要对体内各种功能不断作出迅速而完善的调节，使机体适应内、外环境的变化。人体各器官、系统的功能都是直接或间接处于神经系统的调节控制之下，神经系统是整体内起主导作用的调节系统。

## 一、神经系统的基本结构

神经系统是由神经细胞（神经元）和神经胶质细胞所组成。

1. 神经细胞（神经元）

神经细胞（never cell）是一种高度分化的细胞，数量庞大，形态多样，结构复杂，具有感受刺激和传导兴奋的功能，是神经系统的基本结构和功能单位，故神经细胞又称为神经元（neuron）。如图 8-2 所示，神经元由胞体和突起两部分构成。胞体是神经元的代谢和营养中心。胞体的结构和一般细胞相似，中央有细胞核，核的周围为细胞质，细胞质内除有一般细胞所具有的细胞器如线粒体、内质网外，还含有特有的神经原纤维及尼氏体。神经元的突起根据形状和机能又分为树突（dendrite）和轴突（axon）。树突较短但分支较多，它接受冲动，并将冲动传至胞体，各类神经元树突的数目多少不等，形态各异。每个神经元只发出一条轴突，长短不一，胞体发出的冲动则沿轴突传出。神经元与神经元之间或神经元与非神经细胞（肌细胞、腺细胞等）之间的一种特化的细胞连接，称为突触（synapse）。它是神经元之间的联系和进行生理活动的关键性结构。

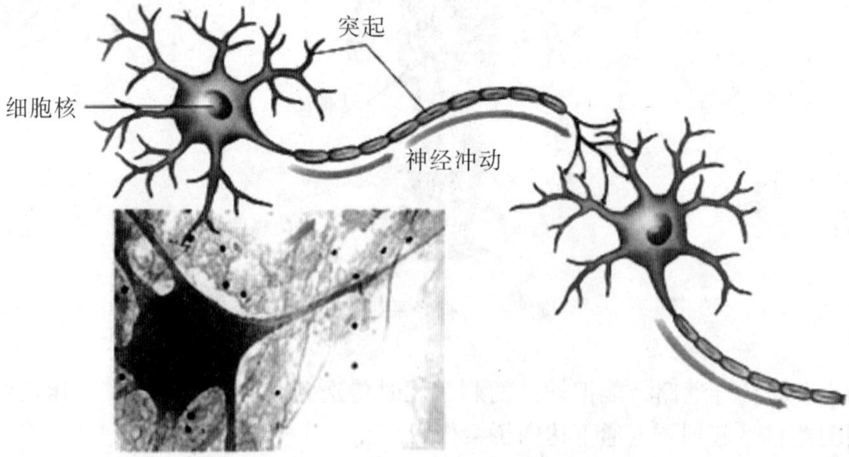


图 8-2　神经元

2. 神经胶质细胞

神经胶质细胞（neuroglia）的数目是神经元的 10～50 倍，突起无树突、轴突之分，胞体较小，胞浆中无神经原纤维和尼氏体，不具有传导冲动的功能，如图 8－3 所示。神经胶质对神经元起支持、绝缘、营养和保护等作用，并参与构成血脑屏障。

星形胶质细胞（astrocyte）是胶质细胞中最大的一种，它与神经代谢、修复和神经元损伤密切相关，并支持血脑屏障作用。少突胶质细胞（oligodendrocyte）富含类脂质围绕着中枢神经系统的轴突构成具有电绝缘作用的髓鞘，具有神经元的维护作用。小胶质细胞（microglia）具有吞噬作用。施万细胞（schwann cell）在周围神经系统中，包裹着轴突形成髓鞘，被郎氏结所间隔。

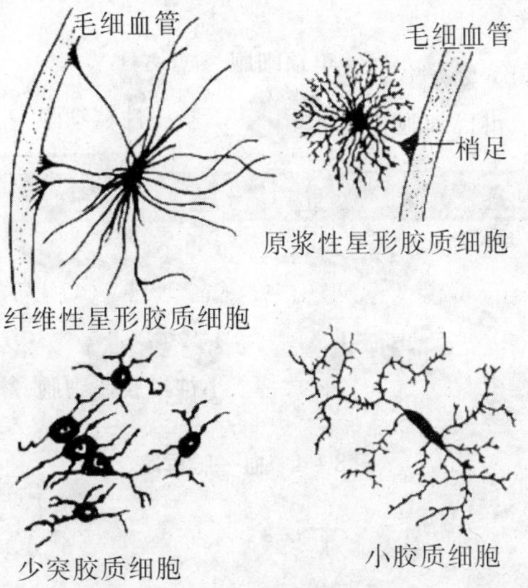


**图 8－3　神经胶质细胞**

## 二、与药物毒性有关的神经系统结构和生理特点

1. 血—脑屏障和血—神经屏障

血—脑屏障（blood-brain barrier，BBB）由脑毛细血管内皮细胞通过紧密连接封闭形成的，内皮外由基膜、周细胞及星形胶质细胞突起的脚板围绕而形成，如图 8－4 所示。血—脑屏障通过内皮细胞的高度选择性和通透性、防止毒素和其他有害物质进入脑内，以维持神经系统内环境的相对稳定，对神经元的代谢、生长、发育以及生理、病理反应有密切关系。血—脑屏障的生理功能，正常情况下具有相当稳定的特点，对脑疾病的生理、病理以及选择最佳用药是很有意义的。血—神经屏障（blood-nerve barrier，BNB）存在于神经内膜毛细血管壁水平，周围神经的神经内成分受到其保护。

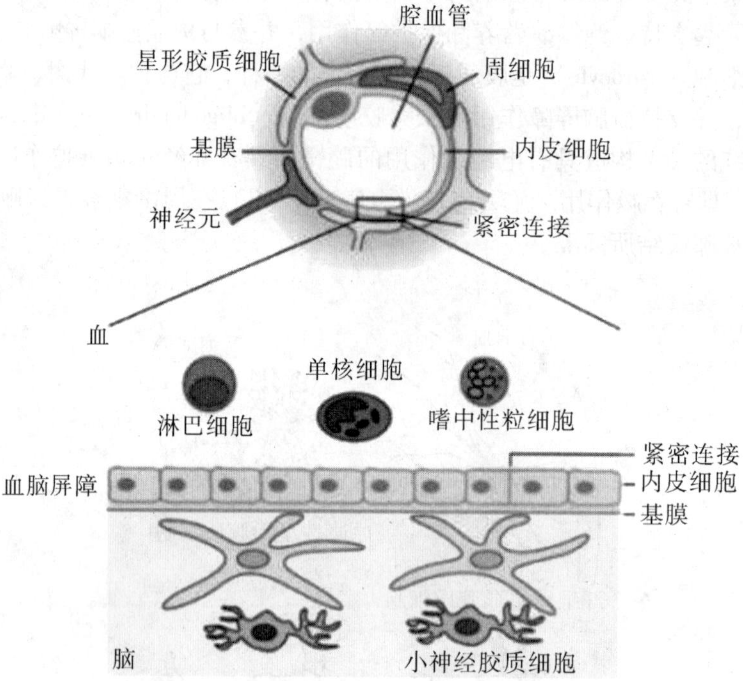


**图 8-4　血—脑屏障**

2. 轴索运输

神经元除合成蛋白质外，还需担负起包括突起在内的远距离分配物质的能力。这一过程称为轴索运输（axonal transport）。一般而言，当神经元细胞产生致死性损害时，会沿着它的整条突起产生变性，具有神经元胞体及全部突起死亡的特点。但有机磷酸酯引起的迟发型神经毒性，表现为选择性损害轴突和树突，病变自神经纤维远端开始，沿着轴突向近端发展波及胞体，形成所谓的“反死式神经病”。当损害只局限于轴索水平时，轴索发生变性，而神经元胞体可以继续存活，这种病理变化称为轴索病。

3. 髓鞘形成与维护

外周神经系统由施万细胞形成髓鞘，中主神经系统由少突胶质细胞形成髓鞘。髓鞘的形成与维持需要神经系统特有的代谢性蛋白和结构蛋白质。它的形成与轴突无关，但对神经系统的特定功能的形成来说是必不可少的。一些药物可干扰髓鞘维护的复杂过程，从而导致髓鞘病。在髓鞘修复方面，中枢神经系统再形成髓鞘情况比周围神经系统少得多。

4. 神经递质

神经递质是神经系统维持正常生理功能的重要物质，在化学突触传递中担当信使的角色。神经递质的生物合成、贮存、释放、受体结合、失活或消除过程的改变，必然对神经系统的生理功能产生密切影响。许多药物是通过影响神经递质发挥药理作用的，同时也是药物产生神经毒性的毒理学机制。

5. 神经元损伤与修复

一般认为成人的神经元不再进行分裂，一旦受到损伤，它们是不能再生的，受损部位可由胶质细胞来填充，但神经元原有功能无法得到恢复，这就意味着神经系统的损伤以及带来功能上的障碍，常常是持续存在的。

## 三、神经毒物

许多化学物因选择性地损害神经系统被称为神经毒物（neurotoxicants）。可分为工业化学物、环境污染物、食品污染物、日用品、农药、药物、天然毒素、军用毒剂等。在主要作用于中枢神经系统的化学物中，多数神经毒物可引起急性或慢性中毒性脑病，部分毒物可于急性中毒 1～2 周后导致迟发性脑病（delayed encephalopathy），少数毒物可引起中毒性脊髓病。

1. 损害中枢神经系统的化学物

（1）直接影响脑组织细胞代谢、酶或神经递质的化学物：

①窒息性气体：硫化氢、氰化氢、丙酮氰醇、丙烯腈等。

②溶剂：汽油、苯、甲苯、二硫化碳、四氯化碳、三氯乙烯、苯乙烯、甲醇、乙醇、氯乙醇、乙酸乙酯、乙酸丁酯、二氯乙烷、四氯乙烷、氯甲烷等。

③金属及其化合物：铅、汞、四乙基铅、锰 、有机汞、有机锡等。

④类金属及其化合物：砷及其化合物、磷化氢、甲硫醇等。

⑤农药：有机氯类、有机磷类、氨基甲酸酯类、拟除虫菊酯类、溴甲烷、氟乙酰胺、四甲基二砜四胺（毒鼠强）等。

（2）导致低氧性缺氧的化学物：

①使吸入空气中的氧分压过低：甲烷、二氧化碳、氮气 。

②影响血红蛋白携氧能力的毒物：一氧化碳（形成碳氧血红蛋白）。

2. 损害周围神经的化学物

（1）原发损害周围神经轴索的化学物：

①金属及类金属化合物：铊、三氧化二砷等。

②溶剂：正己烷、甲基正丁基甲酮、汽油、三氯乙烯、二硫化碳等。

③有机磷化合物：磷酸三甲苯酯（TOCP）、甲胺磷、敌百虫、敌敌畏、丙胺氟磷、对硫磷、乐果、氧化乐果等。

④窒息性气体：一氧化碳等。

⑤其他化合物：丙烯酰胺、环氧乙烷、二甲基氨基丙腈等。

（2）原发损害周围神经髓鞘的化合物：六氯酚、铅等。

（3）阻滞神经肌接头传导的化合物：有机磷等。

## 四、损害特点

人类的神经系统包括中枢神经系统和周围神经系统，其中，中枢神经系统由脑和脊髓神经组成，它控制情绪、思维、运动、神经内分泌，甚至包括对免疫系统和循环系统的控制。通常，中枢神经系统接受来自周围神经、内分泌及免疫系统的信息，经过综合整理后，给出调节上述系统的指令。如果中枢神经系统表现出毒性，一方面可能是系统本身的原因；另一方面可能是信息来源系统（如周围神经、内分泌及免疫系统）或者它们执行调节指令等方面发生异常。所以在某些情况下，很难判断中枢神经系统的损伤是不是机体受损的最终结果。

外源化合物对神经系统的作用可能多种多样。神经系统是体内功能最复杂，与其他器官系统的联系较为广泛且反应迅速的系统。故在接触外源化合物后，神经系统受损的表现会较早出现，尤其是发育中神经系统对某些类型的损害非常敏感。在损害程度上有轻有重，如综合功能紊乱可造成精神活动和行为异常；传导功能紊乱可发生感觉过敏或迟钝，更严重则是麻痹、运动失调、异常姿态或异常动作。神经毒性还可发生于生命周期中从受精卵、胎儿直至老年的任何阶段，其表现可随年龄而有所不同。对神经毒性难以判断之处在于某些对发育中枢神经系统的损害，其后果可能在神经系统发育成熟以后或个体成年后才显现出来。此外，神经系统的新陈代谢较快，如人脑的耗氧量占全身耗氧量的20%，其供血量占全身供血量的15%，而其重量仅为体重的2.5%。故神经系统不仅受到外源化合物的直接作用，而且也可能因缺氧、缺血和低血糖而间接受损。

神经系统中的神经元自身不能增殖，一旦受到损伤，它们是不能再生的。因此，神经系统的损伤常常是持续存在的。神经系统一旦受损，死亡的神经细胞不能被替代，神经功能的恢复在很大程度上依赖于受损神经分支的再生长以及存活细胞适当的再连接。另一种毒性表现是阈值或呈现非线性的剂量—反应关系。其原因：有些神经细胞最初是过量存在的，少量神经细胞损失不会影响神经系统的功能和行为活动，对损伤具有一定的缓冲作用。只有神经细胞达到一定限度的损伤，才表现出毒性作用。

神经系统与其他系统一样，随年龄的增长而出现年龄性改变，如发育中的神经系统由于血—脑屏障没有发育完全，则在婴幼儿期接触铅，易发生中毒性铅性脑病。而成人接触铅，由于血—脑屏障发育完全，则不易发生中毒性铅性脑病，而易损伤周围神经系统。

神经毒性可表现为进行性，即轻微的功能损伤可能导致异常严重的后果。轻微的改变也许成为接触的标志物，中等强度的变化也可能是疾病发生前的信号，而较大程度的改变就可能表示疾病的发生。这样，要确定受损起始时间变得很困难。因为很多生物学观察指标没有明确界限用以区分一般性的变化和损害。通常，以观察指标的强弱来鉴别。例如，轻微的改变是接触的标志，中等强度是疾病发生的前信号，而较大程度的改变是疾病的发生。

许多外源化合物，特别是药物，在不同剂量下，神经系统可产生不同的反应。抗抑郁药在较低剂量时，产生一定兴奋且有良好的治疗作用，但在高剂量下则产生抗胆碱的效应，表现为抑制。某些抗菌素，正常剂量可产生抗菌作用，剂量过大将造成失聪和平衡功能丧失。

在实际情况中，神经毒物的出现肯定是综合因素的结果，而在研究工作中，通常只能对单因素所致的神经毒性进行研究。因为目前的科学尚难区分神经毒性中何种外源化合物或何种因素所起的作用，对此尚无理想的方案。

# 第二节　神经毒性作用机制

## 一、神经递质与神经毒性

神经元是以生物电的方式接受或传递信息，细胞间冲动的传递是依赖于突触。突触包括前膜和后膜，如图 8－5 所示。前膜含神经递质的前体、合成酶、贮存囊泡、摄取释放神经递质因子等，后膜含有特别的受体、有关的效应机制以及灭活和降解酶等。突触传递是一个极其复杂的过程，外源化合物或药物对其中任何一步都能产生影响。

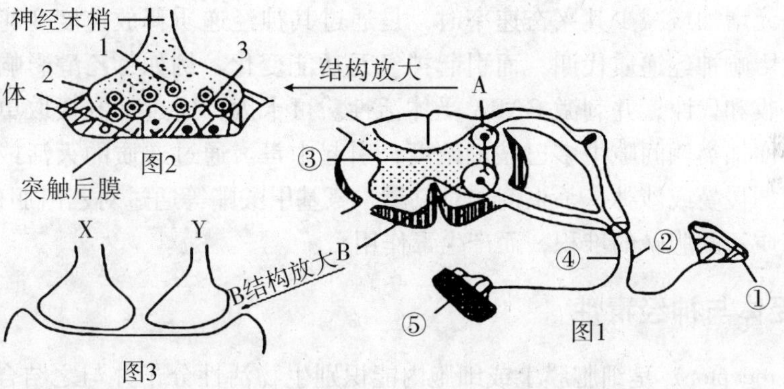


1. 表示低倍放大时神经元 1 轴突末梢终结在神经元 2 树突之上构成突触　2. 突触经电子显微镜高倍放大后所显示的结构模式图　3. 较低的放大倍数，显示突触前膜及小泡、突触间隙、突触后膜和细胞质

**图 8－5　突触结构示意图**

神经递质（neurotransmitter）是指由突触前神经元合成并在末梢处释放，能特异性作用于突触后神经元或效应器细胞上的受体，并使突触后神经元或效应器细胞产生一定效应的信息传递物质。

一般认为作为神经递质，必须具备以下几个基本条件：①突触前神经元应具有合成递质的前体和酶系统，并能合成该递质；②递质在神经末梢内合成以后，通常是集中贮存在囊泡（vesicle）内，这样可以防止被胞浆内的其他酶所破坏；③当神经冲动到来时，神经末梢内的递质就自突触前膜释放入突触间隙；④递质通过突触间隙，作用于突触后膜的叫做受体的特殊部位，能引起突触后膜离子的通透性改变以及电位变化；⑤有特异的受体激动剂和拮抗剂，能分别模拟或阻断该递质的突触传递效应，以保证突触传递的高度灵活。

其作用的终止方式：被酶所水解，失去活性；被突触前膜"重摄取"或是一部分为后膜所摄取；也有的部分进入血循环，在血中一部分被酶所降解破坏。

毒物可通过干扰递质合成酶活性影响神经递质合成，通过影响囊泡中神经递质的储存或释放，影响神经递质的灭活与清除、干扰神经递质与受体作用或毒物本身直接与受体结合等影响神经系统的正常作用。下面叙述有可能影响突触的机制。

1. 干扰神经递质的储存或释放

利血平可进入某些单胺类神经元，干扰其储存过程，引起神经递质的过量释放。麻黄碱也可增加单胺类递质的释放，但其作用机理不同于利血平。最强的脊椎动物神经递质释放激动剂之一的黑寡妇毒素（latrotoxin）可引起囊泡内的神经递质暴发性非特异释放，随之破坏神经末梢。

肉毒毒素通过阻断乙酰胆碱神经递质在神经肌肉接头处的释放，产生肌肉松弛性麻痹。破伤风毒素则主要阻断抑制性神经元释放氨基酸递质，特别是脊髓，而临床表现是肌肉的强直。拟除虫菊酯可影响兴奋性氨基酸递质释放或重摄取，而引起兴奋性神经毒性作用。

2. 神经递质代谢的改变

当神经元增加或减少其兴奋速率时，是通过其神经递质释放速度变化来完成的，故药物可通过影响神经递质代谢，而引起神经元功能变化。例如，乙醇影响儿茶酚胺类递质释放、吸收和代谢，并刺激 GABA 受体活性。可卡因，通过抑制摄取单胺类神经递质的酶，从而增加突触间隙中多巴胺的浓度，引起中毒。通过递质的灭活或清除，有机磷神经毒气，如梭曼或沙林，杀虫剂如对氧磷，氨基甲酸酯等通过对乙酰胆碱酯酶的抑制，造成神经递质乙酰胆碱的堆积，而产生毒作用。

## 二、受体与神经毒性

受体（receptor）是细胞膜上或细胞内能识别生物活性分子并与之结合的成分，多为糖蛋白，一般包括两个功能区域：与配体结合的区域和产生效应的区域。当受体与配体结合后，构象改变而产生活性，启动一系列过程，最终表现为生物学效应。中枢神经递质的受体按其传导机制分为四类：G 蛋白介导受体，离子通道偶联的门控受体，别构位点电压门控通道受体及细胞内甾体受体。受体特点：一是亲和力大，大约高于酶与底物亲和力两个或两个以上数量级；二是受体结合后通过一系列信号传导而发挥作用，而不像酶通过生化方式改变底物分子发挥作用。

1. 作为受体配基的外源化合物

在研究吗啡、可卡因等鸦片生物碱时，发现体内存在这类药物的特异性受体，阿托品及其有关化合物也可与内源性神经递质乙酰胆碱的受体亚型结合。

2. 毒物受体

吗啡受体是毒物受体之一，目前已知有多种神经细胞可释放具有吗啡样作用的肽类物质，这些鸦片肽就是吗啡受体的内源性配基。但是，另一方面某些毒物尚未发现其内源性配基，如 $\gamma$ - 氨基丁酸 A 受体复合物。对于毒素受体，如河豚毒素、二噁英等受体，它们是否存在内源性配基以及这些受体的生理功能都不清楚。这是现代毒理学研究的重点之一。

## 三、细胞信号转导与神经毒性

跨细胞膜信息传递机制有三个环节：受体识别、信号转导和细胞内效应。这种信息传递有赖于信息物质，它们有三大类：①细胞外信息物质，称为第一信使，如激素、神经递质、神经调质等，大多数第一信使不进入细胞内，而是与靶细胞膜表面特异受体结合，即受体识别，进而改变受体的构象，激活受体，再进一步引起细胞的某些生物特性的改变；②在胞浆内产生的信息物质，称为第二信使，包括 cAMP 和 cGMP 环核苷酸类，肌醇脂质代谢产物如甘油二脂（DG）、三磷酸肌醇（IP3）及 $Ca^{2+}$ 等；③发生于细胞核内外信息物质称为第三信使，参与基因调控、细胞增殖与分化以及肿瘤的形成过程。此处重点讨论第二信使的影响。

1. 钙与神经毒性

$Ca^{2+}$ 通道在神经和肌肉活动中（包括神经递质和激素释放、动作电位的生成和兴奋收缩偶联等）发挥重要的作用，是许多治疗药物、神经毒素和神经毒物的潜在作用靶部位。钙离子是机体各项生理活动不可缺少的离子。它对于维持细胞膜两侧的生物电位，维持正常的神经传导功能有重要作用。

$Ca^{2+}$ 通过促进神经递质分泌来传导神经信号。当第一个细胞兴奋时，产生了一个电冲动，此时，细胞外的钙离子流入该细胞内，促使该细胞分泌神经递质，神经递质与相邻的下一级神经细胞膜上的蛋白分子结合，促使这一级神经细胞产生新的电冲动。以此类推，神经信号便一级一级地传递下去，从而构成了复杂的信号体系，乃至最终出现学习、记忆等大脑的高级功能。当机体缺少钙离子时，神经递质的释放受到阻隔，人体的兴奋机制和抑制机制遭到破坏。如果儿童缺钙，会夜啼、夜惊、烦躁失眠，严重的导致大脑发育障碍，出现反应迟钝、多动、学习困难等症状，影响大脑成熟和智力发展。

赖晓晖等人在钙激活钾通道在钙离子致神经细胞损伤中的作用的研究中发现，采用膜片钳单通道记录方法，观察原代培养新生 SD 大鼠皮层神经元的钙激活钾通道（KCa）特征及胞内不同游离钙水平对通道开放动力学的调节。结果显示，培养 SD 大鼠皮层神经元的 KCa 以大电导活动占优势，胞内游离钙为 $10^{-8}$ mol/L 时，通道几乎不开放，在 $10^{-6}$ mol/L 时达最大激活。由此表明神经元上 KCa 通道开放概率明显依赖于胞浆中钙离子和膜电位，KCa 对胞内钙离子浓度变化极为敏感。钾通道的开放剂可能有一定的神经细胞保护作用。

许多神经毒物如汞、甲基汞、三乙基铅、有机磷农药及氰化物可引起胞内 $Ca^{2+}$ 水平升高。已知其机制有几种：在细胞水平，包括 $Na^+K^+$ - ATP 酶或 $Ca^{2+}$ - ATP 酶抑制，$Na^+$ - $Ca^{2+}$ 交换通路障碍，非特异性膜损伤，受体活化和细胞膜去极化。在亚细胞水平，有线粒体膜损伤，抑制 $Ca^{2+}$ 单向汞，抑制呼吸过程或氧化磷酸化解偶联过程：对内质网的肌醇磷酸酯影响将导致钙稳态改变。在分子水平，包括钙调蛋白的 CaM 的钙调控机制，如重金属可通过抑制 CaM，活化 $Ca^{2+}$ - ATP 酶。

在 $Ca^{2+}$ 介导中毒机制的研究中，时间因素较为重要，例如海马神经元接触中毒剂量的谷氨酸后，在某一时期脑内神经元游离钙水平维持在正常水平，但仍会引起不可逆的神经损伤。另一需要考虑的因素是 $Ca^{2+}$ 的空间分布，细胞对胞内游离钙水平升高的反应依赖于 $Ca^{2+}$ 靶蛋白的空间分布，它们与 $Ca^{2+}$ 或 $Ca^{2+}$/CaM 的相对亲和力以及反应过程涉及的其他蛋白的分布有关。因此，在评价外源化合物中毒机制的作用时，应全面考虑，慎重作出结论。

2. cAMP 和 cGMP 与神经毒性

体内很多受体与腺苷环化酶偶联，通过 cAMP 介导生物效应。毒物通过干扰 cAMP

和 cGMP 的水平，抑制合成或降解的酶，从而显著地影响中枢神经功能。例如，神经递质或介质，通过对质膜受体的作用来调控细胞内环核苷酸的生成；胞内环核苷酸通过激活或抑制一类依赖于环核苷酸的蛋白激酶的磷酸化来实现其生理功能。茶和咖啡的生物碱甲基黄嘌呤、咖啡因及茶碱等，主要经嘌呤受体作用；浓度高时，亦可通过抑制降解 cAMP 和 cGMP 的酶而影响环核苷酸系统。

虽然 cAMP 是最先且研究最为广泛的第二信使，但有些未知因素，如环核苷酸是介导冲动传递还是中枢神经网络调控尚有争议，因而限制了其在毒理学中的研究。

## 四、神经胶质细胞在神经毒性中的作用

神经胶质细胞是指神经系统的间质细胞或支持细胞，它们分布在神经元之间，其数量为神经元的几十倍，有一定的形态及功能。中枢的神经角质细胞有星形细胞角质细胞、少突角质细胞、小角质细胞等；外周神经系统的角质细胞主要为血旺氏细胞。目前认为神经胶质细胞在神经毒性发生中有以下作用：

### 1. 保护作用

星形胶质细胞在许多神经毒性损伤中既有防御作用又有促进作用。如在研究缺血或其他因素对大脑的影响时发现，由于谷氨酸过度释放或摄取减少，可活化兴奋性氨基酸受体，引起某些细胞的死亡。在此过程中，星形胶质细胞，因其与谷氨酸递质摄取系统具有高亲和性，可通过谷氨酸重摄取或经谷氨酰胺合成酶催化作用将谷氨酸代谢为谷氨酰胺，调节控制细胞外谷氨酸水平从而缓解因缺血对大脑的影响。

对于胶质细胞保护作用的机制，除上述具有高亲和力重摄取系统，可调节神经递质水平的机理外，认为星形胶质细胞还对神经元膜 N－甲基－天冬氨酸受体具有物理遮盖作用。由于缺乏摄取过程的特异阻断剂，很难判断其机制，但是，胶质细胞的确可减轻谷氨酸的神经毒性。

### 2. 促进作用

上述星形胶质细胞对谷氨酸神经损伤的保护作用只是其维持神经元功能调节作用的表现，实际上，星形胶质细胞可直接引起中枢神经系统损伤。已知星形胶质细胞中谷氨酸—谷氨酸胺通路是脑组织中谷氨酸递质的微型储备库。在某些病理条件下，如细胞肿胀，可引起储备库谷氨酸的释放。过度的神经递质释放，打破神经递质的平衡，将造成脑损伤。这一机制的探讨已成为脑损伤研究的热点之一。

星形胶质细胞肿胀的病理改变见于创伤性脑水肿，长时间缺氧、高碳酸血症和肝性脑病等，说明星形胶质细胞可参与神经组织的损伤。在外源化合物神经毒性的研究工作中，也有不少例子说明星形胶质细胞参与神经毒性作用。例如在星形胶质细胞原代培养体系中加入 $10^{-5}$ mol/L 氯化汞甲汞后，可观察到由于细胞肿胀而引起的氨基酸外流，如给予几种阴离子转运阻断剂则外流逆氨对星形胶质细胞的毒性会因谷氨酸解毒机制的抑制而加重神经毒性。生理条件下，星形细胞谷氨酸—谷氨酰代谢通道是防止细胞外液氨蓄积的主要途径。当氨浓度达到一定程度，会使星形细胞受损，造成谷氨酸转化成谷氨酰胺的能力下降，表现为细胞外液氨和谷氨酸的毒性，这对中枢神经系统起到协同破坏作用。

### 3. 作为联系中枢神经系统与免疫系统的纽带

研究表明，星形胶质细胞具有参与中枢神经系统免疫反应的能力。将活性 T 细胞引

入神经组织后，中枢神经系统可产生为抗病毒所必需的局部炎性反应因子；用有丝分裂素脂多糖处理新生小鼠原代培养星形胶质细胞，星形胶质细胞可分泌出白细胞介素 -1。星形胶质细胞是抗原递呈细胞，具有将抗原呈递给淋巴细胞的能力。星形胶质细胞可合成和释放 α/β 型干扰素，β - 干扰素可明显抑制巨噬细胞。

## 五、神经毒理学研究方法

1. 生物化学方法

(1) 一般细胞毒性。

一般细胞毒性实验主要观察化合物对神经细胞生长和存活的影响，常用的检测指标是细胞存活率，检测方法如 MTT 法和 SRB 法等。这种方法能够确定待测化合物对神经细胞产生一般细胞毒性的浓度。如果将细胞分别在有血清和无血清的条件下进行实验，还能够提供化合物与血清蛋白的结合对化合物作用影响的相关信息。一般细胞毒性实验可以使用神经肿瘤细胞系或者各种原代神经细胞培养。然而，即使某种化合物在实验中呈现出阳性结果，也仍然不能确定该化合物具有神经毒性。这是因为一般细胞毒性的观察指标不能特异性地反映神经细胞的损伤，所以一般细胞毒性实验不能区分化合物的一般毒性和神经毒性，仅以一般细胞毒性指标进行神经毒性评价是不够的。尽管如此，一般细胞毒性的评价也在神经毒性的体外评价中占有重要的地位，这主要是由于神经毒性的机制大多不明确，目前尚缺乏能从毒性作用机制上反映神经毒性的评价指标。使用不同细胞进行一般毒性实验，比较结果的不同有助于了解化合物对不同细胞的选择性。

①亚细胞组分的功能、代谢和完整性的检测。

在细胞死亡之前，细胞内亚单位（如线粒体和溶酶体）的异常可能就已经发生了。细胞活性可以通过检测线粒体的膜电位、线粒体内酶活性或溶酶体膜完整性来反映。线粒体膜电位的测定可使用对膜电位敏感的荧光染料四甲基罗丹明甲酯或乙酯。线粒体膜电位的测定常和氧自由基的测定联系起来反映细胞损伤的机制。线粒体内有多种重要的氧化还原呼吸酶系，如丙酮酸脱氢酶和 α - 酮戊二酸脱氢酶等，测定这些酶的活性亦能够反映细胞活性。常用的 MTT 方法就是利用线粒体内琥珀酸脱氢酶的活性来确定细胞活性。中性红摄取实验通过测定溶酶体膜的完整性来显示细胞活性。中性红是一种弱的阳离子染料，可以结合在细胞浆中带负电的囊泡或颗粒上。中性红在活细胞的溶酶体及其他囊泡中堆积，而死亡的细胞则失去保留这种染料的能力。中性红摄取实验是神经毒性评价中最为广泛使用的一般细胞毒性指标，这主要是因为神经细胞对中性红摄取实验的敏感性高，细胞毒性机制明确。然而，这些指标不能直接反映胞浆膜本身的损伤。另外，在某些情况下这些改变可能是可逆的。

②生理学指标。

细胞生理状态的变化也可反映化合物对细胞功能的影响。例如，细胞膜电位的电生理学测量能够反映细胞在外源性化合物作用下兴奋性的变化。细胞内钙离子稳态也是常用的细胞生理学指标。钙离子超载是许多神经毒性作用的最后通路，是细胞濒临死亡的征兆。细胞内 ATP 含量是反映细胞呼吸和能量代谢的重要指标。这些生理指标均可反映化合物对神经细胞的毒性作用。

③细胞保留标记物质能力的检测。

正常存在于细胞浆内的生理物质或细胞内预先负载的其他标记物质会在细胞死亡后从细胞内逸出，检测释放到培养基质中或保留在细胞内标记物的含量可以反映细胞膜的完整性，从而推测细胞活性的大小。乳酸脱氢酶（LDH）是细胞内正常存在的酶，常被用来检测细胞膜的通透性变化，然而LDH的活性会随时间而降低，是实验中需要注意的事项。用于神经细胞的其他标记物包括$^{51}Cr$及各种荧光标记，如钙黄绿素甲基乙酸酯（Calcein－AM）等。$^{51}Cr$以铬酸盐离子（$^{51}CrO^{2-}$）的方式进入细胞，与胞浆中的蛋白质牢固结合，在细胞死亡后释放到培养基质中，可通过检测上清中的$^{51}CrO^{2-}$反映细胞损伤的程度；相反，Calcein-AM渗入细胞后经细胞内酯酶水解生成不易透出细胞的水溶性绿色荧光物质，使用荧光淬灭剂淬灭培养液中的荧光，测定活细胞内的荧光强度反映细胞活性。这些测量方法的缺点是它们会被细胞主动排出，随时间推移会影响实验结果。

④细胞排除标记物质能力的检测。

细胞死亡后，细胞膜通透性增加，生理情况下不能通透的物质便进入细胞内，从而可能使死亡细胞着色或者发出荧光。常用的此类标记物有台盼蓝、藻红B、花青、溴乙非啶和碘化丙啶等。相对于保留在活细胞内的标记物质，标记死亡细胞的物质具有检测不受健康细胞影响的优点。

（2）神经轴突的生长。

神经轴突的生长是神经细胞的正常生理过程，标志着细胞状态良好，很多种类的毒性物质会影响这个过程从而产生轴突病变。例如，有机磷类杀虫剂可以抑制神经轴突生长，而神经生长因子则可以刺激神经轴突的生长。化合物对轴突生长的影响在不出现一般细胞毒性的浓度时就可能发生，表现为神经细胞生长出轴突的数量减少，长度也变小。相对一般细胞毒性指标而言，监测化合物对神经轴突生长的影响能够特异地反映化合物的神经毒性。轴突病变是一种形态学改变，在图像处理软件的辅助下能够对病变程度定量，计算出每个细胞生长轴突的平均数量和长度。

（3）神经化学改变。

化合物的神经毒性作用可能通过改变特异的酶、神经递质、受体或通道产生。有机磷类化合物可通过抑制胆碱酯酶和（或）神经病变靶点酯酶活性产生神经毒性作用。多氯联苯的毒性作用主要累及单胺能系统，尤其是多巴胺能神经元。对特定神经毒性作用通路中的某一环节或靶点进行监测即可确定化合物是否存在该毒性作用。在分子水平进行的研究更有利于毒性作用机制的阐明，而神经化学的改变能用于判断毒性化合物对某一靶标的作用，是更为具体的指标。由于毒性作用机制各不相同，神经化学的检测指标也各有不同，具体检测终点的确定需要依据具体的情况进行选择。

①酶和蛋白的测定。

神经细胞内各种合成、降解神经递质的酶都可能成为毒性化合物攻击的目标。乙酰胆碱酯酶、神经病变靶点酯酶、酪氨酸羟化酶分别是研究胆碱能系统、单胺能系统功能的重要靶点。胶质纤维酸性蛋白、波形蛋白和S－100蛋白是星形胶质细胞的特异性标志，它们的变化能够特异性地反映星形胶质细胞毒性。

②受体和通道的测定。

神经细胞表面的受体或通道在神经毒性的发生过程中也起着重要的作用。谷氨酸是神经系统主要的兴奋性神经递质，谷氨酸在突触间的过量堆积产生神经系统的兴奋性毒性。星形胶质细胞表面的谷氨酸转运体，其主要功能是维持正常的兴奋性突触间谷氨酸的跨膜转运，因而对阻止谷氨酸盐的神经毒性作用有重要作用。苏羟天冬氨酸和吡咯烷二羧酸（pyrrolidine dicarboxylic acid）能够抑制谷氨酸转运体的活性，引起运动神经元的慢性退行性变。采用免疫印迹的方法对谷氨酸转运体的表达进行定量，使用$^3H$标记谷氨酸测定其在突触体内的聚集来确定谷氨酸转运体的功能活性，都是评价谷氨酸转运体相关神经毒性作用的方法。受体或离子通道的研究方法不仅可以研究化合物通过受体或通道介导的神经毒性作用，也常用来研究药物通过受体或通道产生的神经保护作用。

③基因表达的测定。

谷氨酸是中枢的主要兴奋性神经递质，过量的谷氨酸会导致中枢的兴奋性神经毒性。谷氨酸和天冬氨酸以及卡英酸（kainic acid）等兴奋性毒素作用于细胞膜表面谷氨酸受体，经过信号通路的传导，最终使细胞内钙离子浓度升高，导致细胞的不可逆性死亡。受体的激活及细胞内钙浓度的升高激活了一系列基因的表达，c－fos 基因即是其中之一。Rogers 等利用 RT－PCR 测定 c－fos 基因的表达水平作为评价兴奋性氨基酸毒性的指标。结果表明，兴奋性氨基酸或毒素的作用会导致迟发的、上升的、持续的 c－fos mRNA 的表达。RT－PCR 和 PCR 等技术操作简便迅速，而且方法敏感，能够定量，相对于 Northern 印迹或 Dot 印迹等技术而言，大大增加了分析实验的通量，同时减少了样品的用量。因而基因表达的测定具有高通量的特点，适用于进行高通量筛选。

2. 分子生物学方法

（1）差示杂交技术。

差示杂交技术是在转录水平上研究基因表达差异的有效方法。它通过一系列锚定引物与随机引物的组合，把不同细胞的 mRNA 进行分组反转录，用 PCR 方法扩增 cDNA，用序列凝胶电泳法显示出扩增结果，比较正常的和异常的 cDNA 带，找出差异表达的基因。这种技术用于神经毒理学研究有如下实例：首先依据“大脑神经元亚群的基因产物使这些神经元对某些神经毒物作用的敏感性增强，并在毒物作用后消失”的假设，从对照脑组织 cDNA 减去毒物处理组的 mRNA，以分离出哪些与对照不同的单链 cDNA。利用不同的技术将上述独特的 cDNA 片段由 cDNA/mRNA 异链组合体分离出来，并克隆到适宜的筛选载体，最后进行 DNA 序列分析，可探求机体对某些神经毒物作用的敏感程度是否是因基因的改变而产生的。依据 DNA 序列分析，还可推测相应蛋白质的氨基酸序列。此外，DNA 序列分析还可用于推测二级结构并寻找同系物。cDNA 和抗体的探针可用于评价毒物的效应，有助于确定待测 cDNA 是否是一种生物标志物或与毒作用机制是否有关。

扣除杂交可选择性富集种群体特异性或药物特异性产物。用这种方法分离得到的基因产物可能是毒性损伤的生物标志物，也可能是毒物作用的靶蛋白。区别它们可用含有可选择标志物的表达载体引入对毒物不敏感的异源性细胞系，如果 cDNA 编码的是与毒性发生有关的蛋白，则在体外转染和表达时，不敏感的异源性细胞系对毒物作用的敏感程度会有所增加；如果 cDNA 是生物标志物，则转染的异源性细胞对毒物的敏感性不会增加。

上述例子说明如何应用分子生物学技术解决神经毒性作用中的特殊问题。

（2）聚合酶链反应。

聚合酶链反应可在核酸水平研究外源化合物毒性作用，所需的标本量很小，可以快速而敏感地测出生物标志物中细微的和部分特异性的变化，从而提高检测神经毒性生物标志物的敏感性和选择性。PCR 可用于发现新基因，对于许多多种神经肽基因只在神经元中的少量表达，可用微量 mRNA 抽提，经逆转录反应和 PCR 等步骤，将痕量的 mRNA 信号扩增后构建 cDNA 文库以供筛选神经肽基因。用定量 PCR 可快速测定基因的变化。

（3）转基因技术。

将外源 DNA 引入细胞基因从而改变细胞基因型的过程称为转化，如能建立表达特异性神经元标志物的杂交细胞系，可用它作为探索体外神经毒理学研究的筛查方法。创建对毒物敏感的细胞系乃是神经毒理学研究的热点之一。目前，应用神经细胞瘤类细胞株和胶质细胞类细胞株，预测那种只见于整体动物的特异性毒性损伤，结果不理想且不一致。故要寻找一种完全理想的标志物或检测体系是很困难的。转基因技术和基因敲出技术可能是一个突破口，有可能为神经毒理学研究提供理想的研究模型。

# 第九章　药物对心血管系统的毒性作用

## 第一节　心血管毒理学概念

心血管系统是一个封闭的管道系统，由心脏和血管所组成。心脏是推动血液循环的动力器官，起到血泵的作用。血管是运输血液的管道。血液循环指血液从心室射出，经过动脉、毛细血管和静脉返回心房，这种周而复始的血液流动。血液循环是机体生存最重要的生理机能之一。由于血液循环，血液的全部机能才得以实现，并随时调整分配血量，以适应活动着的器官、组织的需要，从而保证机体内环境的相对恒定和新陈代谢的正常进行。循环一旦停止，生命活动就不能正常进行，最后将导致机体的死亡。

心血管系统的毒性作用可分为原发性和继发性。原发性是指药物对心血管系统的损伤是直接的，而继发性是指药物作用于其他系统间接地损害心血管系统。心血管毒理学（cardiovascular toxicology）是研究心血管毒物对心血管系统的毒性作用及其毒作用机制的科学。

心血管毒理学是毒理学的重要组成部分，是一个边缘和交叉学科。由于心血管系统在机体中的重要作用以及心血管疾病在人类重大疾病中的重要地位，近年来心血管毒理学研究十分活跃，越来越多的毒理学家采用毒理学、细胞生物学、分子生物学、生物化学、遗传学、免疫学、诊断学以及医学，影像学等学科的原理与技术方法，开展了心血管毒物毒性研究、毒作用机制探讨、药物心血管毒性及安全性评价、心肌基因治疗和干细胞治疗等一系列具有创新意义的研究工作，使心血管毒理学成为毒理学研究中进展迅速和成果显著的研究领域。

## 第二节　心血管系统生理

心血管系统重要的生理功能在于维持机体血液循环，将营养物质、氧气和其他生物活性物质运送到全身各组织及细胞，并将外来化合物及体内代谢产物通过血液循环排出体外，保证机体内环境稳定和生理功能正常。

心血管疾病属于人类重大疾病，严重威胁着人类健康与生命。随着医学模式的转变，传染病的发病率和死亡率在逐渐下降，而心血管疾病的发病率和死亡率却呈上升趋势，在一些发达国家和工业化国家中，缺血性心脏病也已成为常见病和多发病。自20世纪80年代后期以来，心血管疾病开始成为我国城乡居民的“第一大杀手”，每年死于心血管疾病的人数占全年总死亡人数的50%。如何有效预防和控制心血管疾病，已成为我国当前迫切需要解决的医学和社会问题。造成目前心血管疾病发病率和死亡率不断上升的重要原因是"重治疗、轻预防"现象的存在。如果现状不改变，那么在未来的 20～30 年间，我国的心血管疾病流行将成为社会发展的巨大负担。

目前心血管疾病的防治尚有许多需要解决的问题。首先，随着环境污染的加重，大量具有心血管毒性的环境毒物和工业毒物进入环境，增加了人群暴露机会和患心血管疾病的可能性，而我们对这些心血管毒物的毒性及其作用机制的了解和研究很少。其次，现在临床使用的许多药物，包括一些用于心血管疾病治疗的药物，本身就具有心血管毒性。如何科学合理地使用这些药物以及开发对心血管毒副作用小的药物已成为一个新的课题。另外，随着医疗手段的进步和医药产品的开发，每年都有大量的新药研发、生产和投入临床使用，这些新药以及新疗法的使用也都涉及毒理学安全性评价的问题，上述问题为心血管毒理学提出了更为艰巨的任务，也开辟了更广阔的发展空间。

# 第三节　作用于心血管的毒性药物

心血管毒物指具有心血管毒性并可能引发心血管系统损伤和导致心血管疾病的物质的总称。心血管毒物的种类很多，根据其来源可分为环境心血管毒物、工业心血管毒物、药物、具有心血管毒性的内源性物质和天然物质。

具有心血管毒性的药物种类比较多，临床使用的许多药物如使用不当都可能成为心血管毒物。这类药物包括 $Na^+$ 通道阻滞剂、$K^+$ 通道阻滞剂、$Ca^{2+}$ 通道阻滞剂、β－肾上腺素受体阻滞剂、强心甙、$Ca^{2+}$ 致敏剂、儿茶酚胺和拟交感神经药物、抗生素类药物、抗病毒药物、抗肿瘤药物、抗抑郁药物、免疫抑制剂等。另外，毒品和依赖性药物也具有心血管毒性。如表 9－1、9－2 所示。

有些心血管毒物来自体内代谢过程，称为具有心血管毒性的内源性物质。包括体内产生的各类自由基、细菌内毒素、激素（如雄激素、雌激素、孕酮、肾上腺皮质激素）和细胞因子（如干扰素、TNF－α、白细胞介素等），如表 9－3 所示。此外，有些天然物质，如动物毒素和植物毒素也具有心血管毒性。

药物引起的心脏毒性及可能机制如表 9－1 所示。

**表 9－1　具有心血管毒性药物的一般毒性效应**

| 毒物种类 | 损伤效应 | 可能机制 |
| --- | --- | --- |
| 抗心律失常药物 | 传导速率↓；早期心律失常<br>心动过缓；传导阻滞<br>动作电位间期↑；QTc 间期延长<br>AV 传导↓；负向肌力效应<br>负变时性效应 | $Na^+$ 通道阻滞<br>$K^+$ 通道阻滞<br>$Ca^{2+}$ 通道阻滞<br>β－肾上腺素受体阻滞 |
| 影响肌收缩力药物及相关药物 | 影响动作电位延续时间；AV 传导↓<br>拟副交感神经效应剂（低剂量）<br>拟交感神经效应剂（高剂量） | 抑制 $Na^+－K^+－$ATP 酶<br>$[Ca^{2+}]$ ↑ |
| $Ca^{2+}$ 致敏剂 | 舒张功能↓；早期心律失常 | $Ca^{2+}$ 敏感性↑；抑制磷酸二酯酶；抑制黄嘌呤氧化 |

（续上表）

| 毒物种类 | 损伤效应 | 可能机制 |
|---|---|---|
| 儿茶酚胺类 | 心动过速；心肌细胞死亡 | β-肾上腺素受体活化<br>冠状血管收缩；线粒体功能障碍<br>氧化应激反应；细胞凋亡 |
| 支气管扩张药 | 心动过速 | β-肾上腺素受体非选择性活化 |
| 抗肿瘤药物 | 心肌病<br>心力衰竭 | 改变离子稳态；氧化应激反应<br>冠状血管痉挛；细胞凋亡；线粒体损伤 |
| 抗菌药 | 负向肌力效应；动作电位持续时间↑<br>QTc 间期延长；早期心律失常 | [$Ca^{2+}$] ↓<br>$K^+$ 通道阻滞 |
| 抗真菌药 | 负向肌力效应；早期心律失常<br>传导阻滞 | $Ca^{2+}$ 通道阻滞；膜通透性↑<br>$Na^+$ 通道阻滞 |
| 抗病毒药物 | 心肌病 | 冠状血管痉挛；线粒体损伤<br>抑制线粒体 DNA 聚合酶<br>抑制线粒体 DNA 合成<br>抑制线粒体 ATP 合成 |
| 中枢神经药物 | ST 段升高；QTc 间期延长<br>传导阻滞；早期心律失常<br>心动过缓；抗胆碱能效应<br>心房纤颤；负向肌力效应<br>ST 段降低 | 改变离子稳态<br>$Na^+$ 通道阻滞<br>$K^+$ 通道阻滞<br>$Ca^{2+}$ 通道阻滞 |
| 麻醉剂 | 负向肌力效应；心输出量↓<br>早期心律失常；传导速率↓<br>心脏传导阻滞；心肌细胞坏死<br>拟交感神经效应；兴奋性↓<br>缺血/心肌梗死 | $Ca^{2+}$ 通道阻滞；改变 $Ca^{2+}$ 稳态<br>$Na^+$ 通道阻滞；冠状血管痉挛<br>氧化应激反应；线粒体损伤<br>β-肾上腺素受体敏感性增加<br>细胞凋亡 |
| 抗组织胺药 | 动作电位延续时间↑；QTc 间期延长<br>早期心律失常 | $K^+$ 通道阻滞 |
| 免疫抑制剂 | 心肌病；心力衰竭 | 改变 $Ca^{2+}$ 稳态 |

**表 9-2　药物及其相关毒物的血管毒性**

| 毒物种类 | 血管效应 | 相关疾病 |
|---|---|---|
| 抗生素/抗有丝分裂药物 | 肺内皮细胞的损害；胃肠道出血<br>持续的肾血管狭窄；门静脉血栓形成 | 肾功能衰竭 |
| 血管活性药物 | 视网膜血管痉挛；冠状动脉痉挛阻塞<br>血管痉挛（伴中度萎缩）<br>外周动脉血栓（高脂血症的大鼠）<br>门静脉内皮细胞损伤<br>血管内膜增生；冠状动脉老化<br>改变主动脉内皮细胞的结构<br>微绒毛增加；内皮细胞受损 | 散在动脉损伤<br>血栓导致周围组织坏死<br>参与血栓形成<br>冠状动脉疾病<br>血管舒张 |

（续上表）

| 毒物种类 | 血管效应 | 相关疾病 |
|---|---|---|
| 代谢药物 | 微血管的损伤 | 糖尿病；失明 |
| 抗凝血药物 | 脊柱血肿；硬膜下血肿；脉管炎 | 顽固性出血 |
| 氰基丙烯酸酯胶黏剂 | 肉芽增生及瘢痕形成；血管坏死<br>血管壁退行性变、血栓 | |
| 富马酸氨苯唑啉 | 肺动脉内膜、中膜增厚 | 肺动脉高压 |
| 阿司匹林 | 内皮损伤；胃糜烂<br>小血管闭塞；局部缺血梗死 | |
| 胆固醇 | 动脉损伤 | 动脉粥样硬化 |
| 高半胱氨酸 | 血管的脆性增加；内皮丢失<br>促进粥样斑中的平滑肌细胞增生 | 动脉粥样硬化 |
| 口服避孕剂 | 脑及外周血管的血栓形成 | 血栓栓塞症 |
| 青霉胺 | 结缔组织的血管损伤—血管壁基质损伤<br>肾小球免疫复合物沉积<br>抑制血管结缔组织合成 | 肾小球肾炎 |
| 血栓素 | 末端脑血管收缩 | 脑血管缺血 |

**表 9－3　内源性物质和天然物质的一般毒性效应**

| 毒物种类 | | 损伤效应 | 可能机制 |
|---|---|---|---|
| 雌激素 | 天然雌激素 | QTc 间期延长 | $K^+$通道性别差异表达 |
| | 合成雌激素 | 心脏保护作用 | 抗凋亡；抗氧化；$Ca^{2+}$通道阻滞<br>$Na^+-K^+-ATP$ 酶活性↑ |
| | 非甾体雌激素 | | 其他机制 |
| | 孕激素 | 增强可卡因毒性 | 机制不详 |
| | 雄激素 | 心肌梗死；心肌肥大 | 线粒体损伤；[$Ca^{2+}$] 稳态改变<br>其他机制 |
| | 糖皮质激素 | 心肌肥大；心肌纤维化 | 胶原蛋白表达增加；其他机制 |
| | 盐皮质激素 | 心肌纤维化；心力衰竭 | 胶原蛋白表达增加；其他机制 |
| | 甲状腺激素 | 心悸；正向肌力效应；心输出量↑<br>心肌肥大；心律失常 | [$Ca^{2+}$] 稳态改变 |
| 细胞因子 | 白细胞介素－1β、2、6 | 负向肌力效应；心肌细胞死亡 | NO 合成酶表达增加；细胞凋亡 |
| | 干扰素 γ | 心肌病；心律失常 | NO 合成酶表达增加；离子稳态改变 |
| | 肿瘤坏死因子－α | 负向肌力效应；心肌细胞死亡 | NO 合成酶表达增加；细胞凋亡<br>鞘氨醇增加；[$Ca^{2+}$] 一过性降低 |

# 第四节 心血管药物的毒性作用机制

心血管毒物种类繁多，所致心血管系统的损伤效应也很复杂，不同的心血管毒物毒作用机制不尽相同，心脏毒性的一般机制及产生的细胞毒性效应如表 9－4 所示。

表 9－4 心脏毒性一般机制

| 一般机制 | | 细胞效应 | 器官改变 |
|---|---|---|---|
| 干扰离子内环境稳态 | 抑制 $Na^+-K^+-ATP$ 酶 | [$Ca^{2+}$] ↑；传导速率↓ | 正向肌力效应；心律失常 |
| | $Na^+$ 通道阻滞 | $Na^+$ 通道活性↓；传导速率↓ | 心律失常 |
| | $K^+$ 通道阻滞 | $K^+$ 通道活性↓；复极化↓；动作电位延续时间↑ | 心律失常 |
| | $Ca^{2+}$ 通道阻滞 | L－型 $Ca^{2+}$ 通道活性↓；诱导 $Ca^{2+}$ 释放<br>AV 传导↓ | 负向肌力效应；心动过缓<br>负变时性效应 |
| 冠状血流改变 | 冠状血管收缩或闭塞 | 缺血（ATP 耗竭，细胞内酸中毒） | 心肌梗死；心肌重建心肌细胞死亡（坏死） |
| | 缺血/再灌注损伤 | 氧化应激反应 $Ca^{2+}$ ↑；细胞 pH 改变 | 心肌细胞死亡 |
| | 氧化应激反应 | 过氧化作用；线粒体功能障碍<br>DNA 损伤；[$Ca^{2+}$] 稳态改变 | 心肌细胞死亡 |
| 细胞器功能紊乱 | 肌纤维膜损伤 | 改变膜完整性 | 心肌细胞死亡 |
| | 肌质网功能紊乱 | 改变 [$Ca^{2+}$] 稳态 | 心肌细胞死亡 |
| | 线粒体损伤 | ATP 酶耗竭；细胞色素 C 释放<br>改变线粒体 [$Ca^{2+}$] 稳态 | 心肌细胞死亡 |
| | 细胞凋亡 | 细胞皱缩；肌纤维出胞；染色质凝聚<br>膜磷脂再分布；DNA 断裂 | 心肌细胞死亡 |
| | 增生改变 | 细胞肿胀；肌纤维出胞；染色质凝聚<br>线粒体肿胀 | 心肌细胞死亡 |

环境心血管毒物对心肌最为严重的损伤是凋亡和坏死导致的心肌细胞死亡。心肌细胞像其他细胞一样，存在细胞死亡程序和固有的死亡机制，心血管毒物可以激活这些程序。同时，机体具有损伤修复和保护机制，心血管毒物在激活死亡程序的同时也会启动机体保护机制。因此，死亡机制和机体保护机制的作用与平衡决定细胞结局。心血管损伤效应的可能作用机制及调控途径如图 9－1 所示。

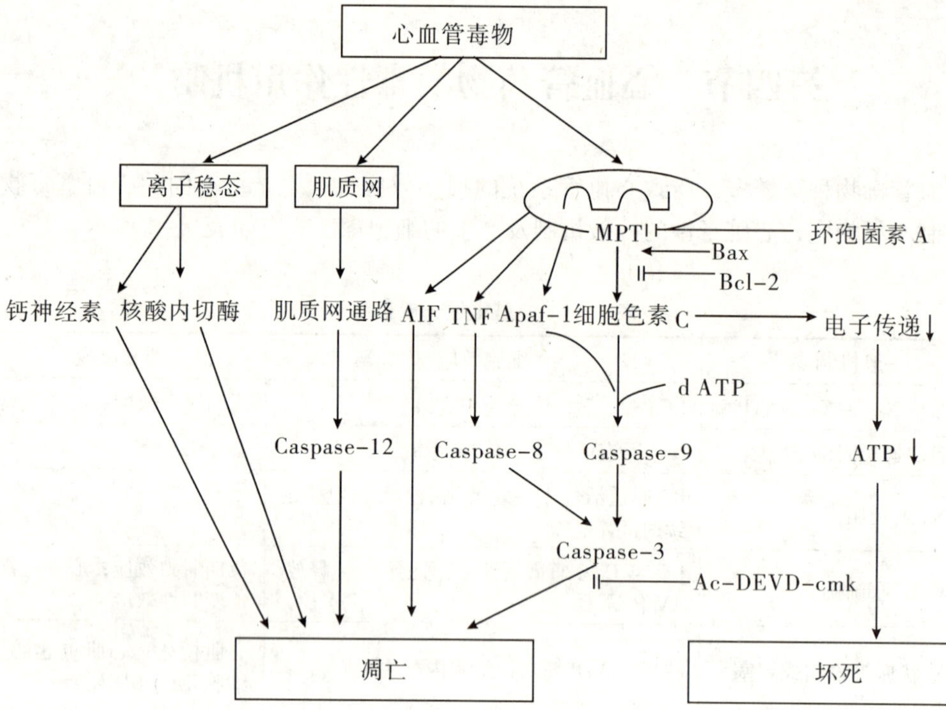


图 9－1

## 一、心肌结构和功能改变的分子基础

β－MHC 和 α 骨骼肌肌动蛋白基因表达程序重调与心肌肥大有关。通过这些分子调控过程引起心肌细胞中肌纤维和线粒体数目增多、细胞形态增大、心室壁增厚和心肌肥大，继而造成组织低灌流，导致机体代偿机制如交感神经系统和肾素—血管紧张素系统的激活。

机体神经体液的代偿反应机制激活负向调节激素，如心钠素（ANP）和 B 型利钠肽（BNP）。ANP 和 BNP 的长期表达使心肌细胞功能紊乱、凋亡和细胞缺失，引起心肌损伤甚至心力衰竭。在胚胎发育阶段 ANP 基因在心房和心室都有表达，但是在出生后不久心室的表达下调。心房成熟后心肌细胞成为 ANP 的主要合成部位。在心肌出现病理性重建时，在心室细胞 ANP 重新出现表达。近期研究证实 ANP 是引起心肌凋亡的因子，在心力衰竭的形成过程中凋亡起到关键作用。因此，ANP 的血清浓度在实验上和临床上被作为监测心力衰竭的重要指标。

## 二、心肌细胞死亡的线粒体调控途径

线粒体是心肌细胞凋亡的重要调控途径。线粒体外膜存在 Bcl－2 蛋白家族，包括前凋亡蛋白（Bax、Bad、Bak）和抗凋亡蛋白（Bcl－2、Mcl－1、Bcl－$X_1$）。生理条件下心肌细胞大量表达 Bcl－2 及其他抗凋亡蛋白，如果 Bax 表达上调，则细胞可能进入凋亡程序。心肌细胞死亡及其调控过程与线粒体结构功能改变有关，细胞色素 C 和 Caspase－3 等因子可被心血管毒物激活，通过氧化应激介导信号传导通路引起心肌细胞死亡。

心肌细胞在毒物作用下发生线粒体的渗透性转变（mitochondrial permeability transition，MPT）。MPT 的发生可能是短暂的，但能迅速变成不可逆过程并伴有线粒体稳态丧失和线粒体高度肿胀。线粒体肿胀能引起外膜破裂，将膜内的蛋白质及细胞色素 C 释放到胞质中。另一个引起线粒体细胞色素 C 释放的可能机制是 Bcl-2 家族的一个前凋亡蛋白 Bax 的作用。在氧化应激条件下 Bax 在包括心脏在内的许多器官过度表达，Bax 由胞质向线粒体转移定位，在线粒体外膜上形成小孔，但保持内膜的完整性，这种机制说明 Bax 介导的细胞色素 C 释放是 MPT 非依赖的。在心肌凋亡中，细胞色素 C 从线粒体释放到胞质是一个关键的起始步骤。细胞色素 C 与凋亡蛋白酶激活因子-1（Apaf-1）、Caspase-9 及 ATP 聚合，随后激活 Caspase-9 和 Caspase-3，启动凋亡级联反应，最后导致多聚 ADP 核糖聚合酶（PARP）和蛋白激酶 C-δ（PKC-δ）失活。

## 三、心肌死亡信号中的细胞因子

心肌细胞既是细胞因子的来源也是它的靶细胞。白细胞介素-1、白细胞介素-2 和 γ-干扰素都能诱导包括心肌细胞在内的靶细胞产生 TNF。在慢性心力衰竭中 TNF-α 和 Fas 配体的血清浓度升高，因此，TNF-α 和 Fas 配体可作为慢性心力衰竭的生物标志。TNF-α 最重要的作用是诱导心肌细胞凋亡，TNF-α 诱导的心肌凋亡通路由 TNF 受体（TNFR1 和 TNFR2）所介导。这些受体的激活引起 Caspase-8 的激活，使线粒体向核聚集并释放细胞色素 C，引起线粒体膜电位丧失、细胞皱缩和核浓缩，最终导致细胞凋亡。此外，Caspase-8 能直接激活 Caspase-3，引起细胞凋亡。

白细胞介素-6 是一个多功能的细胞因子，介导免疫和炎症性反应。在有心力衰竭的病人中观察到了血清白细胞介素-6 浓度升高。一个新的白细胞介素-6 受体家族成员心肌营养因子-1 最近克隆成功。心肌营养因子-1 具有神经生长因子的作用，并且也能引起心脏肌细胞肥大。心肌营养因子-1 在体外条件下可以抑制细胞因子诱导的凋亡，而在心肌病理状态下的作用仍有待研究。

内皮素-1 在心肌病形成过程中具有重要作用。它产生于心脏的内皮细胞、心内膜和肌细胞等多种类型细胞。心肌中内皮素-1 的限制表达被认为是对应激的适应性反应，可提高心肌收缩力和增加肌细胞蛋白合成率。然而，内皮素-1 的过度表达则通过产生局部血管痉挛、肌细胞崩解和增加心肌纤维化等过程使心肌适应不良。在大鼠模型中，心肌梗死伴有内皮素-1 高表达，利用特异性拮抗物（BQ-123）对内皮素 A 受体的选择性抑制可提高这些动物的存活率。

## 四、蛋白激酶 C 与心肌信号通路

蛋白激酶 C（protein kinase C，PKC）和 PKC 的信号传导通路是心血管毒物中研究较多的问题之一，研究证实心血管毒物可经 PKC 信号传导通路导致心肌肥大和心力衰竭。PKC 激活后，细胞增殖或凋亡与下游的调控事件有关。PKC 活化可使 G 蛋白磷酸化，蛋白活性因磷酸化而下调，cAMP 水平升高，即早基因活化，从而启动凋亡程序。PKC 活化也可使某些转录因子如 NF-kB 磷酸化，NF-kB 可从与其抑制剂 IKB 形成的复合物中分离并进入核内，激活转录过程，通过对细胞增殖相关基因的调控使细胞增殖。目前认为，cAMP 反应途径（CRE）、TPA 反应途径（TRE）和血清反应途径（SRE）及细胞周期调控相关的转录因子参与了对基因表达的调控。PKC 和 MAPKs（mitogen activated protein kinase）在心肌细胞凋亡信号传导中的确切作用仍不清楚。研究发现心血管遭受毒性刺激如阿霉素、I/R 损伤和 ROS 损伤可以活化 $MAPK_S$，ERK1/2 活化可能是心肌细胞的一种保护机制，JUK/SAPK 和 $P^{38}$ $MAPK_S$的活化则促进心肌细胞凋亡。

### 五、氧化应激与有丝分裂原激活蛋白激酶

氧化应激和 MAPKs 与心肌重建有关。在 MAPKs 家族中，有关 $P^{38}$MAPK 在心肌凋亡中作用的研究较多。$P^{38}$MAPK 是 MAPK 超家族中一个应激反应亚族。这个亚家族包括 $P^{38}\alpha$、$P^{38}\beta$、$P^{38}\gamma$ 和 $P^{38}\delta$。近期研究证实了 $P^{38}$作为一个重要的信号分子群在多种细胞类型中介导环境应激反应。在非心脏细胞中，$P^{38}$MAPK 在对内毒素、细胞因子、机械力和化学损害的反应中引起基因表达、形态学改变和细胞死亡。在心脏细胞中，已有报道说 $P^{38}$MAPK 在缺血再灌处理的心脏中与凋亡的发生有关。$P^{38}$MAPK 的激活与应激条件下产生的活性氧积累有关。

### 六、心脏毒性中钙的作用

大量的研究表明，Ras、MAPK 和 PKC 信号通路在心肌对肥大性刺激的反应中具有重要作用。所有这些信号传导通路都与细胞内 $Ca^{2+}$ 浓度的增加和肌肉收缩力的增强有关。钙在心肌肥大反应中的可能调控作用是通过肥大性刺激（如血管紧张素Ⅱ）引起细胞内钙增高及钙神经素激活，通过钙神经素激活引发一系列反应，包括 $NFAT_3$的去磷酸和移位到核内，在核内与 GATA4 相互作用。钙神经素也可能通过 NFTA 非依赖的机制调节心肌肥大。

### 七、凋亡的肌质网通路

凋亡的肌质网通路最近才被提出。定位于内质网（ER）的 Caspase－12 被 ER 应激激活。ER 应激包括内质网钙稳态破坏和 ER 中过多的蛋白质蓄积。Caspase－12 缺陷小鼠对 ER 应激引起的凋亡具有抗性。因此，认为是由 Caspase－12 介导 ER 特异性凋亡通路。这条通路对心肌细胞的影响有待深入研究。

## 第五节　心血管药物的毒理学实验方法和技术

### 一、免疫酶细胞化学方法

免疫酶细胞化学方法是利用酶标记已知抗原或抗体，在一定反应条件下与样品组织细胞中的抗体或抗原反应，形成的抗原抗体复合物中标记的酶分子可作用于相应底物并形成有色沉淀，从而显示样品中抗原抗体的分布部位，并可通过图像分析仪进行定量。免疫酶细胞化学方法包括酶标抗体免疫细胞化学方法和非标记抗体免疫酶细胞化学方法。前者直接用辣根过氧化酶、碱性磷酸酶等标记特异性抗体，使标记抗体与组织细胞中的相关抗原结合成复合物，通过显微镜下观察酶显色部位来定性和定位。后者则是通过酶

免疫动物获得特异性抗酶抗体，利用第二抗体将抗酶抗体连接在与组织抗原结合的第一抗体上，再将酶结合到抗酶抗体上，经显色反应分析抗原的分布情况。

## 二、激光共聚焦扫描显微技术

激光共聚焦扫描显微技术（confocal laser scanning microscope）是近年发展起来的利用激光共聚焦扫描显微镜分析细胞和生物大分子的显微分析技术。激光共聚焦扫描显微镜由激光光源系统、显微系统、检测系统、X－Y 平台系统、Z 轴步进马达和计算机系统几部分构成。它的工作原理是利用激光共聚焦扫描显微镜的共聚焦光路和激光扫描来获得被检细胞或生物样品的显微断层图像。激光共聚焦扫描显微技术的分析性能是传统显微技术和流式细胞技术无法比拟的。由于它观察的是样品的一个聚焦平面的图像，因此分辨率较普通显微镜要高；通过对待测样品的荧光标记，采用光电倍增管来检测标记荧光，提高了检测灵敏度；激光共聚焦扫描速度快，扫描范围大，其点扫描和线扫描速度可为毫秒级和微秒级，可对细胞进行动态观察；激光共聚焦扫描能对待测样品进行光切片观察，获得样品断层扫描图像，并可通过计算机软件对断层图像进行三维重组，使样品图像处理更便捷，保存更方便。利用激光共聚焦扫描显微技术可对细胞进行定性、定量、定位的动态观察，获得细胞形态的三维参数以及多种细胞动力学功能参数。激光共聚焦扫描显微技术经常用于活细胞动态观察，生物大分子如 DNA、RNA 的定性和定位，细胞及亚细胞的结构改变，细胞内抗原抗体结合及反应情况，酶分子在细胞内的定位及活性，细胞内 $Ca^{2+}$、$Mg^{2+}$ 变化，细胞间通信及膜电位和膜流动性测定。

## 三、原位杂交技术

原位杂交技术是指含有互补序列的 DNA 或 RNA 探针与样品中的 DNA 或 RNA 形成稳定的杂交体，通过对探针的标记使杂交体得以检测。标记探针的方法有直接标记法和间接标记法，直接标记可采用同位素直接标记 DNA 或 RNA 探针，间接标记可采用半抗原（生物素或地高辛）与探针结合，然后用标记的结合蛋白或特异性抗体进行检测。

对使用同位素标记探针进行的原位杂交可于室温下将杂交样片与 X 光胶片或乳胶片曝光，利用经曝光的片子显影和定影后分析杂交信号。非同位素标记如生物素或光敏生物素标记的探针可通过免疫组织化学方法，用显色液显色来分析杂交信号。由于原位杂交具有高度敏感性和特异性，因此，除了优化杂交条件以提高敏感性和特异性外，必须在实验中设立阳性对照和阴性对照以排除假阳性及假阴性结果。

## 四、酶联免疫分析方法

在细胞凋亡早期，只有少数细胞出现 DNA 断裂。而且如果断裂 DNA 片段较大，用电泳方法难以观测到明显的 DNA 梯状条带。在这种情况下应用抗组蛋白和抗 DNA 单克隆抗体酶联免疫法（ELISA）可进行凋亡检测。该方法具有定量分析、不需标记细胞、灵敏度高等优点，适合于大样本量检测。

## 五、流式细胞仪检测方法

荧光染料 Hoechst33342（HO）可透过膜结构，使活细胞及凋亡细胞的 DNA 染色。

带电荷的碘化丙啶（PI）则只能使坏死细胞着色。经适当波长的紫外光激发，二者可分别产生蓝色荧光和红色荧光，通过流式细胞仪分析，据各类细胞光反射性质的不同可对活细胞、坏死细胞及凋亡细胞进行定量分析。细胞荧光染色可采用 PI 单染色和 HO 双染色方法。凋亡细胞在等渗条件下染色，细胞吸收 HO 能力增强。在活细胞中加入 HO，凋亡细胞会产生较强蓝色荧光，其强度比坏死细胞和凋亡细胞大得多。因此，先进行 HO 活细胞染色，再进行 PI 染色，凋亡分析效果会更好，而且还适用于不发生 DNA 断裂的凋亡检测。

# 第十章　药物对皮肤系统的毒性作用

## 第一节　概述皮肤的结构和功能

### 一、皮肤的结构

人的全身表面都覆盖着皮肤，皮肤是软组织，柔韧而富于弹性，在一定的范围内可以推动和伸张。皮肤的厚度因年龄、性别、部位的不同而各不相同。皮肤是人体最大和最重要的器官，总重量约占人体的 8%，皮肤内容纳了人体约$\frac{1}{3}$的循环血液和约$\frac{1}{4}$的水分。

人体的皮肤包括表皮与真皮，表皮较真皮薄，由皮膜细胞构成，表层的细胞会剥落，然后由下层的新细胞取代，每一细胞从底层被推挤到外层时，会被压为扁平，最后失去生命变成鳞片的细胞，再行脱落。头皮屑就是头部表皮外层剥落的死细胞。真皮由结缔组织构成，含有血管、神经汗腺、皮脂腺和毛囊等。汗腺分泌汗液，与调节体温有关；毛发由毛囊底部长出，每一毛囊旁均伴有一皮脂腺，该腺可分泌油脂以滋润毛发。

皮肤的结构详见如图 10－1 所示的皮肤结构图。

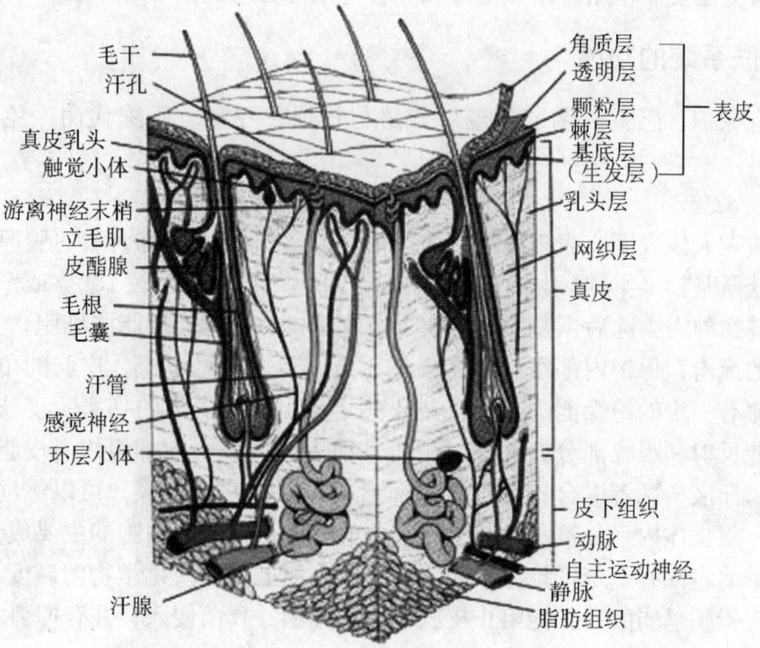


图 10－1　皮肤结构图

1. 表皮

表皮是皮肤的最外一层，为复层鳞状上皮。原皮分为四层结构，由深向浅依次为生发层、颗粒层、透明层和角质层。表皮中没有血管分布，营养的供应和物质代谢是通过组织液经细胞间隙来进行交换的。表皮虽然差不多只有普通纸那么薄，最厚处也不过0.2毫米，但它们都是由下面的基底层发育而成，基底层由基底细胞和黑色素细胞组成，黑色素细胞产生黑色素，基底细胞不断地进行分裂，产生新细胞。皮肤的颜色因人而异，在同一个人身体的不同部位颜色也各不相同。皮肤的颜色取决于皮肤所含黑色素的多少和血流的快慢，被太阳晒黑后的皮肤内含黑色素较多，皮肤逐渐变黑；运动后因毛细血管扩张，血流加快，皮肤会发红。

2. 真皮

真皮在表皮下层，由排列紧密的致密结缔组织形成，分为乳头层和网织层，两层之间无明显分界。乳头层是与表皮接触的部分，有丰富的毛细血管和神经末梢，形成供血和感受的有利条件。网织层在乳头层的深部，含有大量粗细不等的结缔组织纤维素，使皮肤有很大的弹力和韧性。此层有较大血管、淋巴管、神经末梢、汗腺、毛囊、皮脂腺、平滑肌等结构。药物皮内注射是将药物注入真皮组织内。

3. 皮下组织

皮下组织在真皮下，位于皮肤最深层，其厚度约为真皮层的5倍，二者之间无明显分界。皮下组织由大量脂肪组织散布于疏松的结缔组织中而构成，从而使皮肤具有保温和缓冲外来振动的作用。

4. 附属器官

毛发分为毛干和毛根两部分，毛干是露出皮肤外的部分，毛根埋于皮肤之内。绕在毛根周围的上皮和结缔组织叫毛囊。皮脂腺位于毛囊和毛肌之间，是一种分枝或不分枝的状腺，具有分泌皮脂作用，由分泌部和导管部两部分组成。

## 二、皮肤系统的功能

皮肤具有保护、感觉、调节体温、分泌与排泄、呼吸、新陈代谢、免疫七大生理功能。

1. 保护功能

皮肤覆盖在人体表面，表皮各层细胞紧密连接。真皮中含有大量的胶原纤维和弹力纤维，使皮肤既坚韧又柔软，具有一定的抗拉性和弹性。当受外力摩擦或牵拉后，仍能保持完整，并在外力去除后恢复原状。皮下组织疏松，含有大量脂肪细胞，有软垫作用，可缓冲外力的撞击，保护内部组织不受损伤；皮肤可以阻绝电流，皮肤的角质层是不良导体，对电流有一定的绝缘能力，可以防止一定量电流对人体的伤害，皮肤的角质层和黑色素颗粒能反射和吸收部分紫外线，阻止其射入体内伤害内部组织。皮脂腺能分泌皮脂，汗腺分泌汗液，两者混合，在皮肤表面形成一层乳化皮肤膜，可以滋润角质层，防止皮肤干裂，阻止体内水分被蒸发和体外水分的透入；角质层细胞的主要成分为质蛋白，对弱酸、弱碱的腐蚀有一定抵抗力。汗液在一定程度上可冲淡化学物的碱度，保护皮肤；皮肤表面的皮脂膜呈弱酸性，能阻止皮肤表面的细菌、真菌侵入，并有抑菌、杀菌作用。

2. 感觉功能

皮肤内含有丰富的感觉神经末梢，可感受外界的各种刺激，产生各种不同的感觉，如触觉、痛觉、压力觉、热觉、冷觉等。

3. 调节体温功能

当外界气温较高时，皮肤毛细血管网大量开放，体表血流量增多，皮肤散热增加，使体温不致过高。当气温较低时，皮肤毛细血管网部分关闭，部分血流由动脉不经体表而直接经动静脉吻合支进入静脉中，使体表血流量减少，减少散热，保持体温；当气温高时，人体大量出汗，汗液蒸发过程中可带走身体的部分热量，起到降低体温的作用。

4. 分泌与排泄功能

皮肤的汗腺可分泌汗液。皮脂腺可分泌皮脂。皮脂在皮肤表面与汗液混合，形成乳化皮脂膜，滋润保护皮肤及毛发；皮肤通过出汗排泄体内代谢产生的废物，如尿酸、尿素等。

5. 呼吸功能

皮肤并不是绝对严密无通透性的，它能够有选择地吸收外界的营养物质。皮肤直接从外界吸收营养的途径有三条：营养物渗透过角质层细胞膜进入角质细胞内；大分子及水溶性物质有少量可通过毛孔、汗孔而被吸收；少量营养物通过表面细胞间隙渗透进入真皮。

6. 新陈代谢功能

皮肤细胞有分裂繁殖、更新代谢的能力。皮肤的新陈代谢功能在晚上 10 点至凌晨 2 点之间最为活跃，在此期间保证良好的睡眠对养颜大有好处。

皮肤作为人体的一部分，还参与全身的代谢活动。皮肤中有大量的水分和脂肪，它们不仅使皮肤丰满润泽，还为整个机体活动提供能量，可以补充血液中的水分，储存人体多余的水。其次，皮肤是糖的储库，能调节血糖的浓度，以保持血糖的正常。

7. 免疫功能

许多皮肤病的发病机理，常有一定程度的变态反应参与。变态反应性皮肤病是由变态反应引起的一组炎症性皮肤病，又称过敏性皮肤病，十分常见。变态反应原可通过食入、注射、吸入、与皮肤黏膜的直接接触等途径而引起机体过敏，导致炎症反应的发生。变态反应参与大多数皮肤病的发病。轻症影响健康，重症可困扰终生，甚至危及生命。

其他功能：

1. 屏障功能

外来物引起皮肤损伤和全身中毒，需经过表皮层的弥散、穿透作用以及真皮的吸收作用。外来物吸收量的多少，除了同它的理化性质有关外，还同表皮的屏障功能以及真皮的血流量有关。外来物进入体内需穿过皮肤的三道屏障。

（1）表面膜：皮肤表面有一层膜，由甘油三酯、磷脂、胆固醇酯、皮脂腺分泌的物质和汗腺分泌的盐分组成。此膜的 pH 正常范围是 4.4 ~ 5.6，呈酸性。对水溶性的化学物质有一定的阻滞作用，由于角质细胞不断脱离与新生，被阻滞的化学物质也随之脱落。

（2）表皮屏障：主要由角质层下部和透明层组成。角质层由多层角化细胞组成，越向下排列越密。角质细胞膜较厚，外来物穿透较困难，角质层底部细胞间隙狭窄，而且间隙中有板状脂类和细胞间桥。角质细胞内又充满纵横交错的 α 角蛋白丝和无定型的基质（主要为透明角蛋白），这就构成了表皮的穿透屏障，如图 10－2 所示。

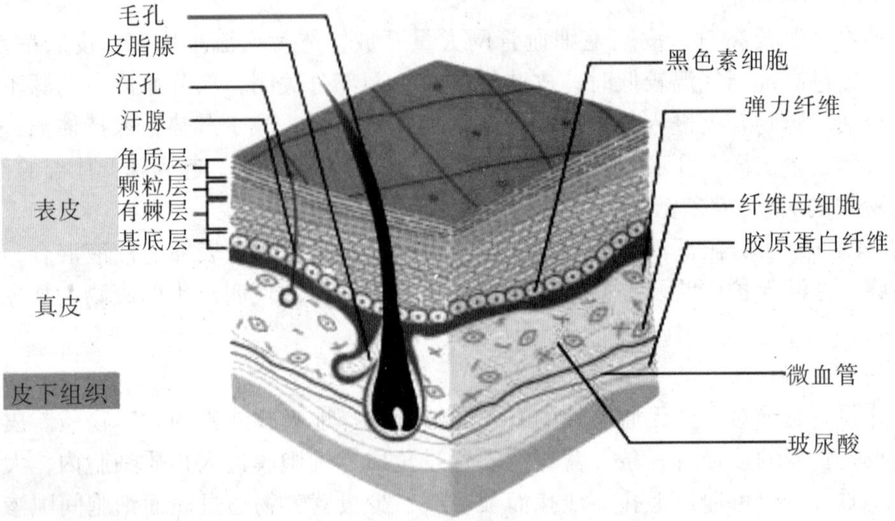


**图 10-2　表皮屏障**

（3）真表皮交界：边缘层部位，主要由硬蛋白、糖蛋白和黏多糖蛋白构成。对外来物具有选择屏障作用。

2. 皮肤吸收（吸收功能）

当角质层破损（如鳞癣、擦伤）时，皮肤穿透性差的物质透皮性明显增强。表皮的活性细胞层（颗粒层、有棘层和基底层）允许疏水性的物质通过细胞膜；水溶性的物质可弥散入细胞内液。穿透皮肤进入真皮的物质很容易被吸收进入血循环。

皮肤吸收率是估计皮肤暴露物危害的重要指标。在稳态情况下通透性增强的顺序：脚底部 < 手掌 < 阴囊 < 前额 < 腹部。一些物质可经皮肤附属器进入机体，附属器的相对面积仅占皮肤总面积的 0.1% ~1%，可忽略不计。穿透的初始，角质层的渗透缓慢，皮肤附属器的相对直接的传输在短期暴露中无疑起了重要的作用。皮脂腺还可能成为一些脂溶性药物的储存库。

3. 生物转化功能

皮肤（主要是表皮和皮脂腺）含有酶系统，可进行酶促生化反应。正常情况下皮肤 I 相反应的酶仅相当于肝脏 I 相反应酶的 2%，但诱导后其活性明显增加。如用苯并芘处理新生大鼠的表皮，皮肤芳香烃羟化酶的活性增加了 20%。

人皮肤还含其他的酶类，如蛋白水解酶、酯酶、糖苷酶和磷酸酯酶等。这些酶的催化活性对穿透皮肤的物质有重要的影响。例如，水杨酸甲酯容易弥散通过表皮，经代谢后在真皮中测到其酯化水杨酸盐。人和啮齿类动物皮肤可测到多种形式的 Ⅱ 相代谢反应的酶，如环氧化物酶和 UDP－葡糖醛酰基转移酶等。

# 第二节　皮肤毒作用类型

药物对皮肤的毒性类型是多种多样的，主要包括以下几种：

## 一、原发性刺激

主要指药物对皮肤局部产生刺激作用，刺激作用分为以下几种：

（1）改变皮肤结构的损伤：化合物作用于皮肤后使皮肤的完整性被破坏，立即引起局部皮肤组织起疱，甚至坏死。例如强酸引起凝固性坏死，强碱引起溶化性坏死。

（2）药物性皮炎：药物作用于皮肤后，可以引发轻度红斑、丘疹以及水痘，药物与皮肤接触后即可发生，而且发病仅限于直接接触部位，边缘清楚。造成药物性皮炎的药物有阿司匹林、磺胺类、巴比妥类等。

（3）皮肤色素沉着：化合物可以绕过表皮的屏障直接透过皮脂腺和毛囊壁而进入真皮引起角化性毛囊损害，影响皮肤色素代谢，产生皮肤色素沉着。例如肼和磷酸二甲酯、二甲基亚砜、丙烯腈。

## 二、致敏作用

1. *皮肤过敏反应*

机体皮肤接触某种致敏药物后，经过一段时间的潜伏期再遇该致敏物后，发生特异性免疫反应。从变态反应角度看，它属于第Ⅳ型反应，即迟发型变态反应，主要由 T 淋巴细胞引起，这种皮肤损伤不一定限于皮肤接触部位，可以广泛地、对称地发生，边缘不清。首次皮肤接触不发生反应，一般经过大约 20 天。再次接触该药物才能发病，所以有一定潜伏期。对特异质高敏患者可反复发作。产生皮肤过敏的药物有氯丙嗪、磺胺类、青霉素、普鲁卡因等。

2. *皮肤光敏反应*

药物对皮肤的损伤需要一定波长的光线参与。这主要是由于药物吸收特定波长的光线后，组织细胞对该药物的反应性增强，一般分为两种情况：一种为光毒性反应，即药物在日光下，特别是在紫外线照射下，发生光化学反应，形成有毒物质，使皮肤对日光的灼伤效应特别敏感，如氯丙嗪、荧光染料。另一种为光变态反应，药物在日光照射下，发生光化学反应，形成具有半抗原作用的物质，与皮肤组织蛋白质结合成致敏原，但再次接触日光时发生反应。如灰黄霉素和去甲金霉素。

3. *经过皮肤吸收产生全身中毒反应*

有些药物不引起皮肤形态学改变，但可通过降低皮肤的屏障作用，增加皮肤细胞的通透性，使皮肤充血，皮肤黏度增高，加速皮肤吸收，引起全身中毒。如有机磷酸酯类药物经皮肤吸收可引起皮肤中毒。

对于皮肤的毒性作用，不同的皮肤损伤应采取不同的措施进行治疗。对改变皮肤结构的损伤（即酸碱类引起的急性皮肤灼伤），应立即用大量清水冲洗，再进行中和作用。对药物性皮炎，可根据皮肤损伤的性质、范围，适当选用外用药物和内服药物对抗过敏作用。对皮肤色素沉着，可涂一些软膏进行治疗，对皮肤过敏应找出过敏原，避免再次接触。经过皮肤吸收产生全身中毒可立即脱离接触，加速有机磷药物的排泄。

4. 糖皮质激素大量应用对皮肤的损伤

有的药物如糖皮质激素对皮肤的毒性作用，除直接作用于皮肤产生对皮肤的毒性外，还可通过其他途径造成机体负氮平衡，引起机体皮肤变薄，皮肤表皮萎缩，真皮乳突层变得致密，表皮的颗粒层消失，皮肤基底细胞层出现核萎缩。

5. 皮肤癌

（1）电离辐射（X 射线和紫外线）：过度照射可引起外露皮肤的鳞状皮肤癌、基底细胞癌、恶性黑色素瘤。主要原因是皮肤细胞内 DNA 吸收了光子，使其中相邻的两个嘧啶连接（包括胸腺嘧啶与胸腺嘧啶、胸腺嘧啶与胞嘧啶、胞嘧啶与胞嘧啶）形成嘧啶二聚体，二聚体又形成环丁烷，从而破坏 DNA 双螺旋中二聚体所在处的磷酸二酯骨架，妨碍 DNA 分子的复制，形成皮肤癌。

（2）热辐射形成促癌作用：冬季烧火炕取暖，有时臀部皮肤发生癌变形成所谓“炕癌”，表明长期的热辐射可能有一定的促癌作用。在烧伤瘢痕的基础上易发生“瘢痕癌”，主要由于在烧伤瘢痕中发现了致癌物，使细胞持续增生，DNA 易发生突变而产生肿瘤。

（3）化合物引起皮肤癌：致癌性特别强的化合物如 3，4－苯并芘、双苯并蒽、甲基胆蒽、二甲基苯蒽涂抹皮肤，可使皮肤细胞的结构和功能发生一系列改变，表现为异常代谢、生化改变、浸润转移、细胞分化调控失常，进而转化成为肿瘤细胞，最终形成皮肤癌。但这种单个肿瘤细胞经过 30 代的增殖，才能成为有临床意义的肿瘤。所以形成皮肤肿瘤的整个过程需要相当长的时间，一般潜伏期为 15～20 年，少数情况需要 5 年时间。

## 第三节　毒作用机制

如果一个化学毒物能够穿过角质屏障而被吸收，那么它有可能具有皮肤毒性。局部染毒后，通过检查皮肤的解剖结构和生理功能是否受到破坏，可用于评价毒物的皮肤毒性。

许多皮肤毒物通过损伤皮肤屏障产生刺激反应。有机溶剂主要通过萃取细胞间的脂质损害皮肤屏障；部分化学物则直接消化或破坏角质层和真皮；强酸、碱金属、酚醛塑料等化学腐蚀剂主要攻击表皮屏障，损害深层的细胞层。对于这些毒物，最好的处理方法就是使用大量的清水或亲水性溶剂进行冲洗。但也有例外，如生石灰能与水发生强烈的反应产生大量的热能，金属（锡和钛）、四氯化物则会水解成盐酸，用水清洗将会加重它们对皮肤的损伤。这些刺激性反应可以使用体外模型进行评价，如外皮肤侵袭性试验利用胶原蛋白作为体外皮肤实验模型，通过测定化学物通过胶原蛋白层后碱度改变引起的化学颜色变化，判定角质层大分子受到的损害，得到的有关皮肤腐蚀性的安全性数据，可以用于代替兔皮肤或作为初步筛查手段。

某些情况下，表皮细胞还可以通过其他的方式受到损害。如果化学物作用于免疫系统，临床表现与免疫系统的类型（如细胞免疫反应、体液免疫反应、急性超敏反应等）

有关。要强调的是免疫细胞（如朗格汉斯细胞、淋巴细胞、肥大细胞）调节免疫反应，而角化细胞能激发这种反应，这与原先认为角化细胞只能通过产生角蛋白和脂质形成一个完整的角质层屏障来维持皮肤的完整性不同。因此，角化细胞可能是变应性或刺激性接触皮炎反应中重要的免疫反应细胞。

多年的实验证据均表明角化细胞通过产生生长因子、细胞趋化因子及黏附分子而激发炎症。环境刺激因素，如接触过敏原（漆酚、硫酸镍）、化学毒物（巴豆油、TPA、SLS）或物理刺激（紫外辐射），破坏皮肤屏障从而产生复杂的后续反应（如急性炎症性反应）。这种生物化学的级联反应将组织损伤限制在局部并通过协调机体的创伤愈合机制进行修复，表现为红、肿、热、痛。这些症状提示局部细胞能释放一些增加血流和毛细管通透性的介质到达损伤部位，朗格汉细胞被认为是唯一能激发这类反应的细胞。角化细胞（占表皮细胞的95%）则作为一个信号分子通过产生细胞因子影响周围组织，促进免疫细胞迁移分化，激发和扩大急性炎症性反应，其中肿瘤坏死因子α（TNF－α）和白介素－1（IL－1）被认为是急性炎症性反应的两个主要的调节因子。

在皮肤炎症的始发阶段，上述外界刺激物能直接诱导角化细胞产生特异性的前炎症性细胞因子和黏附分子，从而触发皮肤炎症性反应。相互结合的角化细胞和朗格汉细胞共同参与急性炎症性细胞因子（如TNF－α、IL－1）的释放和表面蛋白（如细胞黏附分子－1、ICAM－1）的表达；TNF－α和IL－1能够进一步活化真皮内皮细胞产物，包括表面白细胞黏附分子（ICAM－1）、内皮细胞黏附分子－1（ELAM－1）和血管细胞黏附分子－1（VCAM－1）；IL－8和IL－1促进T细胞向表皮迁移。T细胞和角化细胞进一步增加表皮细胞的细胞因子的产生，促进T细胞增殖。其他的免疫介导过程能产生抗原特异性的记忆性T细胞，如果该细胞在皮肤中再次识别同种抗原，将增大反应强度，爆发为一个免疫介导的炎症性反应。如果没有出现这种免疫识别，反应则被限制。有许多细胞因子在免疫性炎症性反应中发挥作用，其中TNF－α被认为是最主要的。皮肤中TNF－α主要来源于肥大细胞、局部的角化细胞和朗格汉斯细胞。在IgE依赖性反应中，成熟的肥大细胞中含有大量的TNF－α。研究报道，利用蛋白质印迹法观察大鼠皮肤的炎症性反应，发现暴露于丙酮与贴片2.5 h后TNF－α增加72%，其中1 h后mRNA表达的水平最高，然后经过8 h降低到稳定的水平。这些研究证明TNF－α的产生是机体对破坏表皮屏障的刺激物的直接性反应。

必须强调的是，许多局部性刺激物（如有机溶剂、腐蚀剂）损害角质层屏障，增加表皮水分丧失，破坏的角质层屏障进行再生时，会激发细胞因子（特别是TNF－α）产生反馈性反应。这些炎症介质还可以产生其他的反应，如由角化细胞介导刺激反应，在抗原识别后产生免疫反应。无论是哪种反应机制，刺激反应的结果大都是导致表皮细胞的死亡。

此外，化学致癌剂能将基底层的角化细胞转化为鳞状细胞形成肿瘤。

从上述分析可见，各种外源性因素对皮肤刺激可以诱导皮肤出现各种各样的反应，包括从轻微的皮肤刺激到带有大片坏死的完全性损伤。其损害的程度与刺激物的化学反应类型（如诱导角化细胞释放细胞因子、损害细胞的代谢过程、退化和细胞溶解以及坏死）、化学物的剂量或物理作用的强度、穿过表皮屏障的能力、暴露的时间及诱导免疫反应的能力等多方面因素有关。

# 第四节　皮肤毒性评价方法

## 一、药物经皮肤的吸收途径

药物经皮肤吸收有两条途径：

（1）表皮细胞构成皮肤的表面，大部分药物能通过表皮脂质屏障而被吸收，是主要的途径。被表皮吸收时，药物需经排列紧密的角质层→透明层→颗粒层→生发层和基膜，才能到达真皮，最后进入血管。

（2）通过汗腺、皮脂腺和毛囊等皮肤附属器而被吸收。但它们的横断总面积仅占表皮面积的0.1%～1%，故此途径不占重要地位，电解质和某些金属能少量地经此途径吸收。在最初接触的10分钟之内，皮肤附属器的吸收占优势，随时间延长，扩散系数变小，而通过角质层吸收才转为优势。

## 二、刺激性皮炎实验

刺激性皮炎是最常见的一种皮肤损伤，目前常用的检测方法主要有一次和多次斑贴试验，后者相似于累积刺激试验。实验动物目前多选兔和豚鼠，对于强刺激和无刺激作用的物质用兔检测效果好，但对作用缓和的刺激物用豚鼠试验结果较准确。

实验应遵循以下原则：

（1）受试物应以一次剂量或多次剂量涂（敷）于健康的无破损的皮肤上。

（2）每种受试物至少要用4只健康成年动物（家兔或豚鼠）。

（3）试验均采用自身对照。

（4）受试物使用浓度，一般情况下，液态受试物采用原液或预计人应用的浓度。固态受试物则用水或合适赋形剂（如花生油、凡士林、羊毛脂等），按1∶1浓度调制。

（5）凡具有高度皮肤毒性，例如 $pH<2$ 或 $pH>11.5$ 的化学物质，均不进行本项试验。

试验方法：

（1）一次皮肤涂抹实验：试验前24 h，将实验动物背部脊柱两侧毛剪掉，不可损伤表皮，去毛范围左、右各约3 cm×6 cm。

（2）取受试物0.1 mL（g）滴在2.5 cm×2.5 cm大小的四层纱布上敷贴在一侧皮肤上或直接将受试物涂在皮肤上，然后用一层油纸覆盖，再用无刺激性胶布和绷带加以固定。另一侧涂赋形剂作为对照。敷用时间一般为24 h。试验结束后用温水或无刺激性溶剂除去残留受试物。

（3）于除去受试物后的1 h，24 h和48 h观察涂抹部位皮肤反应，按表10－1和表10－2所示进行皮肤反应积分和刺激强度评价。

表 10－1　皮肤刺激反应评分标准

| 红斑形成 | 积　分 |
| --- | --- |
| 无红斑<br>勉强可见<br>明显红斑<br>中等～严重红斑<br>紫红色红斑并有焦痂形成 | |
| 水肿形成<br>无水肿<br>勉强可见<br>皮肤隆起轮廓清晰<br>水肿隆起约 1 mm<br>水肿隆起超过 1 mm，范围扩大 | |
| 总　分 | |

表 10－2　皮肤刺激强度评价

| 强　度 | 分　值 |
| --- | --- |
| 无刺激性 | 0～0.4 |
| 轻刺激性 | 0.5～1.9 |
| 中等刺激性 | 2.0～5.9 |
| 强刺激性 | 6.0～8.0 |

## 三、致敏性实验

皮肤变态反应是指通过重复接触某种物质后机体产生免疫传递的皮肤反应。化学物质引起的变态性接触性皮炎，属Ⅳ型（即延迟型）变态反应。在人类的反应可能是瘙痒、红斑、丘疹、水疱或大疱，动物仅见皮肤红斑和水肿。

试验方法的原则：由于接触致敏的发病过程包括致敏（诱导）和激发两个阶段，动物在第一次接触受试物后至少 1 周，再次给予激发接触。通过观察激发接触能否引起皮肤反应确定有无致敏作用。实验首选动物为豚鼠。激发浓度一般应低于致敏浓度，不得引起原发刺激性皮肤炎症反应。为提高皮肤反应的阳性率（增强敏感性），通常采用福氏完全佐剂（FCA），而不影响实验的评价。兔皮刺激试验（Draize 试验）是将受试物注入皮内诱导其致敏性，局部反应根据临床特征分级。豚鼠最大化试验和 Draize 试验的不同点是第一次皮内注射受试物的同时加注弗氏完全佐剂，弗氏完全佐剂是一种分枝杆菌蛋白，可增强免疫。这种诱发试验也用于人（志愿者），但一般不主张在人体使用免疫增强剂（弗氏完全佐剂），可选用较高的诱导浓度来增强致敏性。上述试验方法可成功地预测人类强致敏物的变态反应性，但不能有效测试弱变态反应原。体外测试系统有可能弥补体内试验的不足之处，如朗格汉斯细胞的激活状态试验。

## 四、豚鼠最大化试验（GPMT）

（1）试验动物皮内或涂皮给予诱导剂量，经过10～14天的诱导期，此时免疫反应发生，然后给予激发剂量，以观察是否出现了过敏反应。

（2）实验动物：选择成年豚鼠，雌雄不拘。受试物组不少于20只、对照组不少于10只。

（3）剂量：在GPMT试验中，致敏剂量应足够高，以产生轻中度的皮肤刺激性且能很好地全身耐受，激发剂量为不产生刺激性的最高剂量。

（4）试验步骤：GPMT试验采用皮内注射给药，加或不加佐剂进行诱导，5～8天后再次局部诱导，第20～22天给予激发剂量24小时，在去除激发剂量24小时和48小时后读取结果。如果结果难以判定，一周后再次激发。

（5）观察指标：一般在致敏后1小时和24小时及激发后24小时和48小时观察皮肤是否有红斑、水肿和其他异常反应，根据表10－3对红斑和水肿进行评分。

（6）结果评价：计算过敏反应发生率。根据表10－4判断过敏反应发生程度。

**表10－3　红斑和水肿评分**

| 皮肤反应强度 | | 分　值 |
|---|---|---|
| 红　斑 | 无红斑 | 0 |
| | 轻微可见红斑 | 1 |
| | 中度红斑 | 2 |
| | 严重红斑 | 3 |
| | 水肿性红斑 | 4 |
| 水　肿 | 无水肿 | 0 |
| | 轻度水肿 | 1 |
| | 中度水肿 | 2 |
| | 严重水肿 | 3 |
| | 总　分 | 7 |

**表10－4　皮肤过敏性评价标准**

| 过敏反应发生率（%） | 分　级 | 过敏反应强度 |
|---|---|---|
| 0～8 | Ⅰ | 弱致敏 |
| 9～28 | Ⅱ | 轻度致敏 |
| 29～64 | Ⅲ | 中度致敏 |
| 65～80 | Ⅳ | 强致敏 |

注：当过敏反应发生率为0时，可判为未见皮肤过敏反应。

## 五、皮肤致癌试验

致癌试验的目的是考察药物在动物体内的潜在致癌作用，从而评价和预测其可能对人体造成的危害。任何体外实验、动物毒性试验和人体应用中出现的潜在致癌性因素均可提示是否需要进行致癌试验。国际上，对于长期使用的药物已经要求进行啮齿类动物致癌试验。在研究药物的潜在致癌作用中，致癌试验比现有遗传毒性试验和系统暴露评价技术更有意义。这些试验也可帮助理解无遗传毒性药物的潜在致癌作用。目前常规用于临床前安全性评价的遗传毒性试验、毒代动力学试验和毒性机理研究的数据，不仅有助于判断是否需要进行致癌试验，而且对于解释研究结果与人体安全性的相关性也是十分重要的。由于致癌试验耗费大量时间和动物资源，只有当确实需要通过动物长期给药研究评价人体中药物暴露所致的潜在致癌性时，才应进行致癌试验。如果某些药物存在潜在致癌的可担忧因素，可能需要进行致癌试验。应慎重评价这些潜在致癌因素，因为这是大多数药物进行致癌试验的最主要理由。应考虑的几个因素如下：①已有证据显示此类药物具有与人类相关的潜在致癌性；②其构效关系提示致癌的风险；③重复给药毒性试验中有癌前病变的证据；④导致局部组织反应或其他病理生理变化的化合物或其代谢产物在组织内长期滞留。动物的给药途径应尽可能与拟用的临床途径相一致；如果不同给药途径下代谢及系统暴露量相似，可采用其中一种给药途径开展致癌试验，此种情况下，应充分关注与临床给药途径相关的组织器官（如与吸入剂使用相关的肺部）中受试药是否得到充分暴露。药代动力学分布数据可提供受试药是否得到充分暴露的证据。

动物常用大鼠和小鼠，已建立许多化学致癌作用体外研究方法。常用培养的大鼠和小鼠上皮角质形成细胞，也有用人表皮细胞，为进行体外致癌试验提供了新的重要测试工具。

# 第十一章　药物对内分泌系统的毒性作用

内分泌系统（endocrine system）是机体的重要调节系统，它与神经系统相辅相成，共同调节机体的生长发育和各种代谢，维持内环境的稳定，并影响行为和控制生殖等。

内分泌系统是人体的一种特殊分泌方式，它通过无导管的内分泌腺，合成并分泌高度特异的生物活性分子（激素），通过血液分布全身，作用于有特异受体的靶细胞。

当机体在药物作用下，内分泌系统通常会在神经与之相互作用的基础上，产生一系列的反应，以调整失常的生理功能。内分泌系统的这种反应，是机体应激反应的重要组成部分，是许多药物都能引起的一种非特异质反应，这对各种药物引起急性或慢性中毒过程的发生、发展具有普遍意义。因此，观察在药物作用下，机体内分泌功能特异性或非特异性变化，能为中毒机理的阐明、治疗方案的制订和阈浓度的确定提供重要依据。

## 第一节　概述内分泌系统的生理功能

内分泌系统包括内分泌腺、内分泌组织（如胰岛）和散于各系统或组织内的内分泌细胞。内分泌系统由神经系统通过下丘脑调节，神经系统也受内分泌系统的调节，二者关系非常密切。内分泌系统与神经系统共同调节机体的生长发育和代谢，维持体内平衡和稳定。内分泌系统通过内分泌腺或散在的内分泌细胞所分泌的高效能的生物活性物质，经组织液或血液传递，作用于有特异受体的靶细胞，从而协调各种生理活动，维护机体内环境的稳定，此种生物活性物质称为激素（hormone）。大多数激素经血液运输至远距离的靶细胞或靶组织而发挥作用，这种方式称为远距离分泌（telecrine）；某些激素可不经血液运输，仅由组织液扩散而作用于邻近细胞，这种方式称为旁分泌（paracrine）；有的作用于分泌激素的细胞本身，称为自分泌（autocrine）；还有的内分泌细胞的信息物质分泌不出来，原位作用于该细胞质内的效应器上，称为胞内分泌。内分泌系统的主要生理功能是调节体液和物质代谢，调节生长、发育、生殖和衰老。当机体在药物的作用下，内分泌系统常会产生一系列的反应，以调整失常的生理功能。

## 第二节　药物对内分泌系统的毒性作用

药物对内分泌系统靶器官的毒性机理：兴奋皮层下中枢/干扰下丘脑促激素释放激素的生物合成及分泌/ 干扰垂体促激素的生物合成及分泌（间接作用）或抑制靶器官合成及分泌激素（直接作用），结合血液循环中的蛋白，改变结合激素与游离激素的比率，这种结合也影响下丘脑—垂体—靶器官激素的相互关系。

药物对内分泌系统的毒性特点：①某些内分泌器官对药物比较敏感而易受损；②毒性作用多为可逆的，停药后作用消退，但功能恢复需时较长；③对生长期机体的内分泌作用可能导致不可逆性损伤，如垂体、甲状腺、肾上腺、性腺等。环境因素的应激能影响下丘脑一些释放激素的分泌活动，这就使垂体—靶器官的相互关系出现变化。一些药物能够干扰促激素的生物合成或分泌，另一些药物可能对靶器官生物合成的激素功能具有抑制作用。

有些药物可与血液循环中的蛋白发生结合，从而改变结合激素与游离激素的比率，这种结合上的变化也能改变垂体—靶器官激素的相互关系。

药物对内分泌系统的毒性作用，不同的内分泌腺的敏感性不同，一些内分泌器官似乎对药物较敏感而易受损伤。靶器官与激素的相互影响常导致机体内多层次激素平衡的破坏。许多药物对内分泌系统的作用是可逆的，一旦停药，作用消退，但功能的全面恢复往往需要数月或更长时间。药物对正在生长的机体内分泌的作用可能导致不可逆的损伤。

## 一、药物对垂体的毒性作用

垂体位于蝶鞍垂体窝内，由神经垂体和腺垂体两部分组成。前者分为神经部和漏斗部两部分；后者分为远侧部、中间部及结节部三部分。远侧部最大，又称垂体前叶，神经部和中间部合称后叶。垂体内有不同形态和功能的内分泌细胞，并分泌不同激素。如腺垂体分泌促甲状腺激素（TSH）、促肾上腺皮质激素（ACTH）、卵泡刺激素（FSH）、黄体生成素（LH，男性也称间质细胞刺激素，ICSH）、生长激素（GH）、催乳素和黑素细胞刺激素（PRL），神经垂体分泌抗利尿激素（ADH）和催产素（oxytocin）。

临床常用抗精神失常药氯丙嗪，可阻断结节—漏斗通路的多巴胺受体，导致垂体激素分泌紊乱：催乳素分泌增加，生长激素分泌减少。临床表现为溢乳—闭经综合征：女性闭经、溢乳，男性性功能下降，少数也可溢乳。儿童长期用药后影响发育。

实验研究发现，抗精神分裂症药物舒必利，作用机制与氯丙嗪相同，可阻断结节—漏斗通路多巴胺受体，可引起大鼠垂体前叶释放催乳素和刺激 DNA 复制。

## 二、药物对甲状腺的毒性作用

甲状腺体积较小，约 5 cm 宽，在颈部喉结节正下方，由皮肤覆盖，腺体的两半（叶）由中间部位（峡部）连接。因此甲状腺形似英文字“H”或蝴蝶结，如下图所示。正常情况下，肉眼看不到，也较少能触及。

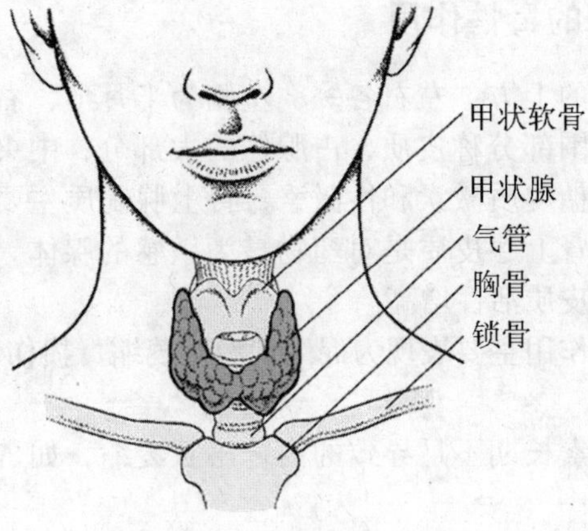


人体甲状腺

甲状腺分泌甲状腺激素，调控体内各种化学反应的速度（代谢速率）。甲状腺通过两种方式影响机体代谢率：刺激几乎所有组织合成蛋白质；增加细胞耗氧量，使细胞负担加重，器官代谢加快。

一般药物引起甲状腺功能紊乱和组织变化不一定都有明显的临床表现，临床表现可由神经系统引起或是内分泌腺所致。药物损伤甲状腺的机理还不十分明了，总的来说有两方面：

1. 直接作用

药物可抑制甲状腺激素的合成和运输过程，甲状腺激素可以影响细胞内的能量代谢水平，糖、脂肪、蛋白质代谢水平以及维生素、无机盐代谢等。

2. 间接作用

通过使皮层下中枢发生兴奋，下丘脑刺激垂体前叶分泌促甲状腺激素，使甲状腺组织肥大，功能亢进，而甲状腺激素分泌旺盛时，又可反作用于神经系统及机体的其他部位，引起高级神经系统活动紊乱，形成恶性循环。

目前临床常用的抗甲状腺药物有硫脲类的丙基硫氧嘧啶（PTU）及甲基硫氧嘧啶和咪唑类的甲巯咪唑（他巴唑）及长比马唑（甲亢平）的四种药物。我国使用最多的是甲巯咪唑（MMI）和丙基硫氧嘧啶，甲基硫氧嘧啶因作用弱、毒性大，已趋淘汰。此类药物主要通过抑制无机碘氧化为活性碘，影响酪氨酸碘化和碘化酪氨酸的偶联，从而抑制甲状激素的合成，但不抑制其释放，对已合成的甲状腺激素无拮抗作用，也不干扰外源性甲状腺激素的疗效，故应用此类药物治疗需 1 ~2 周后体内甲状腺激素储备耗竭时才能显效。本组药物还可能有直接免疫抑制作用，能减少甲状腺内淋巴细胞浸润，恢复失常的淋巴细胞功能，抑制自身抗体的形成，使血液循环中促甲状腺激素受体抗体下降。

本组药物的毒性作用如下：

（1）白细胞减少和粒细胞缺乏症：甲巯咪唑及丙基硫氧嘧啶多见。常见于开始服药后 2 ~3 个月，但也可见于全过程任何时候。故在初级阶段应每 1 ~2 周随访白细胞总数和分类，在此阶段如有咽喉痛、发热、乏力、关节肌肉酸痛应立即复查。

（2）药疹：多为轻型，极少出现严重的剥脱性皮炎，一般药疹可不停药。

（3）其他：用药剂量过大时可加重突眼和甲状腺肿，应调整药物剂量。部分病人可出现轻度肝损害：丙基硫氧嘧啶偶可引起严重肝损害、肝细胞坏死，需立即停药。

## 三、药物对肾上腺的毒性作用

人体的肾上腺位于肾的上方，左右各一，左侧为半月形，右侧是三角形。肾上腺的实质可以分为两部分：周围部分称皮质，占腺体的大部分；中央部分称髓质。肾上腺皮质主要分泌盐皮质激素、糖皮质激素和性激素，肾上腺髓质主要分泌肾上腺素和去甲肾上腺素。在内分泌腺中，肾上腺皮质是对药物最为敏感的腺体。急性中毒时，机体应激能力提高，表现为肾上腺皮质活性增高。

药物对肾上腺的毒性作用主要表现为促激素源性萎缩、损伤性萎缩和腺体增生。

1. 促激素源性萎缩

由于垂体分泌的促激素长期不足导致的内分泌腺萎缩，如 ACTH 长期分泌不足，可引起肾上腺皮质萎缩。

当临床长期大剂量应用，尤其是连日给予糖皮质激素治疗的患者，减量过快或突然停药时，可引起肾上腺皮质萎缩和功能不全。其毒理学机制是由于长时期大剂量使用糖皮质激素，反馈性抑制下丘脑—垂体—肾上腺轴，使垂体产生的 ACTH 长时间减少，从而导致肾上腺皮质功能丧失，产生促激素源性萎缩。肾上腺皮质功能的恢复时间与糖皮质激素应用的剂量、用药时间长短和个体差异等有关。停用激素后，垂体分泌 ACTH 的功能需 3～5 个月才能恢复，肾上腺皮质对 ACTH 的恢复功能需 6～9 个月，有的甚至长达 1～2 年。因此，停药须经缓慢的减量过程，不可骤然停药。

2. 损伤性萎缩

肾上腺组织或细胞直接受到损失而导致的萎缩。

皮质激素抑制剂双氯苯二氯乙烷为杀虫剂滴滴涕（DDT）一类化合物。曾用于不可切除的皮质癌、切除后复发癌以及皮质癌术后辅助治疗。它能选择性地使肾上腺皮质束状带及网状带细胞膜萎缩、坏死，但不影响球状带，醛固酮分泌不受影响。这种化学性损伤与肾上腺皮质内线粒体损伤有关。线粒体与滑面内质网在皮质细胞内形成紧密的亚细胞器联系，其中具有重要的羟化酶和脱氢酶，一旦受损，酶的活性必然会受到影响，这就不难理解该药抑制类固醇的合成。本药因其严重的胃肠道和神经系统不良反应而限制了它的作用。

有实验研究表明，一些药物通过改变类固醇生成，并导致肾上腺皮质细胞组织学超微结构的改变来影响肾上腺功能，如球状带的萎缩反映了某些药物如螺内酯和卡托普利对醛固酮合成和分泌的特定抑制。其作用既可是直接的，如抑制 18α－羟化酶；也可是间接的，如抑制肾素—血管紧张素—醛固酮系统。

3. 腺体增生

在肾上腺髓质增生的大鼠实验研究中，发现腺垂体激素与肾上腺髓质增生存在相关关系，如长期使用生长激素与嗜铬细胞瘤以及其他部位的肿瘤发生率增加相关。另外，在大鼠慢性毒性研究中发现，通过抑制多巴胺功能而导致催乳素分泌增加的几种抗精神病药物也与肾上腺髓质增生的发生有关。

尼古丁和利舍平与大鼠肾上腺髓质增生有关。其作用机制可能是尼古丁直接刺激肾上腺髓质的 N1 胆碱受体；利舍平使去甲肾上腺素神经递质耗竭，反射性增强肾上腺髓质功能。

维生素 D 是迄今为止最有效的体内刺激肾上腺髓质嗜铬细胞增生的刺激剂。研究发现，髓质细胞增生与血液循环中钙、磷浓度水平的显著增加是相关的。这些发现印证了改变钙稳态很可能是通过影响嗜铬细胞增生而引发啮齿类动物嗜铬细胞瘤发病机制的假说。维生素 D 在体外刺激大鼠的嗜铬细胞不能引起增生，也与上述假说相吻合。

有研究报道，阿替洛尔、特拉唑嗪、利巴韦林、帕米磷酸钠也能增加肾上腺髓质增生发生率。

## 四、药物对性腺的毒性作用

性腺对某些药物比较敏感，已知一些农药、烷化剂、甾体类避孕药、棉酚等能使睾丸和卵巢发生功能障碍和病理变化。

DDT 可引起小鼠睾丸初级精母细胞显性致死，表现为着床减少，死胎增加；反复给大鼠注射 DDT 后，发现雄大鼠精液和前列腺内的 DDT 浓度较高，雌大鼠卵巢和子宫重量明显增加，黄体和乳腺中的 DDT 浓度很高。

烷化剂作用于雄鼠造成精子缺乏或使精子失去致孕能力或导致畸胎。棉酚可干扰睾丸精曲小管生精上皮的生长及增殖，使精子完全消失或数量减少。

对于药物治疗，如雄激素可替代、恢复睾丸的正常生理功能，对青春前期病人可刺激和维持男性第二性征、躯体的发育及正常性功能，对成年病人则可恢复和维持性欲、性功能和第二性征。它的毒性作用与不良反应是用药不合理，特别是滥用本类药物可以抑制精子的生成，导致睾丸萎缩，在临床上应特别注意。毒性作用和不良反应包括肝脏损伤、前列腺肥大、高血压、红细胞增多、男性乳腺发育、阴茎异常勃起、痤疮、甲状腺及肾上腺功能异常等。

### 五、药物对胰腺的毒性作用

胰岛素相对或绝对分泌量不足是发生糖尿病的重要原因。患糖尿病的人，糖会进入组织细胞对体内的氧化作用发生障碍，导致高血糖。

当筛检一种药物的内分泌腺毒性时，首先应关心的是此种受检物干扰胰岛 β 细胞正常功能的能力，毒理学家应注意药物对胰腺发生影响的征兆是患者出现高血糖，但必须强调的是情感应激以及肾上腺素导致肝糖原释放葡萄糖也能使血糖升高。

目前口服降血糖的主要治疗药物是磺脲类。这类药物的作用机理如下：

1. 直接作用于胰腺

磺脲类药物可刺激胰岛 β 细胞分泌胰岛素；作用于胰岛 β 细胞表面的磺脲类药物受体，关闭 ATP 敏感的钾离子通道，导致细胞内钾离子外流减少，细胞膜去极化，激活电压依赖性钙离子通道，钙离子内流及细胞内钙离子浓度增高，激活胞吐现象，使胰岛素分泌增加；磺脲类药物还可以增强胰岛 β 细胞对葡萄糖和其他刺激物的反应性。

2. 胰腺外作用

促使肝糖原合成增加、分解减少；通过受体或受体后作用使外周组织对胰岛素的敏感性增强，摄取葡萄糖增多。

药物表现如下：

（1）低血糖反应：为磺脲类药物最常见而重要的毒性作用，常发生于老年病人或肝肾功能不全者。

（2）皮肤过敏反应：皮疹、皮肤瘙痒等。

（3）消化系统反应：少数病人出现上腹不适、恶心、食欲不振、消化不良等，偶见肝功能损害、胆汁淤滞性黄疸。

（4）心血管系统：磺脲类刺激胰岛素分泌，理论上可导致高胰岛素血症和体重增加，对心血管系统间接造成不良影响。

## 第三节　内分泌毒性的检测方法

### 一、垂体—甲状腺系统

甲状腺是调节机体代谢的重要内分泌腺，也参与机体的应激反应，所以急性或慢性中毒时，常伴有甲状腺功能的变化。测定垂体—甲状腺系统功能活动的方法如下：

1. 免疫放射法测定血清促甲状腺激素

垂体促甲状腺激素（TSH）的内分泌主要受下丘脑促甲状腺激素释放激素和血中甲

状腺激素水平的调控。因此，测定血清 TSH 可以准确地了解甲状腺的功能状态。

2. 血清蛋白结合碘测定

血清碘包括无机碘和有机碘。无机碘仅占 5% ~10%；有机碘占 90% 以上。血清蛋白结合碘（PBI）几乎包括所有的有机碘化物如 T4（占有机碘 80% 左右），因此，血清 PBI 的测定结果实际上主要是反映血内 T4 的浓度。

3. T3、T4 固相放射免疫联合测定血清 T4 和 T3

## 二、垂体—肾上腺皮质激素

1. 肾上腺重量测定

肾上腺皮质的功能活动、结构和重量是依靠垂体分泌的促肾上腺皮质激素（ACTH）维持的。当垂体分泌 ACTH 增加时，肾上腺皮质的功能活动增强，并出现肥大和重量增加；当 ACTH 分泌减少时，功能活动减弱，并出现萎缩和重量减轻。因此，肾上腺重量的改变可粗略地反映肾上腺皮质功能的情况。

2. 肾上腺内抗坏血酸含量测定

肾上腺内含有丰富的抗坏血酸，在机体接受 ACTH 或因中毒引起应激反应时，肾上腺内的抗坏血酸含量迅速减少，在一定范围内，ACTH 剂量（0.15 ~2.5 mg）或药物应激强度与抗坏血酸下降的对数值成正比。

3. 肾上腺内胆固醇含量测定

胆固醇是肾上腺皮质激素的前体。实验动物接受 ACTH 或中毒性应激反应时，皮质内的胆固醇含量明显下降，而且下降的对数与 ACTH 剂量或诱源强度成正比，故本指标是简单、可靠地评价肾上腺皮质功能活动的指标，一般仅适用于急性中毒。

4. 嗜酸性粒细胞和淋巴细胞计数

血液中皮质素、氢皮质素等浓度的增加能引起血循环中嗜酸性粒细胞和淋巴细胞的减少，而且减少的百分率与剂量明显相关。所以通过给药前后的血循环中这两种细胞数变化率的测定，能评价肾上腺皮质功能活动的情况。

## 三、垂体—性腺系统

（1）促性腺素监测：可直接测定血、尿中的促性腺激素（FSH、LH），也可通过能反映这些激素对其靶组织发生影响的间接测定法，两者都可用来评价 FSH 和 LH 水平。

（2）性激素（雄激素、雌激素）监测：可借助色谱法和放射免疫检测（RIA）进行荧光测定。

# 第十二章　药物对肝脏的毒性作用

## 第一节　概述肝脏的结构特点

人的肝脏大部分位于腹腔右上部，小部分位于左上部，是人体最大的重要实质性脏器，一般重 1 200 ~ 1 600 g。成年人肝脏的重量为其体重的 1/50 ~ 1/40，小儿肝脏的重量占其体重的 1/20 左右。正常肝脏外观呈红褐色，质软而脆。

肝脏被镰状韧带分为左、右两叶。肝脏下面有连成“H”形的两条纵行沟和一条横行沟。横行沟为肝门，是门静脉、肝动脉和肝管以及神经、淋巴管的出入处；右纵行沟前方为胆囊，后方为下腔静脉；左纵行沟前方为肝圆韧带，后方为静脉韧带及静脉导管的遗迹，如下图所示。

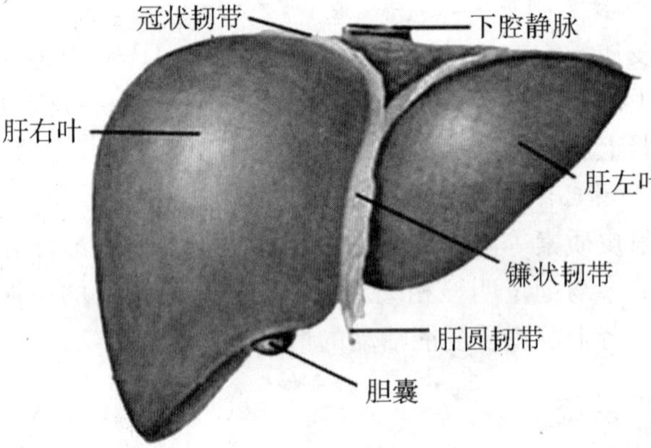


人体肝脏结构图

肝脏的表面有一薄层致密的结缔组织构成的被膜。被膜深入肝内形成网状支架，将肝实质分隔为许多具有相似形态和相同功能的基本单位，称为肝小叶。人类肝脏约有 50 万个肝小叶。肝小叶呈多角棱柱体，约 1 mm × 2 mm 大小，小叶的中轴贯穿一条静脉，为中央静脉。肝细胞以中央静脉为中心呈放射状排列，形成肝细胞索。肝细胞索相互吻合成网，网眼间有窦状隙和血窦。肝细胞间的管状间隙形成毛细胆管。

肝细胞为多角形，直径为 20 ~ 30 μm。肝细胞核呈圆形，位于细胞的中央，其内有一个或多个核仁。电子显微镜下细胞浆可显示各种细胞器和包含物，如线粒体、高尔基氏体、溶酶体、内质网、糖原、脂滴和色素等。

## 第二节　药物对肝损伤类型及其作用机制

受药物损害的肝脏称为“药物肝”，越来越多的资料表明，药物对肝脏的损害导致的发病率与日俱增。肝脏为什么易受药物的损害呢？

肝脏是药物代谢的主要器官，它能将大部分药物解除、灭活或转化成易排泄的废物。在这一系列的转化过程中，它需要肝细胞内的多种酶参与，所以肝脏既是药物代谢的主要场所，也是药物毒性反应的靶器官，因此肝脏常易遭受药物的损害。

哪些药物对肝脏有毒性作用呢？据报道常见的有八种药物能引起肝的损害，具体如下：

（1）解热镇痛药：阿司匹林、乙酰氨基酚、保泰松等。

（2）抗菌药：抗结核治疗时使用的利福平、异烟肼等就容易发生肝脏损害；还有大家经常使用的红霉素、螺旋霉素、四环素等也可以引起肝损害。

（3）降糖类药：优降糖、糖适平等。

（4）内分泌用药：口服避孕药、甲睾酮、抗甲状腺药物等。

（5）抗肿瘤药：硫唑嘌呤、氨甲喋呤、5－氟尿嘧啶等。

（6）精神类疾病用药：氯丙嗪、三氟拉嗪、安定、奋乃静等。

（7）麻醉用药：氟烷、氯仿、甲氧氟烷等。

（8）中草药类：黄药子、麻黄、苦楝（川楝子）、苍耳子、关木通等。

药物对肝脏损害的类型各不相同，取决于所用药物的性质、剂量、持续时间。损害的类型或表现的症状也与肝脏不同部位的易感性有关。某些类型是药物急性毒性的结果，如较高剂量对乙酰氨基酚引起的肝坏死，而其他类型仅出现在长期用药时，如第一代头孢菌素引起的小管胆汁淤积。

常见的肝损伤有以下几类：

1. 肝细胞蜕变或死亡

许多肝脏毒物可直接损伤肝细胞，导致细胞蜕变或死亡。坏死是指一个或多个细胞或组织器官的一部分由于不可逆的损伤引起的病理性死亡。许多药物能引起肝坏死，根据其范围及严重程度可分为局部性和弥漫性，局部性多见。

肝细胞坏死的早期病理改变包括胞浆水肿、内质网扩张、多聚核糖体解聚、脂滴沉着等。晚期改变则表现为线粒体的进行性肿胀、数量减少、胞体肿胀、细胞器和核消失、质膜破裂。

正常情况下肝脏几乎没有凋亡细胞，当遇到肝毒性物质如乙醇等时，凋亡细胞数量可增加。有的药物如苯巴比妥使肝脏过度生长或体积增大，停药后肝脏又可恢复正常大小。该期间可见凋亡细胞增加，说明肝脏在恢复期是通过自身细胞变化而恢复正常尺寸。

药物可通过多种机制引起肝细胞蜕变和死亡。对有的药物肝脏毒性机制已很清楚，如半乳糖胺通过耗竭膜蛋白合成必需的三磷酸尿苷造成细胞死亡。但对大多数肝脏毒物，其引起肝细胞坏死的生化机制仍不清楚。通常有下列几种肝脏毒性机制：

（1）脂质过氧化：如可卡因、乙醇、四氯化碳等。

（2）不可逆地与大分子结合：如对乙酰氨基酚、可卡因。乙酰氨基酚的独立机制已研究得相对成熟，该药物的活性代谢物N－乙酰对苯醌亚胺与若干蛋白结合，导致肝细胞坏死。迄今尚未阐明其确切的毒理学机制，也未确定N－乙酰对苯醌亚胺导致肝脏毒性所结合的关键靶点。

（3）内环境中钙离子平衡失调。

（4）免疫反应：这种肝毒性机制不多见，但很重要。这种情况很难预测，无量效关系，通常为特异质反应。最典型的例子是全身麻醉药氟烷。氟烷的活性代谢物可与蛋白结合，被结合蛋白在细胞表面表达后，被免疫系统识别为异物，然后机体免疫系统呈现细胞介导的反应，导致细胞破坏。该反应称为氟烷肝炎，发生率很低（约万分之一），但死亡率却有50%。

2. 脂肪肝

肝脏中脂质积聚，含量超过肝脏重量的5%或在肝脏组织切片中有大量可以着色的脂肪滴出现，即称为脂肪变性或脂肪变，而发生脂肪变的肝脏称为脂肪肝。

不论急性或慢性肝损害，均可表现出肝脂肪变性，如四环素等急性作用可引起脂肪变，而乙醇和氨甲喋呤引起的脂肪变则属于慢性作用。

导致脂质在细胞中积聚的潜在化学作用：

（1）脂蛋白合成抑制：一些药物可抑制肝脏中脂蛋白合成所需的蛋白合成，如嘌罗霉素。

（2）三酰甘油与脂蛋白结合降低：毒物四氯化碳具有这一作用。

（3）极低密度脂蛋白转运受干扰：如四环素可抑制极低密度脂蛋白转运出细胞，使其在胞内积聚。

（4）经由线粒体的脂质氧化损害：不饱和脂肪酸氧化是它们在肝细胞代谢的重要方式，氧化作用降低可导致其在细胞内积聚，毒物四氯化碳可抑制线粒体的脂质氧化过程。

（5）脂肪酸合成增加：肝脏可从乙酰辅酶A合成脂肪酸，脂肪酸合成增加可使细胞富含脂质，乙醇可引起该作用。

产生脂肪变性的原因往往多于上述一种。脂肪肝可单独产生，也可与肝细胞坏死同时出现，许多药物导致肝细胞损害由这两个原因引起。药源性脂肪变性在停药后可逆转，通常不会引起肝细胞坏死。

3. 胆汁淤积

正常情况下，胆红素在血浆中与血清白蛋白结合才能进入肝脏，进入肝脏后与白蛋白解离并附在肝内的载体蛋白转运至内质网，经过与葡萄糖醛酸结合成为水溶性较强的葡萄糖醛酸胆红素，由肝脏随同胆汁排出。药物对胆红素正常代谢过程的干扰或阻断即可产生胆汁淤积性损害。

胆汁淤积通常较脂肪肝、肝坏死少见，可伴有轻微的炎症或肝细胞损害。这种损害多为药物所致，如红霉素、氯丙嗪、口服避孕药、类固醇激素等。某些次级胆汁酸如牛磺胆酸、石胆酸等也能引起胆汁淤积。

引起胆汁淤积的作用机理可能有以下几方面：一是毛细胆管细胞膜损伤，造成胆汁酸分泌功能障碍；二是胆小管管腔不畅，胆汁流动出现障碍；三是胆管壁细胞膜通透性改变，电解质、胆汁酸重吸收增多，毛细胆管内胆汁浓缩、沉积和胆栓形成。黄疸和瘙痒是胆汁淤积的典型症状。

4. 纤维化及肝硬化

慢性肝损伤晚期常可引起较远纤维蓄积而导致纤维化。在有害因素如药物或炎症反应刺激下显微组织逐渐增多，肝脏难以修复损害的细胞并维持正常肝脏的结构，纤维组织形成独立的细胞墙。肝脏微循环变形引起细胞缺氧并重建，形成更多的纤维疤痕组织，最终肝脏结构成为由纤维组织壁包绕互联的重建肝细胞结节。该病理过程成为肝硬化。肝硬化一旦发生便不可逆转并且较危险，血流通过肝脏时遭梗阻而造成门脉高压。血流避开肝脏梗阻部位从各种旁路绕道而减压，常可见旁路血管破裂造成内出血。即使不出现出血性疾病，肝脏同样会逐渐衰退直至肝功能衰竭。

常见的例子是长期饮酒出现的肝硬化。含砷的药物和甲氨喋呤可引起肝硬化。

5. 血管损伤

衬覆在肝脏血管的内皮细胞也是肝毒性药物的潜在靶位。血管内皮细胞损伤可导致血流受阻，继而引起组织缺氧。细胞缺氧可引起坏死，长期持续损伤可产生纤维变性。严重情况下可出现致命的充血性肝硬化。

紫癜肝是另一种血管损伤，其特征为肝组织出现大量充满血液的空腔，出现这种症状的原因迄今未明，可能是窦状隙支持膜脆弱化所致，使用同化激素与此有关。患有紫癜肝的病人通常不出现临床症状，但这些空腔偶尔破裂可使血液进入腹腔。

6. 肿瘤

药物等化学物质可以引起肝脏肿瘤，尤其在实验性啮齿动物常可见这种情况。新药临床前致癌实验中，最常见的肿瘤出现部位就是肝脏。肝脏肿瘤可以是良性的，也可以是恶性的，其发生机制也各有不同，高度恶性的肿瘤常见于衬窦状隙的细胞。亚硝酸盐、性激素、合成抗氧化剂、药酶诱导剂如苯巴比妥和具有遗传毒性的药物均有引起肝脏肿瘤的可能，其中一些药物对啮齿类动物具有致癌作用，但在人类却很少见。

# 第三节　肝损伤的评价方法

## 一、肝毒性综合征

肝脏损伤可以是急性的也可以是慢性的。可涉及肝细胞死亡、肝血管损伤、胆汁形成和流动受阻、良性或恶性肿瘤。肝损伤的一般表现有食欲降低、恶心、呕吐、乏力和腹部压痛等。有肝区肿大、腹水、黄疸等症状。

## 二、形态评价

实验动物组织切片用光学或电子显微镜检查是最有价值的，可获得肝损伤区域和性质的直接资料，并可由此作初步机制判断。如出现脂肪肝可提示药物可能影响肝脏三酰甘油代谢和脂蛋白分泌。线粒体形态改变作为早期毒性事件，可说明线粒体毒性是导致进一步细胞死亡的重要先兆。但形态学研究不能阐明一种药物对肝脏的毒性机制，必须通过其他方法加以论证。

## 三、血液实验

通过血液检查能很好地了解肝脏损伤的性质和程度。有两种基本血液实验方法：一种是基于肝功能测定，可同时评价肝脏的多种基本生理功能，如糖代谢、某种蛋白质合成和胆汁分泌或从血液中提取并代谢外来物质的能力。另一种是评价血中肝细胞内蛋白水平是否异常升高，如在血中异常升高表明肝细胞本身被损害。

1. 血清清蛋白

血清清蛋白在肝脏中合成后分泌入血。肝脏损伤后肝脏合成血清清蛋白能力降低。

2. 凝血酶原时间

肝脏也合成许多凝血因子，肝脏损伤使它们合成减少，导致凝血时间延长。与血清清蛋白相比，这项指标专一性相对较差，因此是一项非特异性药源性肝损伤指标。

3. 血清胆红素

肝脏能催化葡萄糖醛酸苷与血红蛋白分解产物胆红素结合，并分泌这种葡萄糖醛酸苷结合物进入胆汁。结合能力受阻时，胆红素在血液中蓄积而出现黄疸。该项指标并非特异性肝损伤指标，但通常作为一套试验评价指标。

4. 染料廓清试验

这项试验涉及染料被肝脏清除及其从血液中消失的速率。常用的染料为油磺溴酞钠和氰绿。前者与谷胱甘肽结合排入胆汁。

5. 药物廓清试验

该项试验设计是基于肝脏损伤将影响生物转化。肝脏的生物转化能力可通过测定主要通过肝脏代谢而其他清除途径不显著的药物。通过考察其清除率与正常数据相比是否延长，可了解肝功能的状况。

6. 血清肝脏酶测定

细胞急性损伤后，常有细胞内酶和其他生物大分子逸出细胞进入血液。这些酶类在血中水平高于正常范围，往往是肝细胞损伤的标志。

# 第十三章　药物对肾脏的毒性作用

## 第一节　概述肾脏的结构特点及生物学基础

人体有两个肾脏，位于腹膜后脊柱的两旁。肾单位是肾脏的功能单位，人体每个肾约由 100 万个肾单位组成，肾单位由肾小球、肾小囊和肾小管组成，集合管在功能上也可作为肾单位的一部分。肾实质间有少量结缔组织和间质细胞，称为肾间质。

肾小球为血液滤过器，肾小球滤过膜由多孔的内皮细胞层、基膜和伸出许多足突的上皮细胞组成。基膜中层为致密层，富有带负电荷的蛋白，基膜内、外两层密度较稀，都含有丰富的硫酸肝素。肾小球的结构和其所带的负电荷可减少清蛋白从滤过膜通透，药物损伤基膜可导致清蛋白等逸出增多。肾小球毛细血管间有系膜组织，包括系膜细胞和基质，起支架、调节肾小球滤过率、修补系膜、清除异物和基膜代谢废物等作用。药物直接或间接导致肾小球系膜异常增殖和系膜区基质增多，免疫球蛋白沉积均可造成系膜损伤。

## 第二节　常见肾性毒物类型

肾脏是主要的毒物排泄器官，而且在肾脏毒物及其代谢产物得到浓缩，易对肾小管、肾小球等产生损害，引起肾毒性，出现蛋白尿、尿酶增高、少尿、无尿乃至肾功能衰竭。

常致肾损害的毒物有重金属，如铅、汞、镉；氯化高汞是典型的肾脏毒物，可引起急性肾功能衰竭。其他尚有肾毒性药物（如三甲双酮、磺胺类药物）、氯代烃化合物（如四氯甲烷）、环氧丙烷、镉盐及镍盐等。

对于药物对肾脏的损害以及易损害肾脏的药物，人们尤其是肾病患者应当有一定的了解，以免加重肾脏负担或进一步损害肾脏。可导致肾损害的常用药物如下：

### 一、非甾体抗炎药

可引起肾损伤的治疗药物有非甾体抗炎药（NSAIDs），如对乙酰氨基酚、阿司匹林、布洛芬等使用 NSAIDs 后数小时引起的急性肾功能衰竭，表现为肾血流量和肾小球滤过率减少及少尿，停药后可逆转机制在正常情况下具有血管扩张作用的前列腺素被 NSAIDs 抑制后，体内的儿茶酚胺和血管紧张素占优势，导致肾血流量减少和肾局部缺血。

### 二、氨基苷类抗生素

抗生素类药物：氨基糖苷类、头孢菌素类、青霉素类、磺胺类、四环素类、多黏菌素、两性霉素 B 等药物可引起肾损害。其中氨基糖苷类因其以原形从肾脏排泄，易导致肾小管坏死、管腔阻塞，故不宜长期连续使用。氨基糖苷类抗生素的肾毒性发生，是由于本类药物主要经肾排泄并在肾皮质内蓄积。该类药物肾毒性特征为伴有肾小球滤过率降低、血清肌酐和尿素氮增加的非无尿性肾功能衰竭。中毒初期表现为尿浓缩困难而多尿，可能与髓袢升支粗段氯离子转运抑制有关。随后出现蛋白尿、管型尿，严重者可发生氮血症及无尿等，其发生率依次为新霉素 > 卡那霉素 > 庆大霉素 > 链霉素。

## 三、第一代头孢菌素

第一代头孢菌素类药物，如头孢噻啶、头孢噻吩、头孢氨苄，在大剂量使用时可直接损害肾脏。磺胺类药物可导致血管炎、尿路阻塞、肾小管坏死和间质性肾炎，轻者仅有血尿、蛋白尿，重者可导致无尿、尿毒症和急性肾功能衰竭。四环素类药物可加重肾病患者氮质血症。多黏菌素类药物可损害肾小管，导致血尿和蛋白尿，大剂量可导致急性肾功能衰竭。两性霉素 B 可导致近曲小管和远曲小管损害，出现肾小管性酸中毒、低钾血症和永久性肾损害。

## 四、抗肿瘤类药物

甲氨喋呤可因尿液 pH 下降导致结晶尿、血尿甚至尿闭而出现尿毒症以及前述使用环磷酰胺及其同类药物异环磷酰胺可导致的出血性膀胱炎等。

## 五、中草药

一般人认为服用中草药安全，无毒副作用，实则有些中草药因服用过量或在禁忌情况下应用，可对肝、肾及消化道等脏器产生损害。如雷公藤作为免疫抑制剂，木通作为利尿剂，益母草作为活血止血药，常用于治疗多种疾病，但若过量应用可导致急性肾功能衰竭。大黄作为一种泻药，广泛应用于肾功能衰竭患者，但长期服用会引起高钾血症，危及病人。另外草乌、苍耳子、天花粉等中草药都能导致肾脏损伤。因此，患有肾脏疾病者在应用中草药时也应倍加小心。

## 六、其他药物

长期大剂量使用四环素类药物，可加剧原有的肾功能不全，影响氨基酸代谢，从而增加氮血症，大多数严重病例发生于孕妇，故孕妇尤其伴有肾功能不全者应慎用。

两性霉素 B 在临床使用也受肾毒性的限制。表现为抗利尿激素抵抗性多尿，肾小管性多尿，低血钾症和急、慢性肾功能衰竭。通常表现为不常见的肾小球和肾单位近曲与远曲部位功能完整性受损。

环孢素 A 的临床肾毒性可表现在以下方面：①急性可逆性肾损伤；②急性血管损伤；③慢性肾间质纤维化。急性肾损伤表现为剂量依赖性的肾血流量和肾小球滤过率减少，血浆尿素氮和肌酐增加。减少剂量可减轻症状。

所以应尽量避免使用对肾脏有损害的药物，如因病情需要必须使用时，应密切注意有无肾功能不全的症状，并定期检查肾功能。服药后应多喝开水，以加快药物及其代谢产物排出体外。对于已经出现肾损害的患者，应马上停用有损肾功能的药物。

# 第三节　肾脏毒性作用机制

肾脏毒物毒作用机理尚未完全阐明，本节主要以药物引起的肾脏损害为依据，将其毒性作用机理归纳如下：

## 一、直接肾毒性作用

所谓直接肾毒性作用，是指药物通过干扰生化过程而直接影响肾脏实质组织细胞的代谢。

药物与细胞膜作用，损害细胞膜，破坏其保护屏障，如氨基糖苷类的肾毒性可能是活性大的有机基团缓慢地透过细胞膜的缘故，故其毒性主要取决于分子中阳离子基团的数目，数目越多，与生物膜相互作用越大，毒性越强。又如汞剂中的汞离子与线粒体膜上含巯基的蛋白质结合而破坏线粒体，所致病理改变主要为近曲小管上皮细胞混浊、肿胀和坏死，严重时累及整个肾小球和肾小管，间质也出现水肿和炎症细胞浸润。

肾小管系统比肾小球的中毒性损伤的发生率要高得多。近曲小管有主动重吸收和分泌功能，因此，该部位药物浓度较高，常称为毒性作用部位。许多抗生素能在近曲小管分泌，并引起近曲小管功能的改变，如链霉素、新霉素、卡那霉素、先锋霉素Ⅱ、两性霉素 B 和四环素能影响近曲小管的功能。两性霉素 B 还可能作用于远曲小管，导致尿液酸度下降，因为分泌 $H^+$ 是远曲小管的功能之一。过期、受潮或受热的四环素，由于其降解产物无四环素和差向无四环素对肾实质有毒性作用而使近曲小管受到损伤，发生范可尼氏综合征，出现葡萄糖尿、氨基酸尿和磷酸盐尿等肾小管性酸中毒。

中毒性肾小球损害时，其滤过屏障遭到干扰或破坏，则蛋白质甚至血细胞均可漏出造成蛋白尿或血尿。例如肾毒物嘌呤霉素能增加肾小球对白蛋白的通透性，被认为这是由于肾小球基膜电荷发生变化所致。

一些药物如阿霉素、丝裂霉素 C 等多肾小球和肾小管具有直接的细胞毒性，多发生在用药后的几日到几个月。

## 二、免疫反应

某些药物进入体内，作为一种全抗原（如抗血清），可与机体产生的抗体结合成为抗原—抗体复合物，作用于肾小球基膜而引起病变；另一些药物则作为半抗原，如先与血浆中蛋白质或直接与肾小球基膜的蛋白质结合，可能需要在补体的参与下，对肾小球基膜发生免疫反应。

动物实验证明，循环中的抗原—抗体复合物被阻滞在肾小球的滤过部位而造成急性肾小球肾炎，首先是免疫复合物吸引多形核白细胞，后者释放出一些酶类损伤组织细胞，使血管渗透性增强。复合物沉积得愈多，则病变愈严重。荧光抗体技术已证明抗原—抗体与补体中呈微细颗粒沿着肾小球毛细血管壁沉积，如青霉素、巯甲丙脯酸、苯氧苯丙酸、消炎痛、双氯灭痛、三甲双酮等通过免疫介导引起肾小球肾炎。一般认为，应用异烟肼、普鲁卡因胺、甲基多巴、苯妥英钠、青霉胺、别嘌醇、氯丙嗪、利血平、奎宁丁等引起的典型性系统红斑狼疮与免疫性肾损害有关。

### 三、肾小管管腔阻塞

肾小管机械性阻塞，可导致其功能丧失、变性、坏死。

噻嗪类利尿药可引起尿酸结石，白血病和恶性肿瘤化疗时可引起尿酸浓度增高，形成结晶。磺胺类的磺胺嘧啶和磺胺噻唑，由于它们溶解度低，排泄时容易在肾小管中析出结晶，尤其在 pH 低、脱水和肾功能减退时更易发生。右旋糖酐还可使肾小管上皮细胞肿胀，细胞内有泡沫样物质存在，阻滞肾小管排泄通道。乙酰唑胺可引起钙化性肾功能不全、输尿管结石、肾绞痛和尿闭。维生素 D 和 A 也可引起钙化性肾病。乙二醇进入体内后，3% ~10% 迅速转变为草酸钙，可堵塞肾小管，堵塞的上段明显扩大，并有间质水肿和炎症细胞浸润。

砷化氢经吸入后，可直接释出元素砷，以氢化红细胞膜上的还原性谷胱甘肽，影响红细胞膜的钠—钾泵的正常功能而引起溶血。红细胞破坏释放出来的砷—血红蛋白复合物在肾小管内形成栓子堵塞肾小管，使肾小管变性、坏死。

### 四、血流动力学改变

血流动力学的改变与肾脏功能和病理变化有密切关系。

去甲肾上腺素和肾上腺素，用药剂量过大或时间过久，可因肾血管强烈收缩，肾血流量严重减少，导致急性肾功能衰竭，出现少尿、无尿和肾实质损伤。

长期过量使用水杨酸盐类镇痛剂，如水杨酸类、保泰松、消炎痛、非那西汀等，可导致慢性间质性肾炎—镇痛剂肾炎。其发病机理有两种说法：一种是认为镇痛剂可以抑制 PGE2 的产生，导致髓质血管收缩，使间质细胞缺血所致；另一种是认为镇痛剂的代谢产物从肾脏排出时，引起肾内小血管、肾小管、肾间质的慢性损害所致。

## 第四节　肾脏损害的评价方法

在药物对肾脏毒性的实验和研究中，观察和评价肾脏的损害情况，离不开对肾脏的功能和形态检查，这些检查主要包括以下几个方面：

### 一、尿液的化验与分析

1. 尿蛋白检查

尿蛋白检查被认为是肾脏毒性损害的重要标志和敏感指标。正常情况下，高分子量蛋白质不能从肾小球滤过，若尿中出现高分子量蛋白质或大量蛋白质，表明肾小球损伤（或结构不完整）；正常时一些低分子量蛋白质可由肾小球滤过，但近曲小管能够重吸收，若尿中出现低分子量蛋白质，提示近曲小管损伤。一般认为，尿蛋白检查能定量反映肾损害的程度，但不能提供有关损害的部位和性质。若用尿蛋白电泳分离出不同蛋白质，可从蛋白质的分子量组成上大致判断肾损伤的部位和性质。如尿中以大分子量蛋白为主，表明肾小球损害；以小分子量蛋白为主，表明主要是肾小管损害；如果尿中高分子量蛋白和低分子量蛋白大致平均分布，表明肾小球及肾小管损害可能同时存在。必须指出的是，哺乳动物和两栖类动物的肾小球滤液中都含有少量蛋白。正常大鼠尿蛋白质的含量可高达2.88 g/kg，因此，在药物对肾脏毒性的实验中，实验组和阴性对照组动物之间的比较很重要，以免出现假阳性。另外，轻度蛋白尿也可由肾损伤后因素造成，如尿被血液或阴道排泄物污染。

2. 尿氨基酸检查

正常时，滤液中的98%氨基酸在肾小管被重吸收。尿中氨基酸排泄增多，反映肾小管重吸收功能障碍，提示肾小管损伤。

3. 尿pH测定

肾脏通过肾小管分泌氢离子作用导致尿的pH发生改变。可通过测定尿液的pH指标来评估尿的酸化能力。当远曲小管功能障碍时，酸化能力下降。

4. 尿酶检查

尿酶的来源如下：①血浆。低分子量（低于80 000）酶可经肾小球滤过，其中极少量未被肾小管重吸收的酶可在尿中检出；肾小球损害时，可有高分子量的酶出现在尿中。②肾单位各部分。这是尿酶的主要来源。特别是肾小管上皮细胞含有丰富的酶，在代谢过程中，细胞脱落、溶解，这些酶即进入尿中；当肾小管细胞破坏、脱落、溶解，酶量增加。③泌尿道黏膜上皮细胞内所含的酶，也可随细胞的脱落、解体直接进入尿中。

正常情况下，尿酶活性降低，常规方法难以检出。检查尿酶的异常变化（指尿酶活性增加）时，必须整个实验室尿酶均来源于肾实质，才对评价肾脏损伤有实际意义。一般认为，尿酶的出现早于尿常规化验及血清尿素氮和肌酐清除率等指标的变化，并有剂量—反应关系，但恢复也较快；并认为尿酶测定对急性肾损害更有价值。

5. 尿浓缩功能试验

肾功能正常者，限制饮水则远曲小管和集合管对水分的重吸收增加，尿量减少，比重增大。当远曲小管和集合管重吸收出现故障时，可导致尿浓缩功能丧失。其方法是将动物禁水12～24小时后，测定尿量及比重或渗透压，从而对浓缩功能进行评价。

6. 其他

血尿时（尿中出现红细胞），只有确认尿中红细胞是来自肾脏，才可以作为肾小球损伤的指征。当未发生高血糖而出现葡萄糖尿时，提示肾小管功能障碍。

## 二、血液分析

在肾脏毒理学研究中，血液分析主要集中测定血中非蛋白氮成分，常用的是血清尿素和血肌酐。

血清尿素（urea）是蛋白质的正常代谢物。它的测定是衡量肾小球功能的标准方法之一。当滤过作用降低时，血尿素氮（BUN）含量增加，提示肾小球损伤。

血肌酐（BCr）为肌酸的代谢产物，由肾小球滤过后，肾小管无任何重吸收而全部从尿中排出。当肾功能正常时，即使血浆中的肌酐来源明显超过正常（如高蛋白膳食引起），由于肾脏的有效排泄，血清中的肌酐水平并不增高。当肾功能发生明显障碍时，血肌酐水平升高。

有机酸对—氨基马尿酸钠（PAH）可用于检测通过肾脏血浆总量的清除指标。当药物引起 PAH 降低时，可能为活性分泌过程受损或肾血流量改变。

## 三、肾脏清除功能试验

确定某些药物从肾脏的排除率对判断肾功能状态非常有用，尿排除速率是下面三个过程的净结果：肾小球滤过、肾小管重吸收和肾小管分泌。肾小球滤过和肾小管分泌率取决于药物在血浆中的浓度，肾小管重吸收率则取决于尿液中药物的浓度和 pH（影响弱酸、弱碱性药物解离度）。因此评价肾损伤的功能性测定指标如下：

正常成人的肾小球滤过率约为 125 mL/min ，肾小球滤过率不仅反映肾小球的功能，而且还表明肾脏通过清除水浓缩尿液的能力。影响肾小球的药物（毒物）及导致肾血管疾病的药物（毒物），对肾小球滤过率有很大影响。此外任何引起低血压或休克的药物均可降低肾小球滤过率。测定血中内源性物质，如血浆尿素氮和肌酐是两项常用的指标，其中肌酐尤其有代表性。

肾脏清除功能试验比尿浓缩功能试验、血尿素氮和血浆肌酐试验更具有定量意义，能够反映肾脏的损害程度，是整体肾功能试验中较敏感的有效方法之一。常用的试验有肾小球滤过率（GFR）测定等。

常用菊粉清除率方法测定 GFR。菊粉是一种多糖，性质稳定，在血清中不易分解，不与血浆蛋白结合，能完全从肾小球滤过，而又不被肾小管重吸收或不经肾小管分泌的物质。通过菊粉在血中和尿中浓度的比值，即可精确测定 GFR。也可用肌酐清除率（Ccr）试验测定 GFR，即用 Bcr 水平及尿肌酐总量来估测 GFR。

## 四、形态和酶组织检查

大体检查，如在长期毒性试验结束时，称量肾脏重量，测定肾脏的脏器指数（肾重/体重）。肾脏重量及其脏器系数的改变常提示肾脏损伤。大体检查还包括肉眼观察有无病理损伤。光镜组织检查能揭示肾损伤部位、范围及形态特征。电镜检查可用以确定细胞超微结构的改变。酶组织化学检查可以敏感地、全面地反映不同药物对肾脏各个部位的损伤，是研究肾脏药物毒性作用及其机理的重要方法。药物引起肾损伤时，刷状缘、线粒体、内质网标志酶活性的改变较其他酶的改变明显。敏感的标志酶有刷状缘的 ATP 酶，包括乙酰胆碱、去甲肾上腺素、多巴胺、5 - 羟色胺、r - 氨基丁酸等，它们的生物合成、贮存、释放、受体结合、失活或消除过程的改变，必然对神经系统的生理功能产生密切的影响。对神经递质的影响，往往是神经毒物产生神经毒性的作用机理之一，如有机磷酸酯类可抑制胆碱酯酶使 Ach 增高，导致中毒。

# 第十四章　人类对药物的依赖及毒品

## 第一节　基本概念

药物依赖性（drug dependence），又称药物成瘾，是指躯体和药物相互作用而引起的精神方面和躯体方面的改变，并在行为上常常有为了再度体验这些药物的精神效果，或有时为了避免没有药物而产生的不快感，而周期性地、持续地使用药物这一强迫性愿望的特征。可存在或不一定存在耐药性，但同一个人可存在一种以上的药物依赖性。

药物依赖性按使机体产生依赖性的性质和危害程度分为精神依赖性和身体依赖性。

精神依赖性又称为心理依赖性，指使用某药物后能使人产生一种愉快和满足的欣快感觉，并在精神上驱使该用药者形成一种周期性的或连续用药的欲望，产生强迫性用药行为，以获得满足或避免不适感。精神依赖性患者断药后不出现生理戒断状态。

身体依赖性又称为生理依赖性，是由于反复用药所造成的一种适应状态，当中断用药后产生一种强烈的身体方面的损害，即戒断状态，表现为精神和身体方面一系列特有的症状。例如，吗啡戒断引起的烦躁不安、流涕、流涎、出汗、恶心、呕吐、腹痛、腹泻、背部和肢体疼痛、肌肉抽动等症状。

有的药物可以抑制另一种药物戒断后出现的戒断症状，并有替代或维持后者所产生的身体依赖状态的能力，这种现象称为交叉依赖性。有些药物连续用药一段时间后，药效逐渐减弱，需增加药量才能保持药效不变，这种现象称为耐药性。停药一段时间后，机体又可恢复原有的敏感性。

药物依赖性的特征：

（1）对药物产生心理依赖：依赖者具有持续地或周期性地渴望体验该药物的心理效应，这种愿望可以压倒一切。为了得到药物，会不择手段行事。所有能产生依赖的药物均有心理依赖性。

（2）对药物产生生理依赖：依赖者必须继续用药方能避免戒药后的戒断症状。各人的戒断症状轻重不一，包括种种不适感和躯体症状。不适感常与心理依赖的要求相重叠，而躯体症状是有生理基础的，可以非常严重，甚至引起死亡。但有的能产生依赖的药并没有身体依赖性。

（3）对药物可以发生程度不等的耐受性：剂量往往越用越大。但有的药物耐受性不明显。

（4）对药物依赖的种类：依赖者可以依赖一种药物或同时依赖多种药物，也可以合并烟酒依赖。

（5）对药物依赖的后果：由于长期依赖药物，使依赖者脱离正常生活轨道，可给本人、家庭和社会带来不良后果。

# 第二节　药物依赖与毒品对人类的危害

## 一、毒品定义

根据新修订的《中华人民共和国刑法》第三百五十七条，毒品指鸦片、海洛因、甲基苯丙胺（冰毒）、吗啡、大麻、可卡因以及国家规定管制的其他能够使人形成瘾癖的麻醉药品和精神药品。

毒品一般是指使人形成瘾癖的药物，这里的“药物”一词是个广义的概念，主要指吸毒者滥用的鸦片、海洛因、冰毒等，还包括具有依赖性的天然植物、烟、酒和溶剂等，与医疗用药物是不同的概念。

对于毒品的定义，不同的人出于不同的立场和职业角度，有不同的解释。从医学的角度，在“合理生产、管理和正确使用”这个前提下，“毒品”可用来防病治病、维护健康或缓解病痛，能够使病人恢复和维护一定程度的生理功能，减缓某些疾病的恶化过程或起到助产、节育等作用。这时毒品即等同于药品。“失去合理生产、管理和正确使用”这个前提便随之失去医学上的含义和作用，即被认为是毒品。从法学角度，毒品被理解为对个人和社会有严重危害的特殊的物质，是违禁品，是受法律程序严格管理和控制使用的东西。1967 年，一位名叫“莫德尔”的西方法学人士曾给毒品下过这样的定义：毒品是由其化学特性改变现存生物体的结构或功能的任何物质。如此，他不但把非法物质（如海洛因、大麻等），而且也把酒精、烟草、咖啡、茶叶，甚至食品都看成了毒品。这一定义告诉人们一种基本的概念：对任何一种物质的滥用都会走向反面。从毒品学角度，近年来有的学者认为：毒品是以各种方式吸入人体的、能产生依赖性的和带来危害的各种非食物的自然物品或化学合成物品。

定义毒品应当满足三个条件：药物本身具有依赖性；非医疗目的使用；在非法渠道流通将产生公共卫生与社会问题。

国际禁毒公约将具有依赖特性的药物分为麻醉药品和精神药物两大类进行国际管制，它们有时候被统称为“精神活性药物”。这些药物如果滥用即是毒品。

## 二、药物依赖性药品分类

1. 麻醉药品（narcotic drugs）

指连续使用后易产生身体依赖性和精神依赖性，停药后产生戒断症状的药物。

（1）阿片类。

天然来源：阿片以及其中所含的有效成分，如吗啡、可待因。

人工合成或半合成的化合物：海洛因、哌替啶、杜冷丁、美沙酮、芬太尼等。

（2）可卡因、古柯叶。

（3）大麻。

（4）氯胺酮（K 粉）。

2. 精神药品（psychotropic substances）

指主要作用于中枢神经系统，引起兴奋或抑制，连续应用可产生依赖性的药物。

（1）镇静催眠药和抗焦虑药，如巴比妥类、苯二氮卓类等。

（2）中枢兴奋剂，如苯丙胺、甲基苯丙胺等。

（3）致幻剂，如麦角二乙胺。

3. 其他

（1）烟草（tobacco）。

（2）酒精（alcohol）。

（3）挥发性有机溶剂。

## 三、药物依赖与毒品对人体的危害

1. 对神经及内分泌的损害

麻醉药物阿片类的使用，能使内源性阿片肽系统受到抑制，然后通过一系列复杂的神经内分泌系统改变引起机体损害，使患者体质逐渐衰退。由于内源性阿片肽系统受到抑制，导致下丘脑—垂体—肾上腺轴功能明显地改变。首先是下丘脑促肾上腺皮质激素释放激素（CRH）受到抑制，从而抑制了 ACTH 的释放，该结果又导致血液中肾上腺皮质激素皮质醇的下降。

2. 神经系统损害

滥用可卡因可导致某些神经系统的症状，在服用后其首发症状表现为精神异常，如烦躁不安、焦虑、激动、偏执狂、幻觉、欣快、抑郁甚至精神错乱等，精神症状多出现在滥用可卡因静脉用药者身上。可导致严重精神障碍的药品，如麦司卡林、苯环已哌啶等，可导致中枢神经呈一时兴奋状态，但有时又陷入严重的抑郁状态；可使人焦虑、失眠、烦躁不安、瞳孔放大、体温和血压升高；对方向、距离和时间的感知偏差；最大的危害是损害判断能力，从而导致暴力行为。

3. 免疫系统损害

药物滥用可引起机体损伤及免疫功能下降，有报道称，静脉用海洛因成瘾者外周血中免疫球蛋白与对照组相比有显著下降。有研究表明，阿片成瘾者膀胱癌的发生率较单纯吸烟者高 19 倍以上。此外，成瘾者极易并发各种病毒性肝炎、艾滋病、肺炎、肢体坏疽等疾病。这些除与使用不洁注射器有关外，许多专家指出与吸毒者免疫功能下降有密切的关系。

4. 对胎儿和新生儿的损害

许多药品可以通过胎盘进入胎儿体内，因此，在妊娠期间滥用阿片、巴比妥、安定、苯丙胺等麻醉药品和精神药品的母亲，其胎儿出生后也会产生戒断综合征，可发生早产，原因与子宫收缩有关。同样的机制也可使胎盘早剥的危险性增加。对胎儿的损害主要是使胎儿宫内生长迟缓、影响大脑发育，最常见的是婴儿小头畸形。临床和实验资料提示，接触可卡因的婴儿，其规律呼吸和觉醒功能受损，受此损害的婴儿易于发生婴儿突发性死亡综合征。

5. 对其他脏器的损害

长期大量使用大麻对肺部有严重不良影响，并可导致支气管炎、支气管哮喘、肺气肿甚至肺癌。吸入海洛因可引起肺滑石样病变甚至因急性哮喘而死亡。

6. 药物依赖性的医源性损害

医源性麻醉药主要是指为了治疗精神异常、剧烈疼痛或晚期癌肿疼痛的药物。如因对巴比妥和安定类等抗焦虑药和镇静安眠药可以产生依赖性的认识不足，医生误开或滥开处方，致使患者长期使用此类药物而造成的药物依赖。在医源性药物滥用者中，医护人员药物滥用率往往较一般人群高。

可致滥用的药物称为毒品，而毒品的药物依赖是滥用的主要原因，但人类社会却不能完全禁绝毒品，这是毒品的两重性：其一是人们对毒品的认识有一个过程，一种药物或化学物质，在尚未对其特殊的毒副作用认识之前，它可能是医疗药物，但对其依赖性认识之后，通过有关的法律程序就变成了违禁药物；其二是许多毒品在人类历史中到目前仍在作出贡献，例如吗啡等阿片类物质具有较强的镇痛作用，因此在外科手术、肿瘤治疗中被广泛使用。

由于毒品滥用日益严重，特别是当前越来越多的人采用静脉注射方式滥用药品，所以艾滋病病毒（HIV）感染者比例迅速上升。截至 1990 年，全球已有 32 个国家报告在静脉吸毒者中发现艾滋病或艾滋病毒携带者。2002 年我国报告的 4 万多名艾滋病病毒感染者中吸毒人员约占$\frac{2}{3}$。共用注射器、共用过滤纸、共用容器（认同感、相信对方没有病、缺乏防病知识、“瘾”发时没有注射器、集中注射地等）；吸毒者的多性伴取向；吸毒者的性工作者中的吸毒问题等使吸毒者易患艾滋病。

## 第三节　药物依赖性的作用机制

尽管人们对药物依赖性做了大量研究和理论推测，但是对药物依赖性的基本机理仍然不清楚。多数推论都是涉及吗啡耐受性和依赖性以及吗啡的戒断症状。吗啡可以抑制豚鼠释放胆碱能递质，因此，推测它可能减少中枢神经系统内递质的释放，吗啡对递质释放的抑制可能引起去神经超敏化，通常这种状态可通过减少递质的释放而得到抗衡。但若突然撤出吗啡，递质释放就恢复到正常，它将作用于超敏的受体系统从而产生戒断症状。

Way 的结果显示羟色胺可能参与形成吗啡耐受性与依赖性，用对氯苯丙氨酸阻断 5－羟色胺的代谢，减少它的合成，这将妨碍吗啡耐受性，而给予 5－羟色胺的前体 5－羟色胺酸，增加 5－羟色胺的合成，则能促进吗啡耐受性和身体依赖性的形成。

药物依赖性的机理之所以难阐明，主要原因是实验模型难以确立，因为依赖和戒断都既有生理活动的异常，又有精神活动的异常。在这方面，人和动物之间、大动物和小动物之间、整体动物和离体标本之间的差别都是十分明显的，加之这一问题的复杂性，遂使这古老的课题至今没有突破性的进展。

### 一、阿片类药物身体依赖性的分子作用机制

阿片类药物具有极强的身体依赖性，其戒断后的痛苦体验是一种负性强化作用，是产生强迫觅药行为的内在驱动力。

1. 对蓝斑核的研究

蓝斑核（locus coeruleus，LC）对戒断症状表达具有极其显著的影响，LC 是最重要的阿片类身体依赖性的调控部位。阿片类药物慢性长期给药，LC 神经元出现耐受现象，LC 的 cAMP 系统上调，至少部分代表了阿片耐受、依赖、戒断的生化机制。

（1）从阿片依赖大鼠脑分离的 LC 放电速率比对照组高出 2 倍之多，这种速率增高是由于阿片依赖的 LC 神经元内在兴奋性提高所造成的。

（2）从阿片依赖大脑分离的 LC 神经在电生理上对 cAMP 类似物表现出超敏现象，这种超敏是由于阿片依赖期间 cAMP 系统上调所致。

（3）阿片戒断期间 LC 的 G 蛋白、AC、DKA 改变后的恢复时间与 LC 放电速率和动物戒断行为的恢复时间相平行。

（4）给予上调 cAMP 的磷酸二酯酶抑制药，可使正常大鼠产生类似于吗啡的戒断症状。这些实验都证明阿片慢性给药上调 LC 的 cAMP 系统代表了阿片身体依赖性的一种机制。

2. 对其他核团的研究

阿片慢性给药，在中枢神经系统的其他部位，也发现 cAMP 系统的上调现象。谷氨酸受体拮抗剂 MK-801 抑制阿片的戒断症状，由于谷氨酸神经递质存在于脑内许多部位，因此，调控阿片身体依赖性的部位不仅限于 LC，可能还存在着其他未知领域。

### 二、阿片类药物精神依赖性的分子作用机制

阿片类药物具有精神依赖性，是使成瘾者反复用药的关键因素。强化效应或奖赏效应反映了药物的精神依赖性。中脑边缘多巴胺系统是药物奖赏效应产生的神经解剖基础。该系统起源于腹侧被盖区（ventral tegmental area，VTA）、上行纤维投射到伏隔核（nucleus accumbens，NAC）、杏仁核、隔区等部位。其中，VTA 和 NAC 是两个最重要的核团。

VTA—NAC 是 DA 通路，目前认为阿片类药物至少有两种机制影响该通路：

（1）在 VTA、NAC 的 DA 能神经元上有阿片受体，阿片类药物可能直接作用于阿片受体而影响 DA 能神经元的兴奋性；

（2）VTA 内有 γ-氨基丁酸（GABA）能中间神经元，该类神经元上有阿片受体，阿片类药物通过与其受体结合降低 GABA 能神经元活性，进而增强 DA 能神经元的功能活动。

## 第四节　药物依赖性的评价方法

### 一、药物身体依赖性动物实验方法

选择实验动物的种属是重要的，不同的实验动物对于不同的药物敏感性不同。当药物的不良反应现象被确定时选用适当的动物实验进行研究是很重要的。

目前国际上评价阿片类药物的身体依赖性的通用实验方法有三种：

1. 自然戒断试验

对实验动物进行连续一段时间的给药，开始逐渐增加剂量，增至一定剂量后停止，剂量稳定一段时间，然后突然中断给药，定量观察记录所出现的戒断症状。

（1）小鼠自然戒断试验。小鼠一般采用药物掺食法或饮水法进行实验。目前普遍采用较为客观的定量指标，以体重下降作为身体依赖性潜力的评价指标。此实验可以选用20～22 g小鼠，雌雄各半，将其分为阳性对照组、药物组和不掺药的空白对照组，阳性对照药可用盐酸吗啡或磷酸可待因，将其掺入料粉中喂养7天，第8天开始戒断，换上不掺药的药物粉料饲养小鼠。换料前一天称重，换料后每隔4 h称一次体重至恢复正常为止。以戒断前的体重为基数，计算戒断后各时间点小鼠体重下降的百分率，分别统计戒断组与两种对照组体重变化的差异程度。被试药物与阳性对照药用同样的方法进行试验，以评价该药物身体依赖性与吗啡等标准药物的类似程度。

（2）大鼠自然戒断试验。对大鼠可采用注射、皮下埋藏药品、灌胃、掺食法和饮水法形成阿片类药物依赖性模型。

①皮下注射法。大鼠选用200～220 g，每组10只，雌雄各半。随机分为阳性对照组、药物组和阴性对照组，阳性对照组用吗啡。以周期为一个月形成吗啡依赖性大鼠模型，皮下注射吗啡，每天3次，开始2周的给药剂量为5 mg/kg、10 mg/kg各3天，注射量为10 mg/kg；第3，4周剂量分别为30 mg/kg、40 mg/kg，在停药前一天称量大鼠的体重，第29天停吗啡，然后观察体重变化，每天3次连续4天。以同样的操作步骤处理受试药物组和阴性对照组。求出各组大鼠体重变化百分率的平均值，将药物组的结果与对照组进行 $t$ 检验，以评价药物是否存在身体依赖性。

②药物掺食法。大鼠起始体重200～220 g，每组10只，雌雄各半。将其随机分为阳性对照组、药物组和阴性对照组，阳性对照组用吗啡或可待因。药物掺食法是将受试药吗啡或磷酸可待因掺入料粉中，一般每克料粉含1 mg吗啡或可待因。每天称量消耗的料粉并更换一次料粉。用掺药的料粉喂养大鼠一周使其成为依赖模型，第8天换以不加受试药的吗啡或可待因的料粉喂养，使大鼠产生自然戒断，阳性对照组继续喂已加吗啡或可待因的料粉。在戒断的3天内每隔4 h称量一次大鼠体重。求出各组大鼠的平均体重变化百分率，进行组件t检验，戒断吗啡或可待因后，大鼠体重明显下降，与不戒断的阴性对照组进行比较，以体重下降有显著意义。药物组的大鼠体重分别与阳性和阴性对照组的体重进行比较，以判断其身体依赖性潜力。体重下降作为身体依赖性的评价指标，比较客观、定量准确，已被广泛采用。

2. 催促戒断试验

在较短时间里以较大剂量、多次递增方式对动物给药，然后给以阿片类拮抗剂，催促其产生戒断反应，若出现吗啡样戒断症，说明其余吗啡属于同类型药物，催促试验戒断症状发作快，症状重且典型，持续时间短，便于观察比较。此法只适用于有竞争对抗剂的阿片类药物。

（1）小鼠催促戒断试验。体重22～24 g小鼠每组10只以上雌雄各半，采用注射法给药。采用7天给药模型，皮下注射吗啡，每天给药3次，第1天5 mg/kg，以后每天增加一倍，至第6天160 mg/kg，给药后3小时，腹腔注射阿片受体拮抗剂，常用纳洛酮1～2 mg/kg，然后立即观察10～15分钟内小鼠出现的跳跃反应及1～2小时内的体重变化。求出各组小鼠的跳级反应数和跳跃反应百分率的平均值及体重下降百分率平均值，将药物组的结果与对照组进行 t 检验，以判断药物的身体依赖性潜力。

(2) 大鼠催促戒断试验。阿片受体拮抗剂对吗啡依赖性大鼠给药后，动物在几分钟内出现流泪、流涎、腹泻、吱牙、高度惹激、异常姿势等戒断症状，体重下降，大约在给拮抗剂后 2 小时，戒断症状基本消失，体重不再继续下降。

3. 替代试验

替代试验是研究药物对阿片类药物戒断症状的抑制能力，进而评价药物与阿片类药物身体依赖特征和强度的类似性。但抑制戒断试验可能出现假阳性和假阴性。因为戒断症状是复杂的且呈多样性，有自主神经功能方面、身体运动、行为和主观感觉等方面的特征。有些症状仅在某种动物出现，另一些症状则在几种动物中出现。所以评价药物的多种戒断症状的抑制能力是非常重要的。

小鼠替代试验：同自然戒断试验一样建立吗啡等标准药物的依赖性实验模型。戒断后以不同剂量的药物对戒断小鼠给药，测定该药物戒断反应的能力。对小鼠用皮下埋藏吗啡依赖模型，取出吗啡小片剂后分别给吗啡、L－美沙酮、杜冷丁、左马楠、二氢吗啡酮等镇痛剂，观察到小鼠的戒断踊跃反应受到显著抑制；可待因、氯丙嗪抑制踊跃的能力较低，α－美沙酮、右吗啡烷等药物没有抑制踊跃反应的作用。通过比较抑制戒断反应的能力，提供药物的身体依赖性与吗啡类药物类似程度的实验依据。另外，还有大鼠替代试验和猴替代试验。

4. 离体组织试验

阿片类药物对整体动物的身体依赖性特点也能表现在离体组织中，甚至在神经细胞与阿片受体的神经胶质细胞杂交的细胞株中也能反映出来。用离体试验方法评价阿片类药物依赖性主要是用豚鼠回肠纵肌，其含有阿片受体，对阿片受体拮抗剂纳洛酮敏感。离体组织取材方便，试验周期短，对所试药物的身体依赖性可进行定量和定性比较，并取得与整体试验评价一致的结果，现成为一种普遍采用的方法。目前用离体制备进行身体依赖性试验的方法主要有两种：一是对整体动物进行慢性给药，形成阿片依赖后取其组织进行试验；二是直接将离体组织放在含有阿片类药物的 Krebs 液中，孵育一段时间后进行戒断试验。

## 二、药物精神依赖性的动物实验方法

具有精神依赖性的药物能明显改变用药者的情感与体验，产生一种轻松欣快的感觉，促使用药者周期性或连续性出现感觉欣快效应的用药欲望。

1. 自身给药试验

自身给药试验是操作性条件反射试验，其装置包括自身给药系统和自动控制系统。封闭式自身给药实验箱包括隔音箱和位于其内的特制饲养笼。隔音箱内空间大小为长 50 cm，宽 30 cm，高 40 cm，用隔音材料制作。箱顶部有照明灯，后壁上部有红绿色信号灯，后壁中间离底部 15 cm 处有踏板，踏板外有食物强化装置，侧壁有恒定通风换气装置。特制饲养笼大小约长 30 cm，宽 25～30 cm，笼顶部有转轴与静脉保护管相连。大鼠静脉插管后放在特制饲养笼中。

2. 自动控制系统

自动给药试验均由计算机控制。为了避免外界因素干扰自身给药试验，一般都配有辅助视频监视系统，通过监控器和自身给药试验的强化程序遥控摄像机，将信号经视频线路返回控制室，对实验过程进行监视和记录。

3. 自身给药试验过程

踏板训练：开始由人引导猴在信号灯亮时踩踏板，随之获得药物注射，一般选用固定比率程序。经过一周训练，猴便能在信号灯亮时踩踏板，建立获得药物的条件反射。经过一段时间后，猴日踩踏板数与药物注入量趋于稳定。

## 三、评价药物依赖性的方法

确定新药是否可能产生依赖性，可分以下几步进行：

（1）确定分子结构是否类似吗啡、巴比妥类、苯丙胺类或二氮类。属于这些类别中之一药物，就具有产生依赖性的潜力。

（2）测定药物对中枢神经系统作用的药代动力学，要特别注意产生作用快速，同时在体内可长时间潴留的情况。

（3）按下列顺序排列，对有关药物的药理学特作出检查。

①给不同途径、作用的药的比较。

②同类药物的作用强度比较。

③服用特定拮抗剂的结果（如有拮抗剂）。

④不良反应的表现。

⑤为保持原来的药理作用，在长期服药期间，测定所需剂量增加的速率和程度。

⑥与其他药物类型的交叉耐药性。

（4）在社会使用中，对药物或与其相近的同类药的依赖性程度作出评价。

当一种新药有效时，这种评价是所有推测中最重要的。

（1）除非在流行病学方面已有足够证据，否则任何具有治疗精神病作用的新药的依赖性潜力，都应该采用适当设计的动物研究进行测定。

（2）推荐使用具有高度危险性或易于产生依赖性的新药应该倍加小心。

（3）评价药物产生依赖性潜力，动物研究是有效的，动物实验所提供的药动学和药理作用，与该药物在人体中体内过程是相当类似的。

# 第十五章　全身用药的毒性研究

对于任何一种未知毒性的外来化学物质，急性毒性试验都是对其进行评价的第一步。在新药的开发过程中，急性毒性试验是毒理学研究中最基础的工作，是我们了解外源性化学物质对机体产生的急性毒性的根本依据。

## 一、急性毒性试验的概念

急性毒性试验（acute toxicity test），又称单次给药急性毒性试验（single dose acute toxicity test），是指在 24 h 内一次或多次（2 次间隔 6 ~ 8 h）给予动物受试物后，所产生的毒性反应，包括一般行为、外观改变、大体形态变化以及死亡效应。

根据染毒途径和接触方式的不同，一次给予的含义有所不同。经口服和注射染毒时，一次给予表示瞬间完成；经呼吸道和皮肤染毒时，则表示在规定时间内使动物连续接触受试物的过程。多次给予是指当受试物毒性很低时，即使一次给予动物最大染毒剂量仍然观察不到毒性作用，而该剂量尚未达到规定的限制剂量时，便需在 24 h 内多次染毒，从而达到规定的限制剂量。

毒性试验的观察需从定性和定量两方面进行。定性观察是指观察服药后动物有哪些中毒表现，其毒性反应出现和消失的速度如何，涉及哪些组织和器官，最主要的可能毒性靶器官是哪个，损伤的性质及可逆程度如何，中毒死亡过程有哪些特征，可能的死亡原因是什么等。定量观察是指观察药物毒性反应与剂量的关系，主要指标有近似致死剂量（approximate lethal dose，ALD）、半数致死剂量（lethal dose 50，$LD_{50}$）和致死剂量（lethal dose，LD）。

## 二、急性毒性试验的目的与意义

急性毒性试验作为新药临床前安全性评价的第一步，目的是评价受试物对机体急性毒性的大小、毒效应的特征和剂量—反应（效应）关系，并根据 $LD_{50}$ 值进行急性毒性分级，是受试物安全性评价和危险度评价的重要资料。其所获得的信息有助于重复给药毒性试验的剂量选择，并可初步揭示受试物可能的毒性靶器官，有时也会暴露一些迟发的毒性反应，为进一步的试验如长期毒性研究及其他毒理试验接触剂量的设计和观察指标的选择提供依据，并为毒作用机制研究提供线索。此外，急性毒性试验的结果可用作某些类型的药物Ⅰ期临床试验起始剂量选择的参考，并能提供一些与人类急性药物中毒相关的信息。

急性毒性试验在新药临床前的安全性评价中具有如下多方面的意义：

1. *了解新药急性毒性的强弱*

以半数致死量为例，化合物的 $LD_{50}$ 越小毒性越强。对药用化合物来说，其相对毒性更具实际意义。相对毒性是指产生毒性所需剂量与产生疗效所需剂量间的比值，比值越大，安全范围就越大，通常有两种判断指标：治疗指数和安全系数。治疗指数是指 $LD_{50}$

与半数有效量间的比值。新药研究早期主要用治疗指数来衡量候选化合物的安全性，治疗指数至少大于10，才具有进一步做其他新药临床前研究的价值。由于不同药用化合物$LD_{50}$或$ED_{50}$的比值虽可一样，但两者量效关系曲线的斜率可能相差很大，因此对斜率小的药物而言，$ED_{95}$可能已在其致死量范围$LD_5$内，就很难保证其安全性。安全指数是指基本无害剂量$LD_5$与基本有效剂量$ED_{95}$之间的比值，比值越大越安全。除了上述基本的两种指标，急性毒性还需考虑不同药物中毒死亡的起始时间、最长致死时间和平均致死时间，还有中毒或发病及可治愈情况等综合指标。

2. 获取新药毒性反应信息，为临床毒副反应的检测提供参考依据

在新药临床前急性毒性试验中获得尽可能多的毒理学信息，如毒性反应症状、靶器官、致死原因等，就可以为该药作进一步安全性评价和临床上尽早识别和处理人体不良反应提供参考。

一般认为，动物越小越低等，对药物毒性作用的敏感性越差，毒性反应越小；反之毒性反应就越大。但也有例外，当一种化合物的毒性在实验动物中表现出明显的种属差异性时，对人的毒性作用就很难作出判断；而对有些化合物，毒性反应在动物中种属差异性很小，尤其是以体表面积为单位计算时，种属间差异就越小。一些细胞毒类抗肿瘤药就是如此，临床证明人的中毒剂量和实验动物非常接近，甚至动物比人更敏感。因此，可用新药急性毒性种属差异程度来预测人的毒性反应，为Ⅰ期临床研究剂量提供参考信息。当不同种属动物对一种化合物毒性接近时，可推测人的毒性反应也可能在近似的范围内；若化合物急性毒性试验表现出明显的种属差异性，Ⅰ期临床研究选择初次人用剂量时就应特别谨慎，应遵循由小到大、循序渐进的原则。

3. 为长期毒性和特殊毒性试验选择剂量提供依据

通常长期毒性和特殊毒性试验的高剂量都是以急性毒性资料为依据而设置的。由于长期毒性试验剂量设计中，有价值的是最低无毒剂量（又称最大耐受量，即不出现中毒症状或病理变化的最高剂量），因此参考急性毒性试验动物出现中毒症状的缓急、持续时间的长短作全面考虑很有价值，如新药致突变作用评价中的微核试验，是以$\frac{1}{2}$的$LD_{50}$作为高剂量，而生殖毒性试验中，雌性动物的高剂量则为急性毒性试验的最大耐受量。

4. 其他方面

在新药研制过程中，工艺路线尚未定型时，对产品除了进行理化性质分析外，还可通过$LD_{50}$值的比较，观察生物效应的显著差异，以明确试验产品的质量。此外，研究复方制剂新药时，用以判断配伍后与各单个药物应用的毒性大小。

## 三、急性毒性试验的设计、参数及技术要求

创新药物应提供两种动物的急性毒性试验资料：一种为啮齿类动物；另一种为非啮齿类动物。啮齿类动物要用两种给药途径，其中应包括推荐临床研究的给药途径，如有不同应说明理由；溶于水的药物除了提供拟推荐临床用途径外，还应当测定静脉给药途径；若临床用静脉注射途径，则可仅做静脉注射的急性毒性试验。应用大动物进行一次给药的急性毒性试验时，其剂量设计、动物数、观察时间及指标的确定应根据不同类型药物进行精心设计和试验，以反映一次给药后的药物毒性反应。

急性毒性试验程序设计如下：

(1) 急性试验剂量分组。

探讨外来化合物急性毒性首先应测定其半数致死剂量或浓度（$LD_{50}$或$LC_{50}$）。对一个未知毒性的外来化合物求其$LD_{50}$（$LC_{50}$），应先做预试验。做预试验的方法很多，这里仅介绍其中一种。首先了解分析受试化合物的化学结构和其理化性质，确定其所属已知化合物或其衍生物的种类，有何特殊基团及其分子量、熔点、沸点、密度、闪点、挥发度、蒸气压、水溶性和脂溶性等，据此查阅文献，找出与受试化合物化学结构与理化性质近似的化合物的毒性资料，并以其$LD_{50}$（$LC_{50}$）值作为受试化合物的预期毒性中值；但应注意，一定是相同动物种系和相同接触途径。以此预期毒性中值为待测化合物的中间剂量组，再上下各推一到两个剂量组做预试验。每个剂量组间的组距可以大些，有利于找出受试化合物的致死剂量范围。初起组距可用剂量间的 4 倍差，即以 $\lg 4$（$\lg 4 = 0.6$）来划分各组剂量。求外来化合物$LD_{50}$时设置几个剂量组较为合适，应依预试验结果而定。一般设置 5 ~ 7 个剂量组即可，它既符合统计计算要求又可节省人力和财力。每个剂量组的动物数，小鼠不少于 10 只、大鼠 6 ~ 8 只、家兔 4 ~ 6 只，若设计采用霍恩氏法计算$LD_{50}$时，动物数可相应减少。每组动物应雌雄各半、如化合物毒性有性别差异，则应分别求雌、雄性动物各自的$LD_{50}$（$LC_{50}$）。

(2) 观察持续时间。

测定外来化合物的$LD_{50}$（$LC_{50}$），一般要求计算实验动物接触化合物之后两周内的总死亡数。对于一些速死性化合物求其$LD_{50}$（$LC_{50}$）也可仅计算 24 小时内的死亡率。有些速死性化合物的 24 小时$LD_{50}$与两周$LD_{50}$值往往没有差别，但应注明是多少时间的$LD_{50}$值，以便于在进行毒性比较时有共同的基础。在观察期间应保障实验动物有完全的膳食、充足的饮水及适宜的温、湿度环境，以防止动物出现非中毒性死亡。

(3) 症状观察。

观察实验动物接触外来化合物的中毒症状是了解该化合物急性毒性十分重要的一环，是补充$LD_{50}$这个参数不足的重要方面。故应详细地观察动物的中毒症状、发生和发展过程及规律、死亡前症状特点、死亡时间等。这有助于揭示化合物甚至同类化合物的不同衍生物的急性毒性特征。很多化合物在实验动物接触的初期往往先出现兴奋现象，有的化合物在动物接触的初期首先表现为抑制现象，在观察期间应注意观察其体重变化。这有助于了解受试化合物所致的中毒效应是短暂的或较长期的效应。此外，不少化合物还可以引起受试实验动物黏膜刺激症状，如出汗、流涎，甚至有血性分泌物、瞳孔改变等。

(4) 病理学检查和其他指标观察。

应当重视病理组织检查。凡中毒死亡动物应及时解剖做病理学检查，检查器官有无充血、出血、水肿或其他改变，并对有变化的脏器做病理组织检查。对存活动物于观察期结束后应做病理学检查。外来化合物的急性毒性分级标准用于对急性毒性进行评价，但各种分级标准还没有完全统一。我国目前除参考使用国际上的几种分级标准外，又提出了相应的暂行标准。不论我国或国际上的急性毒性分级标准均还存在不少缺点，因为它们主要是根据经验确定，客观性还不足。各种分级标准有相同之处，也有相异之处，但都有不完善的地方。

表 15－1 工业毒物急性毒性分级标准

| 毒性分级 | 小鼠一次经口 $LD_{50}$（mg/kg） | 小鼠吸入 2 小时 $LC_{50}$（ppm） | 兔经皮 $LD_{50}$（mg/kg） |
|---|---|---|---|
| 剧 毒 | <10 | <50 | <10 |
| 高 毒 | 10～100 | 50～500 | 10～50 |
| 中等毒 | 101～1 000 | 501～5 000 | 51～500 |
| 低 毒 | 1 001～10 000 | 5 001～50 000 | 501～5 000 |
| 微 毒 | >10 000 | >50 000 | >5 000 |

表 15－2 化合物经口急性毒性分级标准

| 毒性分级 | 小鼠一次经口 $LD_{50}$（mg/kg） | 大约相当于体重 70 kg 人的致死剂量 |
|---|---|---|
| 6 级，极毒 | <1 | 稍尝，<7 滴 |
| 5 级，剧毒 | 1～50 | 7 滴～1 茶匙 |
| 4 级，中等毒 | 51～500 | 1 茶匙～35 g |
| 3 级，低毒 | 501～5 000 | 35～350 g |
| 2 级，实际无毒 | 5 001～15 000 | 350～1 050g |
| 1 级，无毒 | >15 000 | >1 050 g |

表 15－3 外来化合物急性毒性分级标准（WHO）

| 毒性分级 | 大鼠一次经口 $LD_{50}$（mg/kg） | 6 只大鼠吸入 4 小时，死亡 2～4 只的浓度（ppm） | $LD_{50}$（mg/kg） | 兔经皮对人可能致死的估计量（g/60kg） | |
|---|---|---|---|---|---|
| 剧毒 | <1 | <10 | <5 | <0.05 | <0.1 |
| 高毒 | 1～ | 10～ | 5～ | 0.05～ | 3 |
| 中等毒 | 50～ | 100～ | 45～ | 0.5～ | 30 |
| 低毒 | 500～ | 1 000～ | 350～ | 5～ | 250 |
| 微毒 | 5 000～ | 10 000～ | 2 180～ | 15～ | 1 000 |

# 第一节 急性毒性试验常用方法

## 一、半数致死量的测定

半数致死量的测定主要是观察一次给予受试药物所产生的毒性反应和死亡情况，并计算半数致死剂量。通常在同一批动物中，经少量动物预试验，掌握供试药物对动物致死量的大致范围，再分组给以不同剂量的药物，给药后一般观察两周，观察动物给药后的反应症状，记录各剂量组动物死亡数。从安全性评价方法的发展来看，可能不必应用大量动物求出准确的 $LD_{50}$ 值，只要能得到其范围就能说明试验药物的毒性大小。

$LD_{50}$ 试验除按照一般试验设计的基本要求进行外，还应掌握以下基本原则：

（1）动物选择：一般以小鼠进行急性毒性试验，也可用大鼠。采用哪种动物主要根据经济、易得、可操作性强、便于观察与饲养等原则。试验动物通常先考虑雌雄各半。动物体重彼此间应较为接近，通常选用18～22 g的健康纯种小鼠（同次试验体重相差不超过4 g）；大鼠体重一般为120～150 g（同次试验体重相差不超过10 g）。应注意动物品系、年龄、饥饱状态以及观察饲养环境光照、室温对试验的影响。

（2）动物随机分组：试验中能控制的因素应尽量均衡化，难以控制的因素应严格随机化。动物在分组时一般根据性别、体重采用随机分层法；避免对总的样本动物一边分组一边给药，以防止活泼动物难以捉拿，从而带来人为误差。如果预试验期间有动物自然死亡或溶剂对死亡有影响，应加同等条件的空白对照组和溶剂对照组。

（3）剂量设计：先经预试验获得药物引起动物0%～100%死亡的剂量范围。在此范围内设计5～6个剂量组，各剂量组间距一般以1:（0.65～0.85）为宜。尽可能使最大剂量组的动物死亡率在70%以上，最小剂量组的动物死亡率在30%以下，居中剂量组死亡率在50%左右，基本呈现正态分布。

（4）给药：要用两种给药途径，其中应包括推荐临床研究的给药途径；溶于水的药物应当测定静脉给药途径的急性毒性，口服药物应灌胃给药。

（5）观察：给药后应立即观察动物反应情况，特别要注意给药后6 h内的动物中毒症状和死亡原因，给药后持续观察30 min，1～4 h再各观察一次。一般要求观察给药后14天内的动物死亡数和中毒反应。观察内容包括外观与毛色，姿势和活动情况（跳跃、舔足、蜷缩、背卧、匍匐、震颤、痉挛），呼吸频率，下腹部与肛门周围有无污染，眼、鼻、口有无分泌物，体温等。

（6）结果处理与评价：计算 $LD_{50}$ 的方法多达20种，其中以Bliss创建的，又为后人所发展的加权概率单位法最精确、严谨，成为标准的 $LD_{50}$ 计算方法。对所获数据进行科学和全面的分析，从详细描述的主要表现、毒性反应出现和恢复时间、死亡率、整体解剖和组织病理学检查结果等资料中，概括出受试药物急性毒性总体情况。$LD_{50}$ 差异可说明两药毒性的差别，可为药理研究提供有意义的线索。若发现不同性别的动物中毒反应与死亡率有明显差别时，则应选择性别比较敏感的动物进行复试。

## 二、最大给药量试验

在受试药物合理的最大容积和最高浓度条件下，单次给予试验动物不产生死亡的试验称最大给药量试验。最大给药量试验一般应在受试药物未能测出 $LD_{50}$ 值时进行。采用临床试验的给药途径，以动物能耐受的最大浓度、最大容积的剂量1次或一日2～3次给予20只动物（雌雄各半）受试药物后，连续观察7～14天，记录动物反应情况，以动物不产生死亡的最大剂量为最大给药量。计算出总给予药量g/kg，并推算出相当于临床用药量的倍数。

### 1. 最大耐受量试验

最大耐受量指单次给药引起动物出现明显的中毒反应而发生死亡的剂量。最大耐受量试验一般使用20只动物，连续观察7～14天。

2. 固定剂量试验

该试验不以死亡作为观察终点，而是以明显的毒性体征作为评价指标。

根据受试药物的相关资料，选用5，50，500和2 000 mg/kg四个固定计量中的一个作为初试剂量。单次给药，给药前禁食6～12 h，给受试药物后再禁食3～4 h。试验动物首选大鼠，每个剂量1只动物，一般不超过5只。如无有关资料，可用500做初试剂量预试；如无毒性反应，则用2 000进行预试，该剂量如无死亡发生即可结束预试。如果初试剂量出现严重的毒性反应，则降低一个剂量进行；如该动物存活，就在此两个固定剂量之间选择一个中间剂量进行，给药间隔至少24 h。给受试药物后至少观察7天，若7天仍有毒性反应，则应再继续观察7天。

正式试验时，每个剂量组至少10只动物。根据预试结果，在四个剂量中选择一个可能产生明显毒性但又不引起死亡的剂量进行试验。给药后至少观察14天，观察指标除了与$LD_{50}$试验相仿以外，还需在给药前后一周、动物死亡时及实验结束时称动物体重。

3. 近似致死剂量试验

该法主要用于非啮齿类动物实验。常用6只Beagle犬或猴，年龄为6～8个月。步骤如下：

（1）估计可能的毒性范围。根据小动物毒性试验结果，受试药物的化学结构和其他相关资料，估计可能引起毒性和死亡的剂量范围。

（2）按50%递增法，设计出含10～20个剂量的序列表。

（3）根据估计，在剂量序列表中找出可能的致死剂量范围。在此范围内，每隔1个剂量给1只动物，测出最低致死量和最高非致死量，然后用两者之间的剂量给1只动物，此剂量即为所求的近似致死剂量。

## 第二节　新药长期毒性研究方法

### 一、概述

一种新药当完成了主要药效和急性毒性试验，并确认有进一步研究的价值后，就要对其进行长期毒性试验。长期毒性试验是指对动物反复多次连续用药的毒性试验。评价连续反复给药后，动物产生的毒性反应、中毒时首先出现的症状、组织和功能损害情况及停药后的发展和恢复情况。

很长一段时间以来，人们根据给药周期的长短，分为亚急性毒性试验、亚慢性毒性试验、慢性毒性试验和终生毒性试验。现都改称为长期毒性试验或重复给药毒性实验。

1. 目的和意义

长期毒性试验（反复给药毒性试验）是药物非临床安全性评价的核心内容，它与急性毒性、遗传毒性、生殖毒性以及致癌性试验等毒理学试验研究有着密切的联系，是药物从实验室研究进入临床试验的重要环节。

长期毒性试验的目的主要有两个：其一是观察在反复给药情况下，试验动物出现的毒性反应、量效关系、主要靶器官、损害程度及其可逆性等；其二是获得反复给药情况下，试验动物能耐受的剂量范围及完全无毒性反应的安全剂量。它表示受试物的毒性作用，预测其可能对人体产生的不良作用，减低临床受试者和药品上市后使用人群的用药风险。

试验结果应该包括以下几方面：

（1）试验动物出现的毒性反应；

（2）剂量毒性效应关系；

（3）毒性靶器官；

（4）毒性反应的性质；

（5）无毒反应剂量、毒性反应剂量及安全范围；

（6）毒性产生时间、达峰时间、持续时间及可能反复产生毒性反应的时间；

（7）有否迟发性毒性反应、有否蓄积毒性或耐受性等。

由此也可看出，长期毒性试验具有研究周期长、困难大、耗资高、难以重复及结果至关重要的特点，是判断一个候选药物是否有进一步开发价值、权衡其是否能过渡到临床研究的重要依据之一。其意义主要在于为判断受试物是否能进行临床研究，预测人类临床用药的可能毒性和安全范围，制定临床研究中的防治措施，确定应着重评价的生理生化指标，选择Ⅰ期临床研究初试剂量等提供重要参考价值。

长期毒性试验应在药理实验（药效学、药代学、一般药理学）和急性毒性试验完成后，认为有进一步研究价值时再进行。试验设计最好由药学、药理与毒理学、临床药学与药学人员共同制定，应进行预实验，减少实验的盲目性。

2. 基本原则

（1）整体性原则。

新药研发是一个连续的、渐进的、复杂的系统工程，长期毒性试验是其中一个有机组成部分。它不能与药理学、药代动力学和其他毒理学研究割裂。试验设计应充分考虑其他药理毒理研究的试验设计和研究结果。其结果应力求与其他药理毒理试验结果互为印证、说明和补充。

（2）具体问题具体分析原则。

长期毒性试验的设计应该在对受试物的认知基础上，遵循“具体问题具体分析”的原则进行。试验设计应根据化合物的结构特点和理化性质，同类化合物在国内外的临床使用情况，临床适应症和用药人群，临床用药方案，相关的药理学、药代动力学和毒理学研究信息等综合考虑。

（3）随机、对照、重复原则。

随机是指每个试验单位分入各处理组的机会必须是平等的，否则会给试验结果带来偏性。要求分配到各组的动物必须性别相同、体重相近、健康状况基本类似，使各处理组非试验因素的条件均衡一致，以抵消其影响。随机化指在各种试验设计要求下的随机化，它可能受到某些条件的限制，不具有完全性。

对照是比较，有比较才能有鉴别。一般要设计空白对照，必要时还要设计阳性对照，使结果判断依据更科学、可靠和准确。

重复是指每组动物要有一定数量，符合统计要求。做好预实验也是重复的一种体现。

## 二、实验技术与方法

1. 实验条件

根据《中华人民共和国药品管理法》制定的《药品注册管理办法》，明确规定药物的长期毒性试验必须执行《药物非临床研究质量管理规范》（GLP）。

2. 受试物要求

（1）化学药及生物制品。

化学药及生物制品受试物应制备工艺稳定、符合临床试验用质量标准规定。受试物应标明名称、来源、批号、理化性质、含量（或规格）、纯度、稳定性、保存条件和配制方法，并附有研制单位的质检报告。所用辅料、溶媒应是药用规格，应标明批号、规格和生产厂家，并符合实验要求。

作为Ⅰ类药的受试物必须是结构确证已完成，合成工艺基本稳定，纯度达到98.5%以上，稳定性试验基本完成且符合要求，有影响稳定性的条件需交代清楚，至少应当是中试产品。受试药必须符合临床试用质量标准。非注射给药可以用原料药给予动物，必要时加一空白对照组（赋形剂对照组）；若注射给药或局部给药则必须做成稳定制剂（口服制剂可用原料药），一定要有赋形剂空白对照组，要交代清楚注射剂的 pH 和渗透压。所用赋形剂必须是药用规格的。Ⅱ类药必须和国外药品有相同的质量标准，还要提供受试药的理化性质，尤其是溶解度，吸湿性；对光、热等稳定性，mp 含量，解离常数（$pK_a$），油水分配系数等数据。总之，受试药必须符合临床试用质量标准。

在药物开发的过程中，若药物的制备工艺发生可能影响其安全性的变化时，应进行相应的安全性研究。

（2）中药。

中药受试物应制备工艺稳定、符合临床试验用质量标准规定。一般用中试样品，并注明受试物的名称、来源、批号、含量（或规格）、保存条件及配制方法等。如不采用中试样品，应有充分的理由。如果由于给药溶剂或给药方法限制，可采用原料药（提取物）进行实验。试验中所用溶剂或赋形剂应标明批号、规格、生产厂家。尽量使用药用规格。

中药一类是指从中药、天然药物中提取的有效成分及其制剂，未经化学修饰的单一成分含量应占90%以上，如川穹嗪、丹酚酸 B 等。中药五类新药制剂为未在国内上市销售的，从中药、天然药物中提取的有效部分制成的制剂，其中有效部分指从生药中提取的总生物碱、总黄酮、总皂苷、总多糖等，其总含量占50%以上。

受试中药药材应经过生药专家鉴定，确定品种、产地、药用部位和采收季节。饮片炮制方法要固定。中药制剂生产工艺条件要经过严格的选择，选用最佳工艺条件。制剂应合格、稳定性好、质量可控、剂型和质量标准与临床用药一致。六类中药复方制剂处方必须固定。处方组成药味必须符合法定标准和中医药理论。此外，中药新药制剂应符合卫生标准，制剂来源、批号最好一致。

注射用药必须用制剂进行长期毒性试验。

3. 动物选择

（1）动物种属或品系选择。

一般化学药物的长期毒性试验采用两种试验动物：一种为啮齿类；另一种为非啮齿类。理想的动物应具有以下特点：对受试物的生物转化与人体相近；对受试物敏感；已有大量历史对照数据。

基于目前国内现状，在大多数长期毒性试验开始时，尚未判断不同种系试验动物和人体对受试物的生物转化的一致性，通常以大鼠和 Beagle 犬或猴作为长期毒性试验的试验动物。某些特殊结构的受试物应选用特殊种属或品系的动物进行长期毒性试验。鼓励在长期毒性试验前采用体外试验体系对试验动物的种属或品系进行选择。

按照常规，长期毒性试验要在两种动物以上进行：一种是啮齿类，首选大鼠，也有用豚鼠或地鼠的；另一种是非啮齿类，最常用的是 Beagle 犬。此外，用得较多的还有猴和猩猩等，目前基因工程生物制品一般用猴。还有用猫和小型猪等，后者更宜用于皮肤科用药的长期毒性试验，因为一般认为猪皮的结构、性能与人更相似。究竟用哪种动物更有预测价值，具体要看是哪一类药物，给药途径如何，并结合前人的经验，综合考虑，通过实践作出正确的选择。

皮肤长期毒性试验是局部用药安全性评价中比较重要和有价值的试验。但它与临床实际的最大差别除了动物与人的种系差别外，就是使用了正常动物的正常皮肤。临床上由于皮肤病变而导致的屏障完整性和药物通透性改变的状态在本试验的试验动物中是无法模拟的，因为任何持续的模拟都可造成药物外的干扰因素而影响对药物本身安全性的评价。因此，使用正常动物皮肤这个事实应当作为安全评价的影响因素而加以考虑。有些分子质量大的药物或生物制品在皮损上外用后可在皮内定量测出，但对正常动物和人皮肤可能极少穿透或根本不穿透，此时皮肤长期毒性试验就无实际意义。

研究及实践提示乳猪的皮肤通透性与人最接近，在试验设计中可以理解为这是一张接近人的正常皮肤，可以在一定程度上减少其他试验动物可能出现的高通透和高反应性差异，在这个基础上再考虑与适应症如何对接或可消除试验的一部分偏差。

（2）动物的质量控制。

长期毒性试验一般选择正常、健康和未孕的动物，动物体重应在平均体重的 20% 之内。动物的质量应符合国家有关规定的等级要求，并具有动物合格证。

应根据研究期限的长短和受试物临床应用的患者群确定动物的年龄。一般大鼠为 4 ~ 9 周，Beagle 犬为 4 ~ 9 个月，猴 2 ~ 3 岁，小型猪 4 ~ 8 个月。此年龄段的动物不仅对受试物较敏感且可观察对其生长发育的影响。如受试物是用于儿童的，则应根据具体情况采用幼年动物。

（3）动物的性别和数量。

一般情况下，长期毒性试验中每个试验组应使用相等数量的雌雄动物。每组动物的数量应能够满足试验结果的分析和评价的需要，一般大鼠为雌雄各 10 ~ 30 只，Beagle 犬或猴为雌雄各 3 ~ 6 只。一般应选择雌雄两性动物，单性别用药可仅选择单一性别动物进行试验。

（4）动物的饲养管理。

饲料应写明供应单位，若是自己配的应提供配方及成分含量的检测报告；各种试验动物均应在符合 GLP 要求的动物房内饲养。动物房内温度、湿度、光照和通风条件应写清楚；笼养大鼠每笼不宜超过 5 只，雌雄分开，有条件时单笼饲养，试验前至少适应观察1周。犬宜单笼饲养，定量喂食，Beagle犬试验前至少驯养2周，标准饲料喂养。猴试验前驯养一月，标准饲料喂养。动物长期毒性试验时动物的饲料应在取得动物实验合格证的动物房内进行。大、小鼠的饲料必须符合营养指标（水分≤10%，粗蛋白≥21%，粗纤维≤5%，粗灰分≤8%，钙0.8%～1.5%，磷0.4%～0.7%），要足量供应，要有保存期限，不合格或变质饲料不能使用。

Beagle犬更有标准饲料供应。除对饲料员要进行专门培训外，动物房的布局应合理，笼具应便于清洗消毒，定时冲洗，若用木屑，则需每天更换消毒木屑，上、下午各要通风至少半小时，经常保持清洁卫生，一次试验结束要彻底打扫，定期消毒房间、笼具、饮水瓶等。

当动物房内氨的浓度>200 μg/g时（一般应≤20 μg/g），长时间饲养的动物必将增加感染机会及发病率，最常见的是中耳炎引起大鼠歪头，朝一侧旋转。动物房内温度波动大也易引起大鼠食量下降或生病。鼠笼垫料必须消毒灭菌，防止带入病原微生物。另外含树脂、胶油等物质的木屑、报纸，有可能有残留农药的麦秆等均需采取措施去除后使用。总之，环境要干燥、清洁，最好采用自动饮水及冲洗。消毒笼具、饮水瓶、饲料斗时，若用洗涤剂或消毒剂、杀虫剂等，则要注意对试验结果的可能影响。

4. 剂量设计

（1）原则。

长期毒性试验一般至少设高、中、低三个剂量给药组和一个赋形剂对照组，必要时还需设立正常对照组或阳性对照组。因为理论上群体中毒性反应的发生率随暴露量的增加而增加，所以高剂量原则上应使动物产生明显的毒性反应。低剂量原则上应高于同种动物药效学试验的有效剂量或预期临床治疗剂量的等效剂量，并不使动物出现毒性反应。为考察毒性反应量效关系，应在高剂量和低剂量之间设立中剂量。剂量应以mg（mL，U）/kg或mg（mL，U）/$m^2$为单位。一般以不等浓度等容量给药。设低剂量组的目的是寻找动物安全剂量范围，为临床剂量设计作参考，一般应高于整体动物有效剂量，此剂量下应不出现毒性反应；中剂量组应使动物产生轻微的或中等程度的毒性反应，设高剂量组的目的是为寻找毒性靶器官、毒性反应症状及抢救措施提供依据，也为临床毒副反应检测提供参考，故应使动物产生明显的或严重的毒性反应或使个别动物死亡。空白对照组给予溶剂或其他赋形剂，若所用溶剂或赋形剂有毒性时，则增加正常对照组。对于可以穿透皮肤的药物，由于推荐的动物的皮肤对药物的通透性一般都比人高，这种“放大”作用或可抵消一部分使用正常皮肤的缺陷，但有时也可能出现局部及系统显著毒性反应的情况，此时需要反过来分析其反应过高的原因和后果。因此长期毒性试验的剂量设计的立足点就与系统给药有所不同。通常，以皮肤为靶器官的药物，不必考虑动物与人系统药代动力学的差异，而应首先考虑药物经皮穿透的差异。如果该动物皮肤对药物的通透性比人高，那么长期毒性最低剂量用临床剂量就行了。

（2）方法。

长期毒性的剂量设计是试验能否成功的关键之一。在选择剂量时，不仅要参考急性毒性和药效学试验的结果，有条件时还应参照药动学结果和国外同类药物的毒性资料，另外还要参考拟推荐临床试用剂量，综合后通过预试，才能较有把握选择剂量。设计长毒剂量时，可选择以下几种方法：

①半数致死量法（$LD_{50}$）。

根据药物急性毒性的$LD_{50}$值决定三个剂量。一般大鼠3个月长期毒性试验中高、中、低三个剂量可分别采用$\frac{1}{10}$，$\frac{1}{50}$和$\frac{1}{100}$左右的$LD_{50}$；狗可用大鼠试验用的一半左右的剂量。此法较粗略，差异大，一般只作预试参考。当急性毒性和长期毒性试验用的是同一种动物时，则参考价值可大些；反之，$LD_{50}$对大鼠和狗来说，因种属差异而造成的误差和风险将更大。一般小鼠的$LD_{50}$值比大鼠和狗的要大，但也有例外，如钙离子拮抗剂和某些中药等就出现小鼠$LD_{50}$值比大鼠$LD_{50}$值大的现象。

②药代动力学法。

主要根据药动学结果，了解最大有效浓度（$C_{max}$）和半衰期（$t_{1/2}$）来设计高、中、低三个剂量。一般以最大有效浓度的剂量为低剂量组，中、高剂量分别往上增加若干倍。半衰期可考虑给药间隔时间的长短。如大鼠3个月长期毒性试验时，低、中、高三个剂量可分别采用对大鼠的1.0 $C_{max}$，3.3～6.6 $C_{max}$和10～20 $C_{max}$，狗一般可采用大鼠一半左右的剂量。此法有参考价值，但也要注意动物的异同性，尤其是用小鼠的药代动力学结果时更应慎重。此外，有不少药代动力学和长期毒性是同期进行的，甚至是事后补做的，故国内实际用此法的不多。

③最大耐受量法。

根据大鼠急性毒性的最大无症状剂量（MTD）、$\frac{1}{3}$ MTD和$\frac{1}{10}$ MTD分别为高、中、低三个剂量为大鼠长毒的剂量；犬和猴可以考虑用大鼠剂量的一半左右。或者用大鼠的高剂量为最大剂量依次降低几个组给犬单次口服，测定犬单次口服的MTD，然后也以MTD、$\frac{1}{3}$ MTD和$\frac{1}{10}$ MTD为高、中、低三个剂量进行实验。此法对大部分动物有参考价值，但少数蓄积性大的则不合适。

④拟用临床剂量法。

根据同类型药物或国外资料的药物临床剂量，结合急性毒性，预测新药可能用的临床剂量。一般3个月大鼠试验低剂量选用临床剂量的10～20倍（6个月用5～10倍），中剂量用30～50倍（6个月用15～25倍），高剂量用50～100倍（6个月用30～50倍）；犬低、中、高剂量组则分别用2～5倍（6个月用2～3倍）、15～30倍（6个月用15～20倍）、30～50倍（6个月用15～25倍）。此法参考价值较大，较常用。

⑤等效剂量法。

从一种已知动物的有效剂量或毒性剂量或可能用于人的剂量反推到试验动物的剂量，通过等效剂量折算表进行。对于已试用于临床或国外已用于临床（要注意人种差异）的药品，即仿制品，但缺乏试验动物资料时，可用此法。抗肿瘤药及明显作用于机体代谢系统的药可以用体表面积等效剂量折算，其他一般均按g/kg体重等效剂量折算（见表15－4）。此法参考价值较大，尤其是对抗肿瘤药、镇痛药和外用药等更有意义。

表 15－4　常用动物等效剂量折算表

| 项　目 | 人 | 犬 | 猴 | 兔 | 豚鼠 | 大鼠 | 小鼠 |
|---|---|---|---|---|---|---|---|
| 成年时体重/kg | 70.0 | 12.0 | 4.0 | 1.5 | 0.4 | 0.2 | 0.02 |
| 换算常数/k | 12.3 | 11.6 | 11.8 | 12.0 | 10.5 | 10.5 | 10.0 |
| 每公斤用药量折算/$mg \cdot kg^{-1}$ | 1.0 | 1.5 | 2.2 | 3.1 | 4.3 | 4.3 | 11.0 |
| 体表面积折算等效剂量比 | 1.00 | 0.32 | 0.16 | 0.07 | 0.031 | 0.031 | 0.002 6 |

⑥体重和体表面积法。

体表面积一般有三种计算方法：一是经验公式 $S = KW^{2/3}$（$S$——体表面积，$K$——系数，$W$——体重）；二是通用公式 $\lg S = 0.876\,2 + 0.698\lg W$；三是按照 mg/kg 的固定倍数。经验公式中不同文献对于同一种动物的 K 值不尽相同，如狗有的 K 值定为 0.104，有的为 0.112；小鼠有的 K 值定为 0.06，有的为 0.091 3，利用经验公式计算剂量就会造成剂量计算的误差。利用 mg/kg 的固定倍数计算时，在动物体重变化较小时尚可，但在动物体重变化较大时，不合理性也越大。如将小鼠、大鼠和狗的 mg/kg 分别扩大为 3 倍、6 倍、20 倍，就分别成为小鼠、大鼠和狗的 $mg/m^2$。而用通用公式推导，20 g 小鼠、200 g 大鼠和 10 kg 狗的体重和体表面积之比分别为 3.3，6.6 和 21.5。而大鼠 120 g 时比值为 5.5，3 个月时（雄）可达 400 g，其比值就达 8.2 倍。可设想以固定倍数给药既是不准确、不合理的，也是不科学的。因此，以体表面积给药时，建议用通用公式计算体表面积。只有按照体重增长的实际面积给药，才有可比性和参考价值。

上述方法是不同条件的实验室、不同研究人员对不同类药物在不同动物上得出的有参考价值的经验，有参考价值。但必须认识到化合物千差万别，受试物各种各样，任何机械照抄照搬都是不可取的，而应当是个案研究。对具体化合物进行认真而细心的预试，才是摸准剂量的关键。

5. 给药设计

（1）给药途径：原则上应与临床用药途径一致，特殊情况需作说明。

①口服给药。

3 个月的长期毒性试验时，临床口服给药，动物可直接灌胃；3 个月以上，因考虑到长时间连续反复不断灌胃可能对食道黏膜有损伤，可以将药物加入饲料或饮用水中，大多数是加入饲料中，但必须保证药物加入饲料后的稳定性、均匀性和食量消耗称量的准确性。要充分熟悉药物的理化性质，还要注意饲料或饮水中混杂物对试验的影响。

药品加入饲料中的量一般不能超过 10%，以保证营养供应充足，OECD 和日本规定不超过 5%。一般不宜将药品加入饲料或饮水中，确有需要则要说明并有依据可行。

②静脉给药。

注射剂要考虑溶液的 pH、刺激性及渗透压等，以免造成注射局部损伤或坏死。长期毒性大鼠给药周期在 3 个月以上时 i. v. 改用 i. p. 注射，i. m. 或 s. c. 可采用多点交换注射。

静滴时如药物毒性不大，大动物可考虑用 i. v. 代替，反之则不然。毒性较大的药物静滴时要注意给药浓度和滴速等。一般采用不等浓度等容量给药，注意滴速均匀。高渗治疗药可采用等浓度不等容量匀速滴注。

③皮肤给药。

将受试物均匀地涂敷于动物背部脱毛区，并用适宜方法固定，每日一次，每次至少接触6 h，按临床用药疗程的3倍以上时间连续给药。若出现毒性反应，部分动物应于停药后继续观察1～2周，以便确定受试物毒性可逆反应程度。

④其他途径给药。

特殊情况下可改变给药途径，如临床上的给药途径在动物上很难或根本无法做到，此时应允许用别的给药途径，尽量靠近，最好还有药动学比较资料，即药物代谢方面对这种取代是否有相应性。如：

a. 胆道给药溶解胆结石，在大鼠长期毒性试验中无法进行。

b. 肿瘤局部注射给药（肝瘤注射）可采用临床相应部位进行皮内或 i. m. 注射。

c. 舌下给药（认为可用口服代替）。

d. 腔道给药（阴道、关节腔注射、硬膜或脊髓腔给药、滴耳药等），如宫颈栓狗长期毒性试验中，模拟临床给药，2次/周，连续16周。

e. 内病外治、穴位给药（脐部贴药或其他穴位给药，如离子透入）、艾灸加中药等，如复方樟柳碱注射液临床上治眼缺血用太阳穴皮下注射，大鼠长期毒性试验中采用头部皮下注射。

f. 药酒治病、中药加烤电。前者药、酒浓度已定，不好改变；后者无法在动物上进行。

g. 雾化吸入，不能用 i. g. 代替，应用特殊器械进行，尽量掌握动物吸气的规律。

h. 抗肝癌导向药物动脉注射，能否用 i. v. 代替值得探讨。

i. 浴剂治病，可以考虑用皮肤给药。

j. vd（静滴）可改用 i. v. 代替，如血卟啉注射液临床用静滴，在杂种狗长期毒性试验中用 i. v. 代替，应考虑可以，反之则否。

k. 肠溶衣胶囊在大鼠长期毒性试验中给药，必须做成微囊，可以灌服且在胃中不变质才行。

上述情况纷繁复杂，可掌握两条原则：一是尽量用相近于临床给药途径；二是如有药动学或临床可靠资料可以考虑免做长毒试验。

（2）给药频率：原则上长期毒性试验中动物应每天给药，每天给药时间应相同。给药期限超过3个月的药物每周至少应给药6天。特殊类型的受试物由于其毒性特点和临床给药方案等原因，应根据具体药物的特点设计给药频率。

（3）恢复期：最后一次给受试药物后24 h，每组活杀部分动物检测各项指标，留下部分动物，根据受试药物的特点和毒性情况，继续观察2～4周再活杀检查，以了解毒性反应的可逆程度和可能出现的延迟性毒性反应。

①一般观察。

外观体征和行为活动、流涎等腺体分泌、粪便性状与颜色、毛色、行为、给药局部反应、食量及体重变化等。

②血液学指标。

红细胞、网织红细胞计数、血红蛋白、白细胞总数及其分类、血小板、凝血时间等。

③血液生化指标。

天冬氨酸氨基转换酶、丙氨酸氨基转换酶、碱性磷酸酶、尿素氮、总蛋白、白蛋白、血糖、总胆红素、肌酐、总胆固醇等。

④特殊检查。

通常要进行对肛门、皮肤的观察。有些需要增加眼、耳毒性检查指标，有些还需研究对酸碱平衡、水盐代谢的影响。

⑤系统尸体解剖。

应全面细致地用肉眼观察（形状、大小、外观颜色变化），为组织病理学检查提供参考。资料采集一般包括脏器系数以及组织学检查。

⑥结果评价。

对所获得的试验结果数据应进行统计学处理。根据试验目的，结合所观察到的毒性表现作出恰如其分的评价，应根据试验目的提供毒性反应、靶器官损害程度、可逆性、无毒和中毒剂量、安全范围。应对所获取的数据结合毒代动力学进行分析，对某些项目的试验，如一般药理学试验中的心血管系统指标观察可安排在该项试验中观察，并提供符合要求的试验结果。

# 第十六章　局部用药的毒性研究

由于某些药物制剂或给药途径的特殊性，在对各种经眼、耳、鼻、口腔、呼吸道、关节腔、直肠、阴道、静脉、动脉、肌肉、皮下、静脉旁和鞘内等非口服途径给药制剂进行临床前安全性评价的时候，一方面要进行全身毒性评价；另一方面还应当进行一些特殊的实验，主要指对用药局部产生的毒性（如刺激性和过敏性等）和对全身产生的毒性（如过敏性和溶血性等）。

局部用药的毒性试验是根据局部用药部位的解剖和生理特点设计的。常用的局部用药制剂有皮肤用药制剂（涂剂、擦剂、膏药剂、透皮吸收制剂等）、滴眼剂、滴鼻剂和喷雾剂、肌肉注射剂、直肠和阴道用药制剂等。在这些制剂中，透皮吸收制剂和肌肉注射剂本身属于全身用药，而滴鼻剂、喷雾吸入剂及应用于直肠和阴道的制剂，由于给药部位表面被覆黏膜、富有血管、腺体等，给药后吸收良好，在应用时大多可不同程度地被吸收，容易产生全身反应，因此需要观察动物的全身毒性反应。对于其他局部用药制剂，则应先进行局部吸收试验，根据药物从局部吸收的程度，考虑进行全身性用药的各项试验。局部用药全身毒性试验的方法和评价指标基本上与全身性用药的毒性试验相同。用药部位局部刺激性试验的基本方法是用肉眼观察及组织切片镜检，综合评价给药局部病理性改变的发展和转归情况。

## 第一节　皮肤用药的毒性评价

### 一、皮肤组织结构

皮肤覆盖于整个体表组织，由表皮和真皮组成。表皮较薄，由基底细胞层（生发层）组成，生发层向其他各层供给新生细胞。从新生细胞变成最外层对角蛋白约需4周。表皮也含有产生色素对黑素细胞、起巨噬细胞作用的朗格汉斯细胞和淋巴细胞。

真皮依附于皮下组织，主要由胶原和弹性硬蛋白组成。此外尚有纤维母细胞、脂肪细胞、巨噬细胞、组织细胞、肥大细胞等以及毛囊、汗腺、皮脂腺、小血管和麦氏小体等神经成分。

### 二、化学物质对皮肤毒性作用类型

药物引起皮肤损害的性质，主要是原发性刺激炎症反应和致敏反应，偶尔可引起皮肤癌。

1. *皮肤原发性刺激*

原发性刺激是指药物直接作用于皮肤引起的病理性反应。只要皮肤接触药物达到一定浓度和时间都有可能产生这种反应。它与皮肤变态反应的不同之处在于初次接触即可发生。原发性刺激表现有红斑、水肿、水疱疮与溃疡等。皮肤在接触刺激性物质时，有时也可出现全身性反应，包括荨麻疹和类过敏反应。

2. 皮肤致敏

皮肤致敏为变态反应，包括药物致敏和光敏反应。一般认为其作用机制为某些药物（特殊半抗原）通过表皮后，与某种蛋白质以共价键结合，具有免疫原性；某些药物在日光照射下产生光化学反应，形成具有半抗原作用的物质。皮肤内除含有血清蛋白外，还有十多种不同类型的抗原蛋白，它们与半抗原的结合物具有同样的免疫原性。其病理变化特征为不易找到一般毒理学的量效规律；接触后经一定潜伏期，再次接触该药物才能激发出特定症状。

3. 皮肤致癌

主要为有机大分子化合物（多环芳烃类）和金属盐（无机砷）。

## 三、皮肤用药毒性试验

1. 皮肤用药急性毒性试验

（1）试验目的：观察动物完整皮肤及破损皮肤短期内接触受试药物所产生的毒性反应。

（2）试验材料：

①动物：选用成年健康家兔、豚鼠或大鼠，雌雄各半。于给药前 24 h 将动物背部脊柱两侧毛脱掉，去毛范围约相当于体表面积的 10%。

②受试药物：膏剂、液体或粉末。粉末需用适宜赋形剂混匀，以保证受试物与皮肤接触良好。

（3）试验方法：

①剂量选择：一般设三个剂量组，各剂量组间距应根据受试物毒性大小和预试结果而定，一般以 0.65 ~ 0.85 为宜。家兔每组 4 只，豚鼠或大鼠每组 10 只并需设赋形剂或空白对照。若所用受试药物剂量超过有效浓度 20 倍以上，仍未出现异常或死亡情况时，只需设一个高剂量组。

②给受试物方法和观察：试验时将受试药物均匀涂于动物背部脱毛区，破损皮肤则在脱毛区划破皮肤后再涂敷受试物，并用适宜方法固定。涂敷受试药物 24 h 后，可用温水或适当溶剂轻轻去除残留的受试药物或赋形剂，每日观察，连续 7 ~ 14 天。给受试药物后注意动物的全身中毒表现和死亡情况，包括动物体重、皮肤、毛发、眼睛和黏膜的变化以及呼吸、循环、中枢神经系统、四肢活动等的变化。若有死亡动物，则需进行尸检和肉眼观察，当有肉眼可见病变时，则需进行病理学检查。

（4）结果判断：实验结果与对照组进行比较判断。

2. 皮肤用药长期毒性试验

（1）试验目的：观察动物皮肤长期接触受试药物，经皮肤渗透或吸收后对机体产生的异常反应及其可逆程度。

（2）试验材料：

①动物：选用成年健康家兔、豚鼠或大鼠，雌雄各半。家兔每组 6 只，豚鼠或大鼠每组 10 只。

②受试药物：膏剂、液体或粉末。粉末需用适宜赋形剂混匀，以保证受试物与皮肤接触良好。

（3）试验方法：

①剂量选择：一般设三个剂量组，各剂量组设置同大鼠口服长期毒性试验，并需设赋形剂或空白对照。若所用受试药物剂量超过有效浓度 20 倍以上，仍未出现异常或死亡情况时，只需设一个高剂量组。

②给受试物方法和观察：试验时将受试药物均匀涂于动物背部脱毛区，并用适宜方法固定，每日一次，每次至少接触 6 h，按临床用药疗程的 3 倍以上时间连续给药。若出现毒性反应，部分动物应于停药后继续观察 1 ~ 2 周，以便确定受试物毒性可逆反应程度。

（4）结果判断：试验结果应写明安全剂量、中毒剂量、中毒表现、中毒的靶器官及中毒的可逆程度等。

3. 皮肤刺激性试验

（1）试验目的：观察动物皮肤接触受试药物所产生的刺激反应情况。

（2）试验材料：

①动物：首选成年健康家兔，其次为豚鼠。于给药前 24 h 将动物背部脊柱两侧毛脱掉，去毛范围约相当于体表面积的 10%。

②受试药物：膏剂、液体或粉末。粉末需用适宜赋形剂混匀，以保证受试物与皮肤接触良好。

（3）试验方法：

每一剂量 3 ~ 5 只动物，设 2 ~ 3 个剂量组，每日涂药一次，连续一周。在同一动物的受试药物区、对照区和破损皮肤区，一次或多次分别将受试药物 1 mL 均匀涂于上述各区内，用适宜方法固定。24 h 后用温水或无刺激性溶剂轻轻去除残留受试药物及赋形剂。于去除受试药物后 1 h，24 h，48 h 和 72 h 观察涂抹部位有无红斑和水肿等情况以及上述变化的恢复情况和时间。多次给药试验一般每日涂抹一次，连续一周，其余均与一次给药的方法要求一致。

（4）结果判断：每只动物试验结果进行刺激反应评分如表 16 – 1 所示，经过计算来评定皮肤刺激性反应的强度。对不同剂量或不同用药次数的刺激强度进行差异限制性分析。

表 16 – 1　评分标准

| 强　度 | 平均分值 |
|---|---|
| 无刺激 | <0.5（0 ~ 0.5） |
| 轻度刺激 | <2.0（0.5 ~ 2.0） |
| 中度刺激 | <4.0（2.0 ~ 4.0） |
| 严重刺激 | <6.0（4.0 ~ 6.0） |
| 极严重刺激 | <8.0（6.0 ~ 8.0） |

4. 皮肤过敏试验

(1) 试验目的：通过动物皮肤重复接触受试药物，观察机体免疫系统反应在皮肤上的表现。

(2) 试验材料：

①动物：选用豚鼠雌雄各半。于给药前 24 h 将动物背部脊柱两侧毛脱掉，去毛范围每侧约 3 cm × 3 cm。

②受试药物：若受试药物是膏剂或液体一般不稀释，直接试验。若受试药物为固体粉末，则需用适量水或适宜赋形剂混匀，以保证受试物与皮肤接触良好。

③阳性致敏物：2，4－二硝基氯代苯，配制成 1% 的致敏浓度和 0.1% 的激发浓度。

(3) 试验方法：

①试验分组：将豚鼠按体重、性别随机分成三组，每组 10 只，雌雄各半。第一组给受试药物，第二组为赋形剂对照，第三组为阳性物对照。

②致敏接触：取受试药物 0.1～0.2 mL 涂在同一动物脱毛区，用适宜方法固定，持续作用 6 h。第 7 天和第 14 天以同样方法重复一次。赋形剂对照组与阳性对照组操作方法相同。

③激发接触：于末次给受试药物致敏后 14 天，将受试药物 0.1～0.2 mL 涂于同一豚鼠背部脱毛区，6 h 后去掉受试药物，即刻观察，然后于 24 h，48 h，72 h 再次观察皮肤过敏反应情况。

(4) 结果判断：试验结果按皮肤反应标准评分如表 16－2 所示，根据试验组与对照组豚鼠皮肤反应的差别，判断受试物对皮肤过敏反应的性质。

**表 16－2　皮肤过敏反应评分**

| 反应 | | 程度 | 分值 |
|---|---|---|---|
| 红斑形成 | 无红斑 | － | 0 |
| | 轻度红斑 | + | 1 |
| | 中度红斑 | + + | 2 |
| | 重度红斑 | + + + | 3 |
| | 水肿型红斑 | + + + + | 4 |
| 水肿形成 | 无水肿 | － | 0 |
| | 轻度水肿 | + | 1 |
| | 中度水肿 | + + | 2 |
| | 重度水肿 | + + + | 3 |
| 总积分（最高） | | | 7 |

# 第二节　腔道用药的毒性评价

## 一、腔道用药毒性试验的定义

腔道用药主要是指眼、鼻、直肠及阴道给药。有些眼、鼻用药仅做急性毒性和刺激性试验，有的（如直肠、阴道）还需做长期毒性试验，有一定的特殊性。

腔道给药急性毒性试验指通过动物腔道一次性接触受试物后在短期内出现的毒性反应试验。

腔道给药长期毒性试验是指对经直肠、阴道给药的受试物，根据其药效作用特点及临床用药方案，选用家兔、大鼠或 Beagle 犬进行的长期毒性试验。给药途径应尽量模拟临床给药途径，每次药后保留时间尽量与临床一致，确保药物与给药局部的接触时间。给药剂量、给药期限、恢复期限及观察指标可参考长期毒性常规要求。应特别注意观察给药局部及可能累及的周围组织的反应和病理改变。

## 二、滴鼻剂和吸入剂的毒性试验

1. 鼻咽喉的组织结构

鼻由外鼻、鼻腔、鼻窦三部分组成。整个鼻腔覆有黏膜并与各鼻窦、鼻咽腔及鼻泪管相连续。鼻黏膜的血管极其丰富，形成海绵组织，极易扩张和收缩，引起鼻塞或栓塞，严重者可导致并发症。

咽部为鼻腔和口腔后的通道，上起于颅底，下止于第六颈椎水平和环状软骨下缘及食管连接处。咽部的后方为颈椎，两侧与颈部大血管和神经为邻。咽部可分为鼻咽部、口咽部、喉咽部。此三部位互相连通，表面均由黏膜覆盖，血管丰富，滴入或喷雾给药后吸收较快，容易产生全身反应，因此在观察给药部位局部刺激性反应的同时需要观察动物的全身反应。

2. 滴鼻剂和吸入剂的急性毒性试验

观察动物经呼吸道给予受试物后，呼吸道黏膜炎症反应情况。

（1）试验目的：观察受试物一次滴入或吸入给予动物后所产生的毒性反应和死亡情况。

（2）试验材料：

①动物：成年健康的大鼠、豚鼠体重在 250～300 g，家兔 2.5 kg 左右。

②受试物：液体或粉末剂。

（3）试验方法：

①剂量选择：一般设三个剂量组，各剂量组间距应根据受试物毒性大小和预试结果而定，一般以 0.65～0.85 为宜，并需设赋形剂或空白对照组。若在大剂量组（超过临床用量的 50 倍以上）未出现死亡情况，则只需设一个高剂量组。

②实验分组、给受试物方法及观察：试验时大鼠、豚鼠每组 10 只，家兔每组 4 只。滴入或吸入不同浓度的受试药物，至少接触 4 h。给受试物后观察动物即刻及第 7～14 天

的全身状况，体重、呼吸系统、循环系统、中枢神经系统、四肢活动等变化，若出现死亡，则应做病理组织学检查。

（4）结果判断：试验结果与对照组相比并进行判断，如能测出 $LD_{50}$ 值，应按“小鼠、大鼠急性毒性试验要求”计算。

3. 滴鼻剂和吸入剂刺激性试验

（1）试验目的：观察受试药物一次或多次滴入或吸入给予动物后所产生的刺激反应情况。

（2）试验材料：

①动物：同急性毒性试验要求。

②受试药物：液体或粉末剂。

（3）试验方法：

①试验分组：试验时将动物分成给药组、赋形剂及空白对照组。用 3 只家兔或 5 只豚鼠和大鼠。

②给受试药物方法及观察：试验时将受试药物滴入或喷雾于动物，使药物与其黏膜接触至少 4 h。然后于 24 h 后处死动物，取出局部黏膜组织，观察有无充血、红肿等现象。若有变化，则需进行病理、组织学检查。多次给受试药物试验，则一般每日滴入或吸入一次，连续一周，于末次给药物 24 h 后处死动物，其他均与一次给药一样。

（4）结果判断：试验结果与对照组比较并进行判断。

## 三、直肠、阴道制剂的毒性试验

1. 直肠、阴道的组织结构

直肠和阴道壁层均覆盖黏膜层，富有血管、腺体等，给药后吸收良好，也容易产生全身反应，在观察给药部位局部刺激性反应的同时，也应观察动物的全身反应。

2. 直肠、阴道制剂的急性毒性试验

（1）试验目的：观察动物直肠或阴道一次接触受试物后，由于吸收所产生的毒性反应和死亡情况。

（2）试验材料：

①动物：成年健康的家兔或大鼠，雌雄各半。家兔体重在 2. 5 kg 左右，大鼠在 250 g 左右。

②受试药物：栓剂、液体或膏剂。

（3）试验方法：

①剂量选择：一般设三个剂量组，各剂量组间距根据受试药物毒性大小或预试结果而定，一般以 0. 65 ~0. 85 为宜，并需设赋形剂或空白对照组。大剂量组（超过预计临床量的 50 倍以上）未出现死亡情况时，则只需设一个高剂量组。

②试验分组、给受试药物方法及观察：试验家兔每组 4 只，大鼠每组 10 只。将受试药物轻轻置入动物直肠或阴道内，与其黏膜至少接触 4 h。给受试药物后观察动物即刻及第 7 ~14 天的全身状况，体重、呼吸系统、循环系统、中枢神经系统、四肢活动等变化。若出现死亡，则应做动物病理组织学检查。

（4）结果判断：试验组与对照组比较并进行判断，如果能测出 $LD_{50}$ 值，应按小鼠、大鼠机型毒性试验要求计算。

3. 直肠、阴道制剂刺激性试验

（1）试验目的：观察受试物一次或多次经动物直肠或阴道给药后所产生的刺激反应情况。

（2）试验材料：

①动物：同急性毒性试验要求。

②受试药物：栓剂、液体或膏剂。

（3）试验方法：

①试验分组：将动物分成给药组、赋形剂及空白对照组。每组家兔 4 只，大鼠 6 只。

②给受试药物方法及观察：试验时将受试物置入动物直肠或阴道内，与其黏膜接触至少 4 h，然后于 24 h 后处死动物。取出局部直肠或阴道组织，观察有无充血、红肿等现象，若有变化则需要进行病理、组织学检查。多次给受试药物则一般每日一次，连续一周，于末次给受试物 24 h 后处死动物，观察内容和要求与一次给药一致。

（4）结果判断：试验结果与对照组比较并进行判断。

## 第三节　眼睛用药的毒性评价

### 一、眼的组织结构特点

眼是一个球状体，覆盖着三层膜组织：巩膜、脉络膜和视网膜。这些膜分别由纤维组织、色素和血管以及神经纤维和特殊感受器等组成。在眼前部主要由角膜和晶体取代该三层膜。晶体和角膜的间隙充满房水。在这个间隙和紧接晶体的前部为虹膜。虹膜有丰富的血管和大量的色素沉着。虹膜中央的孔即瞳孔。此外，还有附属器，包括眼睑、泪器、结膜、眼外肌和眼眶，对眼的保护和功能调节起到很大作用。

### 二、化学物对眼毒性的作用部位和类型

由于眼部各种结构具有不同的生理功能和空间关系，它们对毒物的接触呈不同的反应。眼损伤的基本特征为球结膜充血、水肿、角膜混浊、虹膜炎症的渗出反应、前房积脓。

1. 角膜

角膜是娇嫩的组织，易遭受化学物质的毒性作用，来自外部的接触很易损害角膜。损害程度不一，轻可痊愈，重则角膜混浊甚至穿孔。应该指出，许多化学物质在非局部接触时也能影响角膜，如大剂量阿的平、氯喹等，这些物质可能经眼泪或通过血—水屏障而影响角膜。

2. 虹膜、房水和睫状体

虹膜由于与角膜相邻，易受物理性外伤和化学刺激作用。这种刺激作用包括血清蛋白、纤维蛋白和白细胞从血管漏出，使虹膜上皮释放黑素颗粒。由于虹膜受肾上腺素能神经和胆碱能神经双重支配，因此具有拟肾上腺素样或抗胆碱样作用的化学物质可使瞳

孔扩大，而有拟胆碱样和抗肾上腺素样作用的化学物质则能使瞳孔缩小。此外，像吗啡和全身麻醉剂等化学物质，能通过中枢神经系统改变瞳孔大小。

房水由睫状上皮细胞分泌，进入后房，经瞳孔入前房，经前房角的施累姆氏管流出。虹膜炎能妨碍施累姆氏管中房水的通畅而增加眼内压，由此引起青光眼。阿托品和其他扩瞳药由于扩瞳后阻碍房水流通而加重青光眼。

在睫状体内有睫状肌。睫状肌的收缩可使睫状带松弛，使晶体囊变得更呈球形。由于睫状肌由胆碱能神经支配，因此胆碱酯酶抑制剂和抗胆碱药（如阿托品）能使晶体固定在不同的调节状态。

3. 晶体

已知许多化学物质可改变晶体的透明度而导致白内障，如2，4－二硝基酚、皮质类固醇、白消安、三苯乙醇和铊。这种作用通常在全身性中毒后发生，但某些化学物质（如肾上腺皮质酮、抗胆碱酯酶药）的局部给药也可引起白内障。

4. 视网膜与视神经

视网膜中含有神经节细胞，其轴突形成视神经。某些毒物主要侵犯中央视觉，最典型的例子是甲醇可致失明。

## 三、眼刺激性试验

刺激性是指非口服给药制剂给药后对给药部位产生的可逆性炎症反应。刺激性试验是观察动物的血管、肌肉、皮肤、黏膜等部位接触受试物后是否引起红肿、充血、渗出、变性或坏死等局部反应。眼刺激性试验指观察动物经眼给予受试物后，在眼前部表面产生的可逆性炎症反应试验。

1. 试验目的

观察一定时间内眼对受试物的刺激反应。有刺激性的药物可出现眼结膜充血、水肿、畏光和流泪等反应。

2. 试验材料

首选家兔，每组动物至少3只，体重2.5～3.0 kg，雌雄不限。应设置赋形剂或生理盐水对照组，可采用同体左右侧自身对比法。试验前24 h对每只动物的双眼进行检查（包括使用荧光素钠检查）。有眼睛刺激症状、角膜缺陷和结膜损伤的动物不能用于试验。

家兔宜选择单笼饲养。自由饮食、摄水、饲料应为全价颗粒营养饲料，并注明饲料生产商和批号；家兔饮用水起码应符合人用自来水标准，动物房温度宜控制在16～18 ℃，相对湿度为40%～70%。换气次数应为10～20次/min。如果用人工光线照明，应12 h明暗交替。

3. 剂量设计

一般采用与临床制剂相同浓度，用原液或原膏剂，不必稀释，设一个剂量组。受试物若是液体，则每只眼睛滴入0.05～0.1 mL；如是固体或半固体，则涂敷0.1 g。应设置赋形剂对照或生理盐水对照组，必要时采用已上市制剂作对照。

4. 试验方法

轻轻拉开眼睑，将受试物滴入或涂敷于眼结膜囊内，另一侧作空白（或赋形剂）对照，轻合眼睑约10 s，一般不需冲洗眼睛。

5. 试验观察

（1）观察期。

应根据受试物的特点和刺激性反应情况来选择适当的观察时间。通常单次给药眼刺激试验，在给药后 1 h，2 h，4 h，24 h，48 h 和 72 h 对眼部进行检查，也可根据受试物的特点适当调整观察时间；多次给药眼刺激试验，每天给药前以及最后一次给药后 1 h，2 h，4 h，24 h，48 h 和 72 h 对眼部进行检查，也可根据受试物的特点适当调整观察时间。如果在 72 h 内未见任何刺激症状，试验则可结束。如存在持久性损伤，有必要延长观察期限，一般不超过 21 天。

（2）观察指标。

一般采用裂隙灯观察结膜、角膜和虹膜等反应，也可根据刺激性反应情况采用其他的合适器械（如放大镜、生物显微镜等）检查分泌物，并进一步用荧光素染色检查。每次检查，都应记录眼部反应的分值（如表 16－3 所示）。除了观察所列出的结膜、角膜和虹膜损伤外，其他观察到的损伤也应记录和报告。

**表 16－3　眼刺激反应分值表**

| 眼刺激反应 | | 分 值 |
|---|---|---|
| 角 膜 | 无浑浊 | 0 |
| | 散在或弥漫性浑浊，虹膜清晰可见 | 1 |
| | 半透明区易分辨，虹膜模糊不清 | 2 |
| | 出现灰白色半透明区，虹膜细节不清，瞳孔大小勉强可见 | 3 |
| | 角膜不透明，虹膜无法辨认 | 4 |
| 虹 膜 | 正 常 | 0 |
| | 皱褶明显加深、充血、肿胀，角膜周围轻度充血，瞳孔对光仍有反应 | 1 |
| | 出血/肉眼可见坏死/对光无反应（或其中一种） | 2 |
| 结 膜 | 充血（睑结膜和球结膜） | |
| | 血管正常 | 0 |
| | 血管充血呈鲜红色 | 1 |
| | 血管充血呈深红色，血管不易分辨 | 2 |
| | 弥漫性充血呈紫红色 | 3 |
| 水 肿 | 无水肿 | 0 |
| | 轻微水肿（含眼睑） | 1 |
| | 明显水肿伴部分眼睑外翻 | 2 |
| | 水肿至眼睑近半闭合 | 3 |
| | 水肿至眼睑超过半闭合 | 4 |

(续上表)

| 眼刺激反应 | | 分 值 |
|---|---|---|
| 分泌物 | 无分泌物 | 0 |
| | 少量分泌物 | 1 |
| | 分泌物使眼睑和睫毛潮湿或黏着 | 2 |
| | 分泌物使整个眼区潮湿或黏着 | 3 |
| 最大总积分 | | 16 |

6. 结果评价

按照眼刺激反应分值标准的要求，将每个观察时间点，每个动物的眼角膜、虹膜的刺激反应分值相加得总积分。将一组的积分总和除以动物数，即为最后分值。按照表16－3判断其刺激程度。

## 第四节 肌肉注射用药的局部刺激性试验（家兔股四头肌法）

### 一、家兔股四头肌的结构特点

家兔股四头肌在大腿的前面，正中为股直肌，股直肌之下为股中间肌，股直肌之外侧为股外侧肌，股直肌之内侧为股内侧肌，四块肌肉合称股四头肌。

### 二、肌内注射的局部刺激性试验

1. 试验目的

肌内注射属于全身给药，同时也需测试制剂在给药局部的刺激性。观察家兔股四头肌接触受试物后所产生的刺激反应情况。

2. 试验材料

（1）动物：选用成年健康家兔至少4只，体重2～3 kg。

（2）受试药物：肌内注射液。

3. 试验方法

取健康家兔，分别在一侧后肢的股四头肌处注射受试物1～2 mL，另一侧后肢的对应部位注射等量制剂溶媒作对照，48 h后观察家兔的一般情况。动物处死后部取四头肌，纵向切开，观察注射部位肌肉组织的反应。

4. 结果判断与评价

一般将肌肉组织的反应分为六级：

0级：注射供试品部位的肌肉组织与对照部位肌肉组织无任何差异。

1级（＋）：注射供试品部位的肌肉组织有充血，直径在0.5 cm以下。

2级（＋＋）：注射供试品部位的肌肉组织红肿充血，直径在1 cm以下。

3级（＋＋＋）：注射供试品部位的肌肉组织红肿、发紫，光泽消失，可见坏死点。

4级（++++）：注射供试品部位的肌肉组织红肿、发紫，光泽消失，坏死范围直径达0.5 cm。

5级（+++++）：注射供试品部位的肌肉各项反应更重，有大片坏死。

凡4只家兔的平均反应级数在2以下，则可供肌内注射使用；平均反应级数超过3者，不能供肌内注射使用；平均反应级数在2～3，则可进行复试或结合其他项目考虑其临床试用问题。凡刺激性试验不能达到肌内注射要求的制剂一般也不宜供皮下注射。

5. 结果统计

药物的局部刺激性反应一般无明确的定量指标，反应类型间多有等级关系，将刺激性的严重程度记作－、＋、＋＋、＋＋＋、＋＋＋＋等，可用记序法或登记序值法进行统计分析。其中以等级序值法较为实用，将无刺激性记最高分，反应最严重记最低分，计算平均等级值，再作显著性检验。

# 第十七章　分子生物学技术在毒理学中的应用

## 第一节　分子生物学基本技术与原理简介

作为研究外源性化学、物理、生物等因素对生物体负面效应的科学，毒理学这门古老的科学面临着生命科学高速发展所带来的机遇和挑战。从分子水平揭示毒理学机制是当今毒理学的最为活跃的领域，并分化出一门新的学科：分子毒理学。目前，人类基因组计划已经完成，人类基因组学建立的方法、技术平台以及公布的 DNA 序列，为毒理学机制研究打下了良好的基础。分子克隆、基因导入是机制研究的常用技术。此前，目的基因的克隆与修饰常受到 DNA 序列不清的限制，现在则可根据已公布的 DNA 序列任意修饰 DNA，设计分子生物学研究工具（如 dominant negative mutant）特异地探索生物学机制。生化分子生物学的许多新技术、新方法被应用于毒理学研究之中，各种实验手册及试剂盒说明为实验者提供了十分便捷的操作程序。进一步深入了解这些技术的基本原理及应用范围，则将使我们能更灵活地运用这些方法科学地设计研究方案。下面介绍几种分子生物学的基本技术。

### 一、印迹技术

Southern blot，Northern blot 和 Western blot 是目前使用相当广泛的技术，前两者分别用来对特定的 DNA 或 RNA 顺序进行定性或定量的检测，如测定特定 DNA 顺序的拷贝数和特定 DNA 区域的限制性内切酶图谱，以判断是否存在 DNA 顺序的缺失、插入等重排现象、用末端标记的人工合成寡聚核苷酸探针检查基因的特定点突变、RNA 结构的粗略分析、特定 RNA 顺序的定量、特定基因克隆的节选以及疾病的诊断等。检测用已知的 DNA 或 RNA 顺序片段，称为探针，通常是用基因克隆技术分离到的特定 DNA 顺序或是在体外转录出的 RNA 顺序等。操作基本流程：用凝胶电泳方法将待测核酸片段分离，然后将其转移到特定的固相支持物上，再用标记的核酸探针与之进行杂交，最后洗去未杂交的游离的探针分子。通过放射自显影等方法显示标记的探针位置或水平。

Southern blot 是 Southern 于 1975 年创立的，故用 Southern 的姓命名。随后，依次将探测 RNA 和蛋白质的相应方法命名为 Northern blot 和 Western blot。Northern blot 需进行与 DNA 片断分离时相似的电泳过程（多为甲醛胶电泳分离 RNA），由于总 RNA 或 mRNA 是单链的，在进行琼脂糖电泳分离时，必须在有变性剂的情况下，才能防止 RNA 分子自身结合形成发夹形二级结构，并维持其单链线性状态。与 DNA 工作相比，有关 RNA 的分析工作具有较高的难度，这主要是因为 RNA 酶极其活跃且十分稳定，因此，必须时刻注意 RNA 酶对 RNA 的破坏作用。

Western blot 具有能够从混杂抗原中检测出特定抗原或从多克隆抗体中检测出单克隆抗体的优越性，还可以对转移到固相膜上的蛋白质进行连续分析，具有蛋白质反应的均一性及固相膜保存时间长等优点。

## 二、原位杂交

原位杂交是将分子杂交与组织化学相结合的一项技术。它用标记的 DNA 或 RNA 为探针，在原位检测组织细胞内特定的 DNA 或 RNA 序列。基本原理：含有互补顺序的标记 DNA 或 RNA 片段（即探针），在适宜的条件下与组织或细胞内的 DNA 或 RNA 形成稳定的杂交体。根据所用的探针和靶核酸的不同，原位杂交可分为 DNA - DNA 杂交、DNA - RNA 杂交、RNA - RNA 杂交三类。根据探针的标记物是否能直接被检测，原位杂交又可分为直接法和间接法两类。直接法是将探针用放射性同位素、荧光素或某些酶标记，探针与组织细胞内靶核酸所形成的杂交体可分别通过放射自显影、荧光显微镜术成色的酶促反应直接显示。而间接法一般都用半抗原来标记探针，并通过免疫组织化学对半抗原的定位，间接地显示探针与组织细胞内靶核酸所形成的杂交体。

## 三、免疫组织化学

组织化学是采用化学、物理或生物学等试验法，对组织细胞中某些特殊反应物质、反应基团、酶促活性和免疫原性在光电仪器下进行观察识别、定位和定量的一门技术。

免疫组织化学（immunohistochemistry）是用生物学中的免疫学方法，即用发生在组织细胞内的特异性抗原—抗体反应，观察和研究组织细胞内特定抗原（或抗体）的定位和定量技术。因此，免疫组织化学是组织化学的分支。为了显示和观察到组织细胞内抗原—抗体反应产物，需要先将某种标记物结合到抗体分子上，然后，借标记物的荧光、酶的有色反应产物、放射性的显影或高电子密度，在光镜或电镜下进行定性、定位和定量检测。由于标记物的不同，可将免疫组织化学技术分为荧光抗体法、酶标抗体法、铁蛋白抗体法、放射性同位素标记抗体法和免疫金法。

亲和细胞化学（affinity cytochemistry）是利用两种或两种以上具有多价结合能力物质之间高度亲和而相互结合的化学。亲和细胞化学中常用的亲和物质有生物素（biotin）与抗生物素（avidin）、葡萄球菌 A 蛋白与 IgA 的 Fc 段、植物凝血素与糖结合物等。这些亲和物质之间不但具有高度亲和力，还可与荧光素、酶、同位素、铁蛋白及免疫球蛋白等呈化学结合且不影响其生物活性。同免疫组织化学一样，利用荧光显微镜、酶加底物的显色反应、放射自显影或电子显微镜，在细胞和亚细胞水平对另一种亲和物质进行定性、定位和定量观察。亲和细胞化学是通过亲和物质间的亲和力作用，而不同于免疫组织化学中的抗原—抗体免疫反应。

## 四、基因敲除技术

基因敲除技术是目前常用的、进行功能及机制研究的重要技术。基因打靶常被称为基因定点同源重组或基因敲除技术。实际上，基因打靶还包括基因敲入、“hit and run”及双置换等。利用活细胞染色体 DNA 可与外源性 DNA 的同源序列发生同源重组的性质，以达到定点修饰改造染色体某一基因的目的，称为基因打靶。基因打靶可以改变基因组的组成，产生不同的生物效应，亦可中止原基因的表达，用正常基因打靶突变基因，有可能使原来突变的基因变为野生型，亦可由此引入新基因，并使其在受体细胞表达。

主要步骤：①重组基因载体的构建：把目的基因和与细胞内靶基因特异片段同源的DNA分子都重组到带有标记基因（如neo基因、TK基因等）的载体上；②用电穿孔、显微注射等方法把重组DNA转入受体细胞核内；③用选择性培养基筛选已击中的细胞；④观察击中细胞的生物学特性。将已击中的胚胎干细胞转入胚胎使其生长，对转基因动物进行形态观察及分子生物学检测。

## 五、RNA干扰技术（RNAi）

与靶基因同源的双链RNA诱导的特异转录后基因沉默现象称为RNA interference。其作用机制是双链RNA被特异的核酸酶降解，产生干扰小的RNA（siRNA），这些siRNA与同源的靶RNA互补结合，特异性酶降解靶RNA，从而抑制、下调基因表达，已经发展成为基因治疗、基因结构功能研究的快速而有效的方法。1998年，由于双链RNA（dsRNA）的干扰（RNAi）对靶mRNA抑制的特异性和高效性的确认而得到广泛重视。它的出现可帮助获得更多的基因功能信息。

20世纪90年代，科学家将反义RNA和模板RNA同时引入，发现会引起目的基因受阻时的特异表型，因此推测模板链可能具有一定的作用。1998年Fire和他的同事们发现“dsRNA介导的RNA干扰”（RNAi）具有高效性和特异性，他们将与一段基因序列同源的反义RNA和模板RNA复性退火后注入线虫卵中，得到了明显的靶mRNA受干扰的表型，并且这种效应在线虫的后代中也能观察到。实验结果证明，双链RNA干扰mRNA翻译的效率比单纯翻译或模板RNA的抑制效率提高了几个数量级。

一直以来，人们以合成的双链RNA作为外源刺激注入体内。合成方式包括体外转录和生物化学合成，但两者的导入都无法稳定地遗传。由启动子控制双链RNA表达的RNAi技术就是利用启动子控制一段反向序列转录，进入体内后在体内转录，产生发夹结构的双链RNA，进而引起靶基因表达的受阻。如果应用多种不同的启动子，就可控制dsRNA在特定时期、特定区域的表达，从而拓展了RNAi技术的应用空间。在大多哺乳动物中，双链RNA的引入会引发强烈的细胞毒性，导致mRNA大范围的转录停止，只有小于30 bp的dsRNA才不会引起PKR反应。在细胞内恒定表达的小型干扰RNA，例如利用多聚合成酶Ⅲ2RNA的启动子转录形成缺少多聚腺苷酸尾巴的21个核苷酸的（siRNA）在RNA干扰的引发过程中十分重要。

## 六、细胞杂交及单克隆抗体技术

细胞工程学是随着细胞生物学与分子生物学新技术方法的发展而新兴起来的一个新的领域，其基本概念：应用细胞生物学的方法，按照人们预先的设计，有计划地改变或创造新类型的细胞以至新品种。按照设计要求以及所要改造的遗传物质的不同，细胞工程学可分五个方面：基因工程、染色体工程、染色体组工程、细胞质工程及细胞并合工程，其中细胞并合工程又称体细胞杂交。细胞常发生自然融合现象。1961年Barski发现，当高度恶性与低度恶性的细胞系在体外混合培养时，能自发地产生具有每一方亲代性质的杂种细胞。以小鼠骨髓瘤细胞与用羊红细胞免疫小鼠的脾细胞进行融合，所得到的杂交细胞可以在体外培养时产生大量的抗羊红细胞的抗体，称为“淋巴细胞杂交瘤”技术。杂交瘤细胞经筛选可得到只针对单一抗原决定簇的、有单一细胞衍生的克隆细胞系，所以此技术又称为“单克隆抗体”技术。上述分子生物学技术在毒理学中成功应用的实例很多。例如，在研究苯并芘、石英、甲醛等毒物的细胞周期、细胞信号转导机制的研究论文中，常采用反义技术、RNAi 技术将相关基因（例如 MAPKs 等）阻断，进而采用 Western blot 技术分析该基因的表达水平，还可采用免疫组化方法观察这些基因所表达的相关蛋白在细胞核内外及组织中的定位改变，以确定有害因素的毒理学机制。在遗传毒物的毒性及其在体内的代谢转化、DNA 损伤及其相关基因的作用以及有害因素致病机制的研究中都广泛应用了上述常用分子生物学技术。值得提及的是，方法和技术仅仅是手段和工具，而不是目的。在对基因功能进行分析时，要逐一地正面分析并反面验证。不仅要揭示生物过程所涉及基因的种类和数量，更要揭示基因间的因果（上、下游）关系以及这些基因是如何发生变化的（磷酸化、糖基化、分子间的结合及结合位点等）。

## 第二节　荧光原位杂交技术

### 一、荧光原位杂交（FISH）技术简介

1974 年 Evans 首次将染色体显带技术和染色体原位杂交联合应用，提高了定位的准确性。20 世纪 70 年代后期，人们开始探讨荧光标记的原位杂交，即 FISH 技术。荧光原位杂交方法是一种物理图谱绘制方法，使用荧光素标记探针，以检测探针和分裂中期的染色体或分裂间期的染色质的杂交。荧光原位杂交是 20 世纪 80 年代末在放射性原位杂交技术的基础上发展起来的一种非放射性分子细胞遗传技术，以荧光标记取代同位素标记而形成的一种新的原位杂交方法，探针首先与某种介导分子（reporter molecule）结合，杂交后再通过免疫细胞化学过程连接上荧光染料。

1. *原理*

FISH 技术是一种重要的非放射性原位杂交技术。它的基本原理：如果被检测的染色体或 DNA 纤维切片上的靶 DNA 与所用的核酸探针是同源互补的，二者经变性—退火—复性，即可形成靶 DNA 与核酸探针的杂交体。将核酸探针的某一种核苷酸标记上报告分子如生物素、地高辛，可利用该报告分子与荧光素标记的特异亲和素之间的免疫化学反应，经荧光检测体系在镜下对待测 DNA 进行定性、定量或相对定位分析。

2. *特点*

原位杂交的探针按标记分子类型分为放射性标记和非放射性标记。用同位素标记的放射性探针优势在于对制备样品的要求不高，可以通过延长曝光时间加强信号强度，故较灵敏。缺点是探针不稳定、自显影时间长、放射线的散射使得空间分辨率不高、同位素操作较烦琐等。采用荧光标记系统则可克服这些不足，这就是 FISH 技术。FISH 技术作为非放射性检测体系，具有以下优点：①荧光试剂和探针经济、安全；②探针稳定，一次标记后可在两年内使用；③实验周期短、能迅速得到结果、特异性好、定位准确；④FISH 可定位长度在 1 kb 的 DNA 序列，其灵敏度与放射性探针相当；⑤多色 FISH 通过

在同一个核中显示不同的颜色可同时检测多种序列；⑥既可以在玻片上显示中期染色体数量或结构的变化，也可以在悬液中显示间期染色体 DNA 的结构。缺点：不能达到 100% 杂交，特别是在应用较短的 cDNA 探针时效率明显下降。

## 二、荧光原位杂交技术的基本过程

1. 制备和标记探针

常用的 FISH 探针为双链 DNA，目前主要通过质粒重组、PCR 扩增和人工合成三种途径制备探针。常用探针信号标记的方法有两种：直接标记法，即将荧光分子直接标记于探针 DNA/RNA 上，杂交后可直接在荧光显微镜下检测，这种方式快速简捷，结果背景干扰很少，但杂交信号较弱且不能进一步放大，目前已经较少采用；间接标记法，即采用一中间分子标记探针，杂交后再用荧光分子标记的中间分子的亲和物或抗体进行检测。标记后探针长度应为 200 ~ 400 bp，以保证最佳的杂交效果。

2. 染色体原位杂交

杂交前变性处理染色体标本，使染色体 DNA 变为部分单链，并去掉附着的 RNA 及蛋白质，变性处理生物素或地高辛修饰的探针。变性后的探针与变性后的染色体单链 DNA 复性杂交成双链。该过程对盐浓度、温度等有特殊要求。杂交完成后，标本须经一系列洗涤，将未结合的探针 DNA 或非特异性杂交的探针全部洗净。

3. 荧光检测

清洗后的标本用荧光标记的试剂进行检测，对生物素标记的探针一般用荧光标记的卵白素检测，对于其他中间分子，主要采用荧光标记的相应抗体来检测。

4. 染色体显带

通常在杂交后显带，显带的方法如 Actinomycin/DAPI 显示 G 带、经溴尿嘧啶处理后再用 Hoechest 染色显示 R 带等。

5. 荧光显微镜检测

荧光染料受到特定波长的光波激发便会在其所排布的位置上发光。此时选择合适的滤色镜，可在同一分裂相上观察到不同颜色的标记物。应用激光共轭聚焦显微镜，可通过对染色体标本的不同平面进行断层扫描，并将得到的结果经计算机处理，获得高质量的图像结果。

## 三、荧光原位杂交技术在毒理学研究中的应用

1. 染色体结构畸变的检测

由于染色体断裂，造成染色体缺失或者引起各种重排，从而出现染色体结构异常的现象称为染色体结构畸变。不同的染色体均有特定的形态特征，然而在外源物（如环境化学污染物、射线等）的作用下会发生染色体特定类型的结构畸变。随着特异性染色体探针的发展，FISH 已广泛应用于染色体从简单断裂直到复杂重组等结构异常的检测。20 世纪 90 年代中期，FISH 技术开始应用于公共卫生领域，与传统的细胞遗传学分析相比，带有全染色体探针的 FISH 技术已发展成为一种快速和敏感地检测染色体结构性重排尤其是易位的方法。比较基因组杂交（CGH）和带有染色体特异性探针的 FISH 分析能够解决复合染色体组型并能突出参与重排的次染色体区和潜在的染色体脆性位点。在放射毒理

学方面，Prasanna 等利用 FISH 技术研究了电离辐射引起的染色体结构畸变，这为进一步进行放射剂量的评价提供了方法学上的依据。为了分析暴露于 X 线后人白细胞内在不同的卫星 DNA 序列区及端粒范围的 DNA 受到破坏的初始水平，Vazquez-Gundin 等也利用该技术进行研究。近年来，多色荧光原位杂交技术（MFISH）是检测染色体断裂的有效手段，为了评价 α－粒子诱导染色体畸变的剂量—反应关系，Barquinero 等通过 FISH 分析得知染色体易位的剂量—反应曲线的线性系数明显高于着丝粒畸变。在环境毒理学方面，Marcon 等运用 FISH 技术分析了接触苯和石油人员的淋巴细胞，发现 1cen－1q12 易位可能是该种化学物暴露的标志。Chung 等也使用该技术检测到苯代谢物可诱导人类淋巴细胞的染色结构畸变。杀虫剂磷化氢被疑为致癌物和断裂剂，Tucker 等对 22 个磷化氢暴露者和 26 个对照者根据年龄和吸烟状况进行匹配，然后利用 FISH 技术对外周血淋巴细胞中染色体易位进行了量化研究。

2. 染色体数目异常的检测

染色体数目的改变包括整倍体性和非整倍体性改变。非整倍体被认为是出生缺陷、智力低下、自发性流产和肿瘤的重要原因。不少化学制品（如农药和化学药物）是已知的非整倍体诱变剂，研究对某些化学物的暴露能否诱导非整倍体在现代毒理学中是一个非常重要的研究领域。就目前资料而言，已经有充足证据证明化学物质在试验系统内可以诱发非整倍体，所以化学物质诱发非整倍体的检测必须列入健康危险度评定之中。而 FISH 可利用特异性探针如着丝粒特异性探针等来检测染色体数目是否异常。在生殖毒理学方面，用生殖细胞检测化学物质的非整倍体诱发效应具有特殊意义。随着多色荧光原位杂交技术的进一步改善，研究者能够同时分析多个不同染色体在精子中的数目；该技术已经广泛地应用于哺乳动物生殖细胞非整倍体诱发剂的检测，由于其速度快、分析的样本大、敏感性高，适宜于建立受试物在生殖细胞中诱发非整倍体的阈值浓度，在遗传危险度的评定中具有重要的价值。随着染色体特异性探针的应用，FISH 技术能敏感地探测出不同组织和细胞类型的非整倍体性。已知苯是一种致白血病的化学物，它能增加暴露工人淋巴细胞中的染色体畸变水平。

3. 微核分析

微核试验是检测染色体或有丝分裂器损伤的一种遗传毒性试验方法。近年来微核试验有了较大的改进，尤其是 FISH 技术的应用，不仅可提高其灵敏度，还可判断微核的来源以及评价外来化合物的毒性作用。目前，大多数学者认为微核形成的基本机制是染色体的断裂。微核试验在遗传毒理学和人群的生物学监测中已得到了一定程度的应用。据推测，长期暴露于麻醉剂笑气（一氧化二氮）与各种不良的健康效应如神经和生殖的异常或肝功能的损伤有关。尽管目前人们对于因笑气的暴露而引起的遗传毒性效应已相当地了解，但是对于其作用机制仍不太清楚，Lewinska 等合并使用了微核试验和 FISH 技术研究了笑气对长期暴露在笑气中的手术室护士的影响。他们确定了外周血中淋巴细胞内染色体的损伤类型并且估测了微核率。结果发现，与对照组相比，暴露组的微核率有显著性增加，并且微核率与暴露状况之间的差异有统计学意义。

4. 肿瘤监测

外源物致癌的过程往往伴随着染色体的重排和非整倍体的产生，利用 FISH 及其衍生技术可识别肿瘤细胞中发生改变的染色体或染色体的特异性区域。有学者报道，在检测致癌物职业性暴露所引起的染色体损伤方面，带有全染色体探针的 FISH 技术较之常规的方法更为敏感。从本质上讲，FISH 技术能全面分析染色体的畸变；而且 FISH 易于操作，只需少量的细胞，从而适于肿瘤发生的筛检。FISH 技术在食品毒理学研究中的应用也略有报道，饮食中诱变物的摄入被认为是引发癌症的一个重要因素。

5. FISH 在毒理学其他相关领域中的应用

FISH 技术在毒理学研究中除了广泛用于上述领域外，还有着其他方面的用途。如关于致突变物作用的阈值机制一直存在着争议。通过 FISH 分析，有关学者已能描述出双纺锤体抑制剂苯菌灵及其代谢物贝芬替发挥作用的阈值机制。此外，环境生物修复研究的中心主题之一就是要鉴别出能够降解一些重要污染物的微生物。Yang 等联合使用显微放射自显影技术（MAR）和 FISH 技术进行该项研究，通过使用典型的系统，他们阐述了该法在研究外源性化合物降解过程中的可行性；与以往的方法相比，MAR－FISH 能快速而准确地鉴别出参与环境污染物降解的微生物，这在生态毒理学研究中有一定的应用前景。

# 第三节　单细胞凝胶电泳技术

## 一、单细胞凝胶电泳技术简介

1. 概念和特点

电泳技术的出现是生命科学发展史中一个重要的里程碑，许多生命科学的重大发现都与生物大分子在电场中不同的泳动规律有关。人们在这艰辛的探索历程中逐渐发现，单个细胞在一定电场作用下也会发生泳动，人们把这种现象叫做单细胞凝胶电泳（single cell gel electrophoresis，SCGE）。另外，由于实验过程中 DNA 损伤、断裂等异常变化，电泳过程中会出现彗星状的图像，因此也叫做彗星电泳技术。该技术可用来测量在一些物理、化学因素的影响下对细胞造成的 DNA 损伤，具有快速、敏感、微量的特点。主要表现在：①可检测单个细胞的损伤；②细胞数量较少（小于 10 000）；③可用于任何真核细胞类型；④检测 DNA 损伤异常敏感。

2. SCGE 的原理

SCGE 技术是一种在单细胞水平上检测有核细胞 DNA 损伤和修复的方法。该技术的原理是基于有核细胞的 DNA 分子量很大，DNA 超螺旋结构附着在核基质中，用琼脂糖凝胶将细胞包埋在载玻片上，在细胞裂解液作用下，细胞膜、核膜及其他生物膜被破坏，使细胞内的 RNA、蛋白质及其他成分进入凝胶，继而扩散到裂解液中，唯独核 DNA 仍保持缠绕的环区（Loop）附着在剩余的核骨架上，并留在原位。如果细胞未受损伤，电泳中核 DNA 因其分子量大停留在核基质中，经荧光染色后呈现圆形的荧光团，无拖尾现象。若细胞受损，在中性电泳液（pH = 7）中，核 DNA 仍保持双螺旋结构，偶有单链断裂（SSB s）并不影响 DNA 双螺旋大分子的连续性。当 DNA 双链断裂（DSB s）时，其断片进入凝胶中，电泳时断片向阳极迁移，形成荧光拖尾现象，形似彗星。如果在碱性电泳液（pH > 13）中，先是 DNA 双链解螺旋且碱变性为单链，单链断裂的碎片分子量小即可进入凝胶中，在电泳时断链或碎片离开核 DNA 向阳极迁移，形成拖尾。细胞核 DNA

受损愈重，产生的断链或碱易变性断片就愈多，其断链或断片也就愈小，在电场作用下迁移的 DNA 量多，迁移的距离长，表现为尾长增加和尾部荧光强度增强。因此，通过测定 DNA 迁移部分的光密度或迁移长度就可定量测定单个细胞 DNA 损伤程度。

## 二、SCGE 试验程序和方法

至今，SCGE 技术在世界上许多实验室应用，操作上进行了许多改良，并不断地融进新技术，如荧光原位杂交彗星试验等。目前采用的多种彗星试验的基本原则和试验操作都类似，主要包括单细胞悬浮液的获得、电泳胶板制备、细胞裂解、DNA 变性解旋、电泳、中和、染色和观察等步骤，图 17－1 为彗星试验的基本步骤。

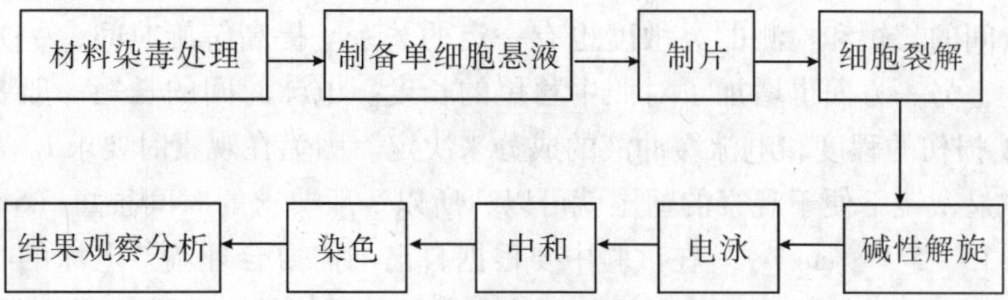


**图 17－1　彗星实验的基本步骤**

1. 单细胞悬浮液制备

从理论上讲，SCGE 技术适合于一切真核细胞，样品细胞需要量少，细胞可以是培养的细胞系或体细胞组织分离的细胞，目前已经用过的细胞有人体淋巴细胞、表皮细胞、血细胞、成纤维细胞、睾丸细胞、肿瘤细胞、动物肝细胞、血细胞、植物的根细胞和叶片以及酵母细胞等。前人的研究中根据细胞来源和种类的不同，所采用的制备方法也不完全相同，但是无论采用什么方法，都要确保在细胞分离和制备过程中不要产生额外的 DNA 伤害或修复。可以采用以下方法分离人体淋巴细胞：采集血液后，加入淋巴细胞分离液液面上，离心后吸取中间层淋巴细胞，加磷酸盐缓冲液继续离心，如此重复洗涤细胞两次，再悬浮于磷酸盐缓冲液，得到单细胞的悬浮液。对于悬浮培养的细胞则比较简单，只需用适量磷酸盐缓冲液洗涤细胞并调节到合适密度就可以。植物单细胞悬浮液比较复杂，通常采用机械分离的方法。用液氮将植物组织处理后，在缓冲液中研磨或低温下在缓冲液中将植物组织切成薄片，收集缓冲液就可以得到植物细胞核的悬浮液。

2. 胶片制备

胶片制备即是将获得的细胞悬浮液与低熔点琼脂糖混合并铺于载玻片，这是 SCGE 技术中最关键的步骤。三层琼脂糖的“三明治”式结构是目前最常用的实验方法，即按照一定顺序在显微镜载玻片上铺三层琼脂糖，使低熔点琼脂糖和细胞核悬浮液的混合物夹在中间。有人推荐采用磨砂的载玻片，以增加低熔点琼脂糖和细胞核悬浮液与载玻片间的结合力。在三层琼脂糖的“三明治”式结构中，第一层为正常熔点的琼脂糖（NMA）层，它的作用是使第二层和第三层琼脂糖牢固地附着于载玻片上。第二层琼脂糖是包含细胞核的低熔点琼脂糖（LMA），其细胞数量是很重要的条件，不可过大，否则容易造成图像重叠而不易观察。第三层为 LMA 层，可以防止第二层琼脂糖中的细胞 DNA 在碱处理和电泳时脱离凝胶，并使第二层琼脂糖中的细胞都处于同一条件下。

3. 细胞裂解

细胞裂解的具体作用是使细胞膜、核膜和其他的生物膜受到破坏，细胞内的蛋白质、RNA 及其他成分扩散并通过凝胶进入裂解液，只有 DNA 保留在原来的位置。细胞裂解的时间对试验结果也有很大的影响。一般来讲，裂解时间越长，彗尾也越长，但如裂解时间过长，会因彗尾太长、光密度过小而看不到彗尾。

4. DNA 解旋和电泳

在进行电泳前要先使细胞核中的 DNA 变性解旋，即将玻片浸没于电泳液中放置一定时间。碱性彗星试验中采用的电泳液成分是 1 $mmol \cdot L^{-1}$ $Na_2EDTA$，300 $mmol \cdot L^{-1}$ NaOH。解旋时间的长短取决于细胞的类型和 DNA 损伤的程度及检测目的。中性电泳中为了使 DNA 和结合的蛋白质分开，需要 1 h 以上的时间，碱性电泳一般需要几十分钟的时间。解旋时间的长短和检测的灵敏度也有一定的关系。提高解旋时间，一方面提高了检测的灵敏度，另一方面也增加了对照中彗尾的长度。电泳时间的长短一般要根据细胞的种类、DNA 损伤的程度和电泳缓冲液的成分来决定。因为在观察时要求 DNA 拖尾很小的距离，形成显微镜下便于观察的彗尾就可以，所以一般要求的时间很短（5 ~ 30 min），电压很低（0.15 ~ 5 $V \cdot cm^{-1}$）。在试验中要根据自己的需要合理调节电泳的时间和电压的大小，过高的电压和过长的电泳时间都可使形成的彗尾加长，使结果观察起来较困难。在细胞损伤程度小的情况下可以增加电泳时间来提高检测的灵敏度。

5. 中和、染色和观察

电泳结束后，以 $Tris_2HCl$ 中和玻片，再以无水乙醇浸没一定时间，吸去乙醇后晾干或于室温下过夜。中和时间的长短对试验结果也有很大的影响。中和时间增加，能降低观察时背景光强度。制备好的玻片以荧光染料染色后采用荧光显微镜进行观察。一般根据自己的仪器设备和研究的需要选择合适的荧光染料，常用的染料有溴化乙啶、吖啶橙等。观察常用的显微镜放大倍数一般为 160 ~ 400，要根据细胞的类型和大小选择合适的放大倍数。利用显微镜上的标尺虽然可以测量 DNA 迁移的长度，但是不能测量彗尾中 DNA 的含量，所以其使用上有一定的限制。

## 三、单细胞凝胶电泳在毒理学方面的应用

1. 单细胞凝胶电泳与环境毒理学研究

人类进入工业时代以来，大气污染日益严重，目前已成为人们所关注的热点问题之一。彗星试验可以用于环境污染的生物监测和污染治理效果的生物评价，SCGE 技术已广泛应用于污染物的监测。随着工业化的发展和矿资源的开发利用，重金属对环境的污染也变得越来越严重，其中镉、铬、铅和汞是常见的环境和工业毒物，容易对生物体 DNA 造成损伤，导致基因突变。有科学家利用植物彗星试验方法进行了相关研究，结果表明，重金属镉能引起小麦基因的损伤，并随镉浓度的增加伤害程度加大。这也表明了 SCGE 在检测金属遗传毒性方面的敏感性。

2. SCGE 在土壤生态毒理学中的应用

近年来，在工农业生产实践中，大量的污染物质进入了土壤，通过多种途径影响环境，并最终影响人类的身体健康。早期关于土壤毒理学的研究多是通过测定土壤中污染物质的浓度来表现的，但是因为土壤本身组成的复杂性，单纯用污染物质的浓度很难代

表其潜在的毒性，只有生物毒性评价的结果可以提供复杂条件下多种污染物质的综合毒性。SCGE 从细胞水平阐述污染物对环境的影响，敏感性很高，已广泛应用于医学、环境监测等研究领域中，用于检测物质对 DNA 的损伤，但在环境监测中，主要是用于水环境的监测，很少应用到土壤毒理研究中，而且目前研究多是采用溶液或土壤浸提液处理动物细胞或人体细胞。植物是生态环境的重要组成部分，近年来有研究者将植物用于 SCGE，拓展了 SCGE 的研究对象。

## 第四节　生物芯片技术

生物芯片技术是 20 世纪 90 年代中期以来影响最深远的重大科技进展之一，是融微电子学、生物学、物理学、化学、计算机科学为一体的高度交叉的新技术，既具有重大的基础研究价值，又具有明显的产业化前景。由于用该技术可以将极其大量的探针同时固定于支持物上，所以一次可以对大量的生物分子进行检测分析，从而解决了传统核酸印迹杂交（Southern blot 和 Northern blot 等）技术复杂、自动化程度低、检测目的分子数量少、低通量（low through - put）等不足。

### 一、生物芯片的概念及特点

生物芯片是将生命科学研究中所涉及的不连续的分析过程（如样品制备、化学反应和分析检测），利用微电子、微机械、化学、物理技术、计算机技术在固体芯片表面构建微流体分析单元和系统，使之连续化、集成化、微型化。生物芯片技术有四大要点：芯片方阵的构建、样品的制备、生物分子反应和信号的检测。

### 二、生物芯片的主要类型

生物芯片技术是一种高通量检测技术，它包括基因芯片、蛋白芯片及芯片实验室三大领域。

（1）基因芯片（gene chip）又称 DNA 芯片（DNA chip），它是在基因探针的基础上研制出的。所谓基因探针只是一段人工合成的碱基序列，在探针上连接一些可检测的物质，根据碱基互补的原理，利用基因探针到基因混合物中识别特定基因。它将大量探针分子固定于支持物上，然后与标记的样品进行杂交，通过检测杂交信号的强度及分布来进行分析。

（2）蛋白质芯片与基因芯片的基本原理相同，但它利用的不是碱基配对而是抗体与抗原结合的特异性，即免疫反应来检测。蛋白质芯片构建的简化模型：选择一种固相载体能够牢固地结合蛋白质分子（抗原或抗体），这样形成蛋白质的微阵列，即蛋白质芯片。

（3）芯片实验室为高度集成化的集样品制备、基因扩增、核酸标记及检测为一体的便携式生物分析系统，它最终的目的是实现生化分析全过程全部集成在一片芯片上完成，从而使现有的许多烦琐、费时、不连续、不精确和难以重复的生物分析过程自动化、连续化和微缩化，属未来生物芯片的发展方向。

## 三、生物芯片的原理

1. 基因芯片的原理

先将众多特定的寡核苷酸探针或基因探针有序地排列固定于支持物表面；然后与待测分子进行杂交，形成 DNA 双链或 DNA/RNA 双链；再通过荧光检测系统对杂交信号进行检测，并配以计算机系统对每一探针上的荧光信号作比较和分析，从而迅速得出待测样品 DNA 或 RNA 序列。探针是一种已知特异性的核酸分子，它带有合适的标记物供反应后检测。

基因芯片技术是利用核酸杂交原理检测未知分子的。总过程为 DNA 芯片的制作、样品 DNA 或 RNA 的制备、分子杂交、杂交信号的检测与分析。杂交方法有两类：一类是在固定支持物上化学合成一系列寡核苷酸探针与游离的靶分子（DNA 或 RNA）杂交；另一类是在固定物上按设计方式固定不同的靶分子与游离的探针杂交。杂交信号是根据杂交分子或未杂交分子所发出的不同波长的光实现的；荧光信号是由激光共聚焦显微镜激发探针或靶细胞上的荧光素而被电脑处理所得到的，完全杂交者发出强的荧光信号，不完全杂交者信号较弱，不杂交者则检测不到荧光信号；再经计算机应用特制的软件处理而得出 DNA 序列及变化情况。

2. 基因芯片的制作

（1）离片合成法。

先用常规方法合成单个探针，这些探针可以是克隆探针，如 DNA 探针、cDNA 探针等，也可是化学合成寡核苷酸探针。然后将这些探针按一定顺序固定在经过处理的玻璃、硅、尼龙膜、聚丙烯薄膜等固相载体表面。用电脑控制的机械手点上靶 DNA 分子，点样量约为 0.005 μL，靶分子的排列按设计顺序，不同靶分子点在不同区域内。每块芯片为 1～2 cm，上样可达数千至一万个，自动化程度的提高可使芯片上靶 DNA 密度更高，即芯片密度更大。这种制作方法具有成本低、合成效率高等特点，适用于规模较小的探针点阵列的制作。

（2）在片合成法（又叫原位合成法）。

在片合成法是将核酸探针直接在固相支持物上合成，再与标记样品中的单链 DNA 片段进行杂交，通过荧光检测系统配以计算机系统进行检测和分析靶 DNA 的一种方法。该方法灵活省时，可以方便地合成任何所需探针阵列，适用于大规模阵列的制作，而且可以达到很好的精度。

3. 蛋白质芯片原理

蛋白质芯片与基因芯片的原理相似。不同之处：一是芯片上固定的分子是蛋白质，如抗原或抗体等。二是检测的原理是依据蛋白分子、蛋白与核酸、蛋白与其他分子的相互作用。蛋白质芯片技术出现得较晚，尚处于发展时期，最近也取得了重大进展。例如，最近一期国际著名科学杂志（*Science*）报道了酵母蛋白质组芯片（proteomechip），这是目前为止第一个包含一种生物全部蛋白质分子的蛋白质芯片。相信，不久将会有包含更高等生物甚至人类蛋白质组的蛋白质芯片研制成功，并应用于生物医学基础研究和疾病诊断。芯片实验室是生物芯片技术发展的最终目标。它将样品制备、生化反应以及检测分析的整个过程集约化形成微型分析系统。现在已有由加热器、微泵、微阀、微流量控制器、微电极、电子化学和电子发光探测器等组成的芯片实验室问世，并出现了将生化反应、样品制备、检测和分析等部分集成的生物芯片。

## 四、生物芯片技术的应用及在毒理学方面的展望

1. 生物芯片的应用

（1）基因表达水平的检测。

用基因芯片进行的表达水平检测可自动、快速地检测出成千上万个基因的表达情况。Schena 等采用拟南芥基因组内共 45 个基因的 cDNA 微阵列（其中 14 个为完全序列、31 个为 EST）检测该植物的根、叶组织内这些基因的表达水平，用不同颜色的荧光素标记逆转录产物后分别与该微阵列杂交，经激光共聚焦显微扫描，发现该植物根和叶组织中存在 26 个基因的表达差异，而参与叶绿素合成的 CAB1 基因在叶组织较根组织表达高 500 倍。Schena 等用人外周血淋巴细胞的 cDNA 文库构建一个代表 1 046 个基因的 cDNA 微阵列来检测体外培养的 T 细胞对热休克反应后不同基因表达的差异，发现有 5 个基因在处理后存在非常明显的高表达，11 个基因中度表达增加和 6 个基因表达明显抑制。该结果还用荧光素交换标记对照和处理组及 RNA 印迹方法证实。在 HGP 完成之后，用于检测在不同生理、病理条件下的人类所有基因表达变化的基因组芯片为期不远了。

（2）基因诊断。

从正常人的基因组中分离出 DNA 与 DNA 芯片杂交就可以得出标准图谱。从病人的基因组中分离出 DNA 与 DNA 芯片杂交就可以得出病变图谱。通过比较、分析这两种图谱，就可以得出病变的 DNA 信息。这种基因芯片诊断技术以其快速、高效、敏感、经济、平行化、自动化等特点，将成为一项现代化诊断新技术。例如 Affymetrix 公司，把 P53 基因全长序列和已知突变的探针集成在芯片上，制成 P53 基因芯片，将在癌症早期诊断中发挥作用。又如，Heller 等构建了 96 个基因的 cDNA 微阵，用于检测分析风湿性关节炎（RA）相关的基因，以探讨 DNA 芯片在感染性疾病诊断方面的应用。现在，肝炎病毒检测诊断芯片、结核杆菌耐药性检测芯片、多种恶性肿瘤相关病毒基因芯片等一系列诊断芯片开始逐步进入市场。基因诊断是基因芯片中最具有商业化价值的应用。

（3）药物筛选。

如何分离和鉴定药的有效成分是目前中药产业和传统的西药开发遇到的重大障碍，基因芯片技术是解决这一障碍的有效手段，它能够大规模地筛选、通用性强，能够从基因水平解释药物的作用机理，即可以利用基因芯片分析用药前后机体的不同组织、器官基因表达的差异。如果在 cDNA 表达文库得到的肽库制作肽芯片，则可以从众多的药物成分中筛选到起作用的部分物质。还有，利用 RNA、单链 DNA 有很大的柔性，能形成复杂的空间结构，更有利于靶分子相结合，可将核酸库中的 RNA 或单链 DNA 固定在芯片上，然后与靶蛋白孵育，形成蛋白质 - RNA 或蛋白质 - DNA 复合物，可以筛选特异的药物蛋白或核酸，因此芯片技术和 RNA 库的结合在药物筛选中将得到广泛应用。在寻找 HIV 药物中，Jellis 等用组合化学合成及 DNA 芯片技术筛选了 654 536 种硫代磷酸八聚核苷酸，并从中确定了具有 XXG4XX 结构的抑制物，实验表明，这种筛选物对 HIV 感染细胞有明显阻断作用。生物芯片技术使得药物筛选、靶基因鉴别和新药测试的速度大大提高，成本大大降低。基因芯片药物筛选技术工作目前刚刚起步，美国很多制药公司已开

始前期工作，即正在建立表达谱数据库，从而为药物筛选提供各种靶基因及分析手段。这一技术具有很大的潜在应用价值。

（4）测序。

基因芯片利用固定探针与样品进行分子杂交产生的杂交图谱而排列出待测样品的序列，这种测定方法快速而具有十分诱人的前景。Mark Chee 等用含 135 000 个寡核苷酸探针的阵列测定了全长为 16.6 kb 的人线粒体基因组序列，准确率达 99%。

2. *生物芯片技术在毒理学方面的展望*

生物芯片技术可用于药物研究中毒理学评价，最近美国国立环境卫生科学研究所的科学小组开发出一种毒理芯片。毒理芯片是一种互补 DNA（cDNA）序列，可准确、快速地分析数以千计的基因表达。1998 年，Incyte 公司推出一种大鼠毒理学微阵列，使研究者能够定量研究外源性受试物对大鼠基因表达的影响，从而节省大量科研经费和时间。Affymetrix 公司已经开发出商品化的 DNA 芯片，如用检测 HIV 反转录基因耐药性突变的 HIV 芯片，用于检测 P53 基因突变的 P53 芯片以及细胞色素芯片等。由此得出芯片技术在医学、毒理学上应用前景是非常广泛的，芯片技术的商品化指日可待。

# 第五节　基因差异分析技术

## 一、基因差异分析技术简介

由于各种化学毒物和环境危害因素引起的基因改变或新基因的出现大多是未知的，未知新基因的探查、分离和克隆是一项非常重要和具有创造性的工作，常用方法有差减 cDNA 文库法、染色体步移法、mRNA 差异显示法及代表性差异分析法等。这里主要针对目前应用较多的差异分析法进行介绍。

## 二、基因差异分析方法的原理及程序

Liang 等在 1992 年成功建立了寻找差异表达基因的新方法，即 mRNA 差异显示分析方法。差异显示法的基本策略是通过反转录于 PCR 扩增 mRNA 中特定的一小部分，用 DNA 序列分析凝胶同步分离显示不同样品的扩增产物以进行比较，寻找差异片段。该方法主要由以下三部分组成：

（1）用 3′锚定引物对 mRNA 进行逆转录。

（2）用 3′锚定引物及若干数量一定长度的 5′随机引物对逆转录后的 cDNA 进行 PCR 扩增，以获得代表不同 mRNA 的 cDNA 片段。

（3）用测序胶分离 PCR 扩增后的 cDNA 片段。由于 PCR 的产物一般含有几十甚至上百个分子量相近的 DNA 片段，需要用高分辨率测序胶来分离。得出的差异片段在相同条件下再进行 PCR 扩增、分离、纯化、克隆和测序，即可得到差异片段的序列。

mRNA 差异显示技术在理论上简洁明了，但在实际操作中却有许多问题，比较严重的是该技术的假阳性率较高，有时甚至高达 70%。经凝胶分离出的差异片段往往很多，为下游的分析带来很大的麻烦，增加了后续片段基因鉴定的工作量。为了消除假阳性应严格设置对照。对此，Sompayrac 还提出以下策略：①进行双复管试验；②尽可能用细胞质 RNA，避免核 RNA 污染；③消除基因组 DNA 的污染；④减少 PCR 的循环数。此外，在 mRNA 差异显示中引入更严格和更特异的扩增条件，也可最大限度降低假阳性。

### 三、基因差异分析技术的应用

mRNA 差异显示技术多年来主要用于肿瘤相关基因的寻找，而且分析的样品也多来自临床的病理标本，在毒理学研究领域，寻找外源化合物或环境因素诱导的基因的研究近来才刚刚开始。Zhou 等采用这种方法鉴定镍化合物诱导的特异基因，分析了暴露于镍化合物的人肺 A549 细胞的若干基因的不同表达情况，发现 $Ni_3S_2$ 与 $NiCl_2$ 均可诱导出一个新基因，并表达一段编码 Mr43000 蛋白的 mRNA，而另外 12 种金属化合物则未能诱导出此种新基因，可见此新基因是镍化合物诱导的特异基因。差异显示技术在毒理学上的应用还需要更加努力的研究支持，完全可以预见的是此方法将为分子毒理学的深入研究作出贡献。

## 第六节　蛋白质组学技术

人类基因组计划被誉为 20 世纪三大科技工程之一。人类基因组全序列草图的问世，宣告了后基因组时代的到来。以大规模分析细胞或生物体内蛋白质为主要内容的蛋白质组学研究成为后基因组时代的重要研究内容，同时也是功能基因组研究的重要支柱。

### 一、蛋白质组学简介

蛋白质组学（proteomics）由澳大利亚学者 Wilkins 和 Williams 在 1994 年首次提出，研究在特定环境、不同生理和病理条件、不同细胞类型或特定生长和发育阶段某个细胞或某种组织的基因组表达的全部蛋白质，即全景式地研究细胞、组织或生物体全部蛋白质的组成及其变化规律，研究内容包括蛋白质的差异表达、蛋白质鉴定和定量分析、翻译后修饰、亚细胞定位、生理功能及其相互作用网络等。蛋白质组学从整体蛋白质的水平，更深入、更接近生命本质的层次去发现和探讨生命活动的规律及重要生理病理现象的本质。蛋白质组学是后基因组时代十分活跃的研究领域，近几年，国际上蛋白质组研究进展十分迅速，有关蛋白质组学的研究文献也呈指数级上升。目前，蛋白质组学研究已经成为生命科学的热点领域，蛋白质组研究的开展不仅是生命科学研究进入后基因组时代的里程碑，也是后基因组时代生命科学研究的核心内容。

### 二、蛋白质组学的研究意义

在结构基因组时代，随着对基因组研究的深入，人们认识到单纯从基因组信息并不能完全解读生命天书和揭示生命的奥秘。由于基因表达的时空性和可调节性，利用 DNA 序列信息仅能提供相关基因组的结构和推测其功能，而不能预测：①基因是否或何时被翻译；②基因表达量的多少；③转录、转录后、翻译和翻译后等多水平的调控；④多基因现象的表型；⑤遗留的小基因或小于 300 bp 的 ORFs 的功能；⑥蛋白质之间的相互作用和调控网络，等等。由于蛋白质是生理功能的执行者和生命活动的直接体现者，几乎所有的生理和病理过程以及药物和环境因子的作用都依赖于蛋白质，并引起蛋白质的相应变化；同时，同种生物的蛋白质随不同组织、不同分化程度和不同发育阶段甚至不同环境状态而不同，对蛋白质的结构和功能的研究将直接阐明生物体在不同生理或病理条件下的变化机制，而且生物体功能的多样性更多的是在于蛋白质组而不是基因组，因此，“结构基因组时代”的迅猛发展同时激起了人们对“后基因组时代”中蛋白质组研究的强烈需求。尽管现在已有多个物种的基因组被测序，但这些基因组中，通常有一半以上基因的功能未知。因此，要全面阐述蛋白质之间、蛋白质和核酸之间的相互作用及高通量研究生物体各种生化过程的机制，要对生命的复杂活动有全面和本质的认识，必然要在整体、动态和网络水平上对蛋白质进行研究，即开展蛋白质组学研究。

## 三、蛋白质组学研究的主要技术

蛋白质组学分为结构蛋白质组学和功能蛋白质组学两大类，前者主要研究蛋白质氨基酸序列及三维结构、种类分析和数量确定；后者主要研究蛋白质的功能和相互作用。蛋白质组学研究需要有足够的技术支撑，其中结构蛋白质组学以 X 光衍射为主要研究手段。当前，蛋白质组学研究的核心技术是双向凝胶电泳—质谱技术，即通过双向凝胶电泳将蛋白质彼此分离，然后利用质谱对蛋白质进行鉴定，最后应用生物信息学数据库对鉴定结果进行存储、处理、对比和分析。

1. 双向凝胶电泳

双向电泳（two dimensional gel electrophoresis，2 - D 或 2 - DE）是目前大规模分离蛋白质的最有效方法，其原理是根据蛋白质的等电点和分子量差异将蛋白质分子彼此分开。第一向是等电聚焦（IEF）电泳，即根据各种蛋白质 PI 的不同将它们分离；第二向是十二烷基磺酸钠聚丙烯酰胺凝胶电泳（SDS - PAGE），即根据蛋白质分子量的大小将它们分开。双向电泳可以分离上千种蛋白质，甚至可分离纯化出上万种蛋白质。电泳完成后，采用银染、荧光染色或考马斯亮蓝染色等对胶片染色。目前，美国的 Proteome 公司已开发出一种全自动化的工作站，灌胶、电泳和染色全部实现自动化。

2. 生物质谱技术

20 世纪 80 年代，基质辅助激光解吸电离飞行时间质谱（MALDI - TOF - MS）和电喷雾电离质谱（ESI - MS）两项具有划时代意义的软电离质谱技术的出现，开辟了质谱学新领域——生物质谱，并使质谱技术在生命科学研究领域得到广泛应用和发展。质谱技术由于具有极高的灵敏度而成为蛋白质组学研究的核心工具，是目前研究蛋白质组学研究技术中最具活力和潜力的技术，其基本原理是通过电离源先将样品分子离子化，再根据不同离子间的质荷比（m/z）差异来分离蛋白质，并确定其分子量和 PI 等属性参数。可以采用 MALDI - TOF - MS 测定肽质量指纹图谱（PMF）或运用串联质谱（ESI - MS - MS）测定肽序列，实现对蛋白质的鉴定，其中采用 MALDI - TOF - MS 测定肽指纹图谱是当前蛋白质组学研究的常用鉴定方法，其步骤：首先用特定的蛋白酶（胰酶）降解蛋白点；然后对所得的肽混合物进行质谱分析。肽段序列分析是进一步鉴定蛋白质所必需的步骤。通常是先将液相的肽段经电喷雾电离，进入串联质谱后，肽链中的肽键断裂成 N 端离子序列和 C 端碎片序列。根据肽片段的断裂规律，即可推导出肽段的氨基酸序列，从肽段的分子量和肽段的序列信息即可鉴定蛋白质。用串联质谱测定肽序列比 MALDI - TOF - MS 获得指纹图谱的方法更为复杂且操作费时，难于实现高通量，但它具有可直接读出肽序列的优点。最近出现的基质辅助激光解吸电离——四极飞行时间质谱（MALDI Q－TOF）兼具肽指纹图谱的大规模和串联质谱的可直接获得肽序列的双重优点，可用于测定蛋白质或多肽的精确分子量，因而已成为生物质谱家族中的新宠。此外，纳喷液相色谱质谱和 MALDI－TOF－TOF 质谱等多种质谱新技术的出现，使高灵敏度和高速度分离鉴定复杂混合物中的目标蛋白质成为可能。

3. 蛋白质芯片技术

蛋白质芯片技术在蛋白质组学研究上的应用主要是研究差异显示的蛋白质以及蛋白质间的相互作用。该技术的出现，大大提高了蛋白质鉴定的速度。与 DNA 芯片相似，蛋白质芯片技术就是将预先制备好的“诱饵”蛋白（通常是抗体）以微阵列的方式固定于经过特殊处理的底板上，然后将其与待分析蛋白质样品（“猎物”蛋白）反应，只有那些与特定蛋白抗体发生特异性结合的蛋白质才留在芯片上。蛋白质芯片技术实际上是酶联免疫技术的大规模应用。到目前为止，已经开发出包括玻璃板芯片、3D 胶芯片和微孔芯片在内的三种芯片，并实现了芯片与蛋白质分离以及与质谱的联机使用。

4. 酵母双杂交

酵母双杂交系统由 Fields 和 Song 首先提出，主要应用于研究蛋白质之间的相互作用，它的建立得益于对真核生物转录起始过程的认识。在真核生物中，基因的表达通常需要激活蛋白的诱导，这种转录激活蛋白（转录因子）如酵母的 GAL4 等都具有两个功能相对独立的域：DNA 结合结构域（BD）和转录活化结构域（AD），两者的结合可激活转录。任何可以相互配对的蛋白都可以通过结合将相互分开的 BD 和 AD 拉近，从而形成转录激活复合物。如果 X 蛋白与 BD 结合形成“诱饵”（bait）蛋白，Y 蛋白与 AD 结合形成“猎物”（prey）蛋白后，能形成转录激活复合物激活转录因子及报告基因的表达，就可证明 X 蛋白和 Y 蛋白之间存在相互作用。在研究蛋白质的结构功能特点和作用方式的过程中，有时要人为地破坏蛋白质之间的相互作用。根据这种需要，人们又发展了诸如逆双杂交系统和三杂交系统等新的双杂交系统。

5. 同位素亲和标签（ICAT）技术

同位素亲和标签技术是 1999 年 Gygi 等人利用稳定同位素稀释原理发明，应用 MALDI－TOF 和 LC/MS/MS 进行蛋白质差异表达的定量分析技术。ICAT 技术是利用同位素亲和标签试剂预先选择性地对蛋白质进行标记，然后依次通过胰酶水解、卵白素亲和层析、液相色谱（LC）和串联质谱（MS/MS）对蛋白质进行分离和分析。ICAT 试剂由三部分组成：①活性基团，能特异结合肽链中半胱氨酸残基的巯基；②连接子，可结合稳定的同位素；③生物素（Biotin），作为亲和标签，可以和卵白素结合，用于选择分离 ICAT 标记的多肽。这种新方法的建立，为发展定量蛋白质组学提供了广阔空间。

6. 表面等离子共振（SPR）技术

表面等离子共振技术是蛋白质之间相互作用研究方法中的新成员。该技术是将“诱饵”蛋白作为配基，固定在几十纳米厚的金属膜表面，然后加入含目标蛋白（“猎物”蛋白）的溶液，“诱饵”蛋白与“猎物”蛋白相互作用形成的复合物固定在金属膜表面，会使金属膜与溶液之间界面的折射率上升，导致共振角度改变，由此可检测出蛋白质间的相互作用。该技术具备不需标记引物或染料、测定快速且安全等优点。

### 四、蛋白质组学的应用

1. 蛋白质的鉴定

可以利用一维电泳和二维电泳并结合 Western 等技术，利用蛋白质芯片和抗体芯片及免疫共沉淀等技术对蛋白质进行鉴定研究。

2. 翻译后修饰

很多 mRNA 表达产生的蛋白质要经历翻译后修饰如磷酸化、糖基化、酶原激活等。翻译后修饰是蛋白质调节功能的重要方式，因此对蛋白质翻译后修饰的研究对阐明蛋白质的功能具有重要作用。

3. 蛋白质功能的确定

如分析酶活性和确定酶底物，细胞因子的生物分析/配基—受体结合分析。可以利用基因敲除和反义技术分析基因表达产物—蛋白质的功能。另外对蛋白质表达出来后在细胞内的定位研究也在一定程度上有助于对蛋白质功能的了解。Clontech 的荧光蛋白表达系统就是研究蛋白质在细胞内定位的一个很好的工具。

4. 蛋白质组学的应用

对人类而言，蛋白质组学的研究最终要服务于人类的健康，主要指促进分子医学的发展，如寻找药物的靶分子。很多药物本身就是蛋白质，而很多药物的靶分子也是蛋白质。药物也可以干预蛋白质—蛋白质相互作用。

5. 对生态毒理学的作用

研究和分析环境暴露与生物抗逆性之间的关系，寻求有效的环境有毒有害污染物的治理方法，为生态修复和生物的生存环境保护提供理论支撑和技术支持是生态毒理学的一个发展方向，而蛋白质组学为此提供了技术支持，是生态毒理学发展必不可少的工具。随着研究的不断深入和技术的日趋完善，生态毒理蛋白质组学在污染物的环境风险评价中必将发挥越来越重要的作用。

## 第七节　转基因动物

### 一、转基因动物简介

转基因动物是指把人或哺乳动物的某种基因导入到哺乳动物（如鼠、兔、羊和猪）的受精卵里，目的基因若与受精卵染色体 DNA 整合，细胞分裂时，该基因随染色体的倍增而倍增，使每个细胞中都带有目的基因，使性状得以表达，并稳定地遗传给后代，从而获得基因产品。

1974 年，Jaenish 和 Mintz 应用显微注射法，在世界上首次成功地获得了 SV40 DNA 转基因小鼠。1980 年，Gordon 等人首先育成带有人胸苷激酶基因的转基因小鼠。尤其是 1982 年 Palmiter 等人将大鼠的生长激素基因导入小鼠受精卵的雄原核中，获得比普通小鼠生长速度快 2 ~4 倍、体型大一倍的转基因“硕鼠”后，转基因动物技术轰动了整个生命科学界。随后的十几年里，转基因动物技术飞速发展，转基因兔、转基因猪、转基因牛、转基因鸡、转基因鱼等陆续育成。转基因动物技术已广泛应用于生物学、医学、药学、畜牧学等研究领域，并取得了许多有价值的研究成果。

## 二、转基因动物培育的原理与方法

转基因动物培育的基本原理是借助分子生物学和胚胎工程的技术，将外源目的基因在体外扩增和加工，再导入动物的早期胚胎细胞中，使其整合到染色体上，当胚胎被移植到代孕动物的输卵管或子宫中后，发育成携带有外源基因的转基因动物。

培育转基因动物的关键技术包括外源目的基因的制备、外源目的基因的有效导入、胚胎培养与移植、外源目的基因表达的检测等。

根据目的基因导入的方法与对象不同，培育转基因动物的主要方法有基因显微注射法、逆转录病毒感染法、胚胎干细胞介导法、精子载体导入法等（如图 17－2 所示）。

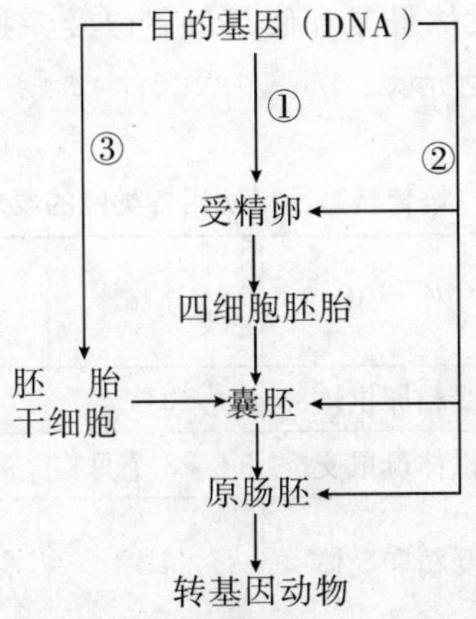


①为基因显微注射法；②为逆转录病毒感染法；③为胚胎干细胞介导法

**图 17－2　培育转基因动物的三种方法示意图**

1. 基因显微注射法

以培育转基因小鼠为例，其培育程序如图 17－3 所示。包括以下基本步骤：

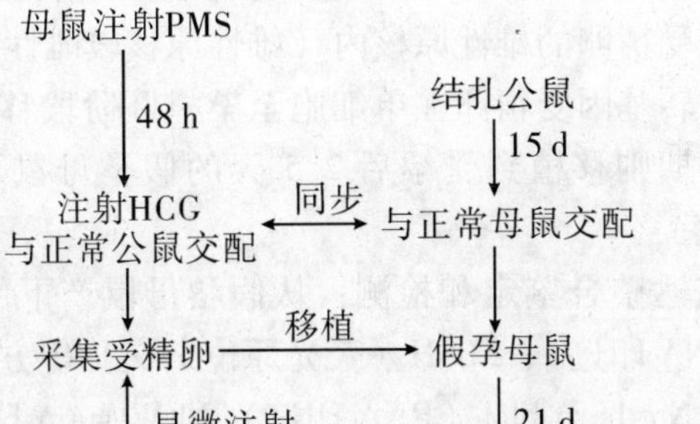


**图 17－3　基因显微注射法培育转基因小鼠示意图**

（1）目的基因的制备与纯化。

目的基因可以来源于以下方面：

①通过限制性内切酶预先分离的某一基因。

②逆转录法得到的 cDNA。

③人工合成的 DNA 片段。

④聚合酶链式反应（PCR）扩增的特定基因片段。

目的基因的克隆可以通过载体方式进行，通常选择质粒作为载体。将目的基因与质粒结合形成重组因子，然后转化至大肠杆菌，扩增质粒，再分离纯化重组质粒 DNA，用适当的限制性内切酶消化，制备成线状基因片段备用。目的基因的克隆也可以通过 PCR 来实现。

（2）卵供体母鼠和假孕母鼠的准备。

定期准备相当数量的卵供体母鼠和假孕母鼠以及一批相对稳定的正常公鼠与结扎公鼠。这些鼠的有关要求如下表所示。

**培育转基因鼠所用各类鼠的要求**

| 鼠　类 | 鼠龄（周） | 体重（g） | 作　用 | 更换频率 | 饲养管理 | 备　注 |
|---|---|---|---|---|---|---|
| 供体母鼠 | 4～6 | | 受精卵供体 | 每次 | 每笼 5～6 只 | |
| 公　鼠 | >6 | | 与供体母鼠交配 | 6～8 个月 | 每笼 1 只 | |
| 受体母鼠 | >6 | >20 | 受精卵受体 | 每次 | 与结扎公鼠按♂:♀为 1:2～1:3 同居 | 产过仔更好 |
| 结扎公鼠 | >6 | | 与受体母鼠交配 | 6～8 个月 | 每笼 1 只 | 结扎后 2 周使用 |

（3）超排卵与取卵：选择 4～6 周龄母鼠，注射孕马血清促性腺激素（PMSG）后，隔 42～48 h 再注射人绒毛膜促性腺激素（HCG），注射 HCG 后 10～13 h 剖腹取卵，用培养液保存，置 $CO_2$ 培养箱备用。

（4）基因显微注射：用专门的持卵管和注射针，在显微注射仪上操作，将纯化的目的基因（DNA）注射到受精卵的雄性原核内（雄性原核较雌性原核大）。

（5）受精卵移植：转基因受精卵在单细胞至桑椹胚阶段移植到受孕后 0.5 天的假孕母鼠的输卵管，在囊胚期则移植到受孕后 2.5 天的假孕母鼠子宫。每只假孕母鼠移植 20～30 个转基因卵为宜。

（6）目的基因的表达整合鉴定和检测：从假孕母鼠产下的幼鼠尾尖提取 DNA，用 PCR、Southern bolt（DNA 印迹）、FLSH（荧光原位杂交）等方法在染色体及基因水平上进行整合鉴定，并通过 Northern blot（RNA 印迹）和 Western blot（蛋白质印迹）等方法在转录及蛋白质水平上进行表达检测，经检测获得阳性 Founder 小鼠（首建鼠）。

（7）建系：将阳性 Founder 小鼠与同一品系的正常小鼠交配，检测 F1 代仔鼠的阳性率，当繁殖到阳性率为 50%左右时，即基本上可以判断出外源目的基因为单一位点的整合。经扩大繁殖，从中选择外源目的基因表达效果好、适应性好的转基因小鼠进行近亲繁殖。然后从子代中选择理想的纯合子个体进行全同胞兄妹交配，建立遗传基因小鼠近交系。

基因显微注射法制备转基因小鼠的优点：

①任何 DNA 序列都可以直接导入原核内。

②整合效率高，约 25% 的新生小鼠带有一个或多个拷贝的外源性 DNA。

③由于整合通常发生于卵裂前，大部分转基因小鼠的所有细胞包括生殖细胞都带有外源基因。

基因显微注射法的缺点：

①装置昂贵，对操作人员技术要求较高。

②外源基因通常是多拷贝随机整合到宿主染色体的同一位点上，这种排列可能会妨碍基因表达的正常调节，使整合部位的染色体 DNA 发生大片段突变，造成转基因动物个体的发育障碍甚至死亡。

2. *逆转录病毒感染法*

逆转录病毒具有有效感染和在宿主细胞 DNA 上高度整合的特性。因此，利用逆转录病毒作为目的基因载体，通过感染早期胚胎细胞实现基因转移，产生嵌合体动物（chimeric animal），再经过杂交、筛选即可获得转基因动物。下面介绍其中几项关键步骤：

（1）逆转录病毒载体的构建：常以禽类和鼠类的逆转录病毒为载体。其构建步骤如下：

①提取病毒未整合的环状 DNA。

②将环状 DNA 克隆到适当的载体中。

③选择适当的酶将病毒结构蛋白编码区切除，如构建可复制型载体，则切除其他部分非结构蛋白基因，如致癌基因等。

④将外源目的基因克隆到载体中。

⑤转染细胞，测定外源基因的表达。

（2）包装细胞：又称辅助细胞，它能为逆转录病毒载体提供包装蛋白，对逆转录病毒载体功能的发挥起着重要的作用，决定着重组病毒效价及其宿主范围。在哺乳动物，最常用的包装细胞是 $\phi-2$ 细胞株，在其染色体内整合的是除了 $\phi$ 位点的 Moloney 小鼠白血病毒的缺陷型基因组。

（3）重组逆转录病毒感染早期胚胎：载体转染包装细胞后，在载体中 $\phi$ 序列的作用下，将载体 DNA 转录的 RNA 和包装细胞表达的病毒蛋白包装成具有感染性的重组颗粒。这时就可以收集病毒颗粒，用于转染早期胚胎或者将胚胎直接加入辅助细胞培养物中共培养进行转染。经逆转录病毒载体培育的转基因动物主要是小鼠和家禽。

小鼠的转染方法如下：

①小鼠在交配后 48 h 处死，取输卵管，用胚胎培养液冲出八细胞胚胎。

②将胚胎置于专门溶液中去除透明带，再用胚胎培养液洗净。

③用专门溶液冲洗已转染重组病毒载体的辅助细胞，与无透明带的胚胎共培养 24 h 转染目的基因。

④将转染目的基因的胚胎，经手术移植到交配后 2.5 天假孕母鼠子宫内。

⑤产生的仔鼠经筛选、杂交获得转基因小鼠。

3. *胚胎干细胞介导法*

胚胎干细胞（embryonic stem cell，ES）是从早期胚胎内细胞团分离出来的，能在体外培养一种高度未分化的多发育潜能的细胞。它与早期胚胎聚集或被注射到胚胎后，能参与宿主胚胎的发育，形成包括生殖细胞在内的所有组织；它也可以在体外进行人工培养、扩增，以克隆形式保存，因此，将外源目的基因导入 ES 细胞，再移入胚泡期的宿主胚胎，最后将宿主胚胎移植到假孕母鼠子宫内，便可获得由胚胎干细胞介导的转基因动物。

以小鼠为例，大致过程如下：

（1）分离培养 ES 细胞。从确认受精后 3.5 天母鼠采取胚胎，胚胎培养 4～6 天后，分离出内细胞团。然后经胰蛋白酶处理，从中分离出 ES 细胞，并克隆 ES 细胞。

（2）ES 细胞基因操作。首先构建特定的外源目的基因载体，再通过电穿孔、显微注射、磷酸钙－DNA 共沉淀、逆转录病毒感染等方法，将外源目的基因导入 ES 细胞。

（3）获取囊胚期胚胎，以作为 ES 细胞的移植受体。

（4）通过显微操作将 ES 细胞注射到囊胚期胚胎的囊胚腔内，形成嵌合体。

（5）将注射过 ES 细胞的胚胎，移植到交配后 3 天的假孕母鼠子宫内，培育出转基因小鼠。

4. 精子载体导入法

1989 年，Arezzo 发现同源性和异源性大分子能够穿透活的海星精子，用吸附有 pSRVCAT 或 pSV2CAT 的精子受精后，pSRVCAT 或 pSV2CAT 质粒整合到卵内，并发现 CAT 质粒 NDA 基因在胚胎内获得表达。同年，Lavitrano 等利用鼠附睾内的精子进行试验，观察到相同的结果，并以 30% 的频率得到转基因鼠。从此发展了以精子为载体的转基因动物培育技术。

这一方法的独特步骤如下：

（1）外源目的基因导入精子。可通过 DNA 与精子共育法、电穿孔导入法、脂质体转染法等方法实现。

（2）被导入外源目的基因的精子与卵子受精。方法有人工授精、壶腹部手术授精、体外授精等。

5. 体细胞核移植法

（1）通过体细胞核移植技术培育转基因动物，其技术要点如下：

①外源目的基因通过脂质体介导等方法转染动物体细胞。

②用 DNA 杂交等方法检测，选择整合有外源目的基因的体细胞作核供体。

③将供体核移植到去核卵母细胞进行动物克隆。

1997 年，英国 PPL 公司的 Scknieke 与 Roslin 研究所的 Wilmut 等联手，首次建立这一技术，并获得 3 头人凝血因子 IX 基因和新霉素抗性基因的转基因克隆绵羊，取名为“波莉（Polly）”。

（2）通过将逆转录病毒载体注射入 MII 期卵母细胞培育转基因动物。其技术要点：受精前用显微注射方法将克隆有外源目的基因的逆转录病毒载体注射入处于减数分裂中期（MII）的卵母细胞。这一方法由 Anthony 等首先报道。他们用此方法获得了 4 头乙型肝炎表面抗原基因的转基因牛。

（3）通过精子头与外源 DNA 合并注射卵母细胞培育转基因动物。即首先将精子与外源目的基因共孵育，然后将精子头部注射入 MII 期卵母细胞内。经人工破损精子膜效果更佳。

## 三、转基因动物筛选及繁育转基因品系

目前，最常使用的显微注射法基因整合的效率仍不太高，一般15%～30%注射过的受精卵可以发育成子代，在所生的子代中约有10%～20%在生殖细胞基因组中整合有转基因。检测转基因动物成功与否，需进行基因表达检测。可检测生后动物基因组或检测胚胎组织基因组，确定是否有外源DNA，以证明目的基因已整合入受体个体中，在此基础上，再进一步分析RNA及蛋白的水平。

转基因子1代称为“首建鼠”，内纯合子小鼠要通过基因检测，由于外源基因的注射和整合是在受精卵第一次分裂之前，首建鼠所有的细胞将是转基因的杂合子。转基因的表达水平受多种因素的影响，包括启动子的效率、整合的基因拷贝数以及基因的整合位点。若转基因能够有效表达，可通过繁育建立转基因纯合子小鼠。繁育的方法是先用杂合子首建鼠与非转基因小鼠交配，产生的杂合子同胞兄妹进行互交，即可获得转基因纯合子小鼠。用转基因纯合子小鼠交配、发育可以建立一个转基因鼠系。

## 四、转基因动物模型在毒理学方面的应用

1. 一般毒性研究模型

用MT转基因小鼠对镉等的抗性增加，而MT的基因删除小鼠对镉、银、汞、顺铂和四氯化碳的毒性敏感性增强。Smeyne等用Fos2LacZ转基因小鼠证实c2fos持续过度表达与神经细胞凋亡有关。酵母人工染色体转基因小鼠模型被应用于亨廷顿舞蹈病（huntingdons diseases）的机制研究。应用阉割的转基因小鼠研究二甲苯对肝脏P450代谢的影响。

2. 致突变检测模型

利用转基因小鼠进行活体内致突变测试，需在给药后或染毒后从小鼠体内分离导入载体。其过程为先提取小鼠不同器官或组织中的基因组DNA，然后利用体外包装提取物，分离得到导入的载体，包装完的噬菌体转化$LacZ^-$ E. ColiC株，再接种至含X－gal的培养基中，计数噬菌斑。突变率为无色噬菌斑数与蓝色噬菌斑数之比，而突变类型可通过测定LacZ的序列得知。

转基因动物突变测试体系有许多优点，它是在活体内测试，可动态观察突变率且在小剂量范围内进行，结果可靠，可测定包括生殖细胞在内的器官或组织的突变率和突变类型。致突变的检测模型包括Muta TM小鼠、Big Blue TM大鼠和Xenomouse小鼠等，它们分别采用大肠杆菌乳糖操纵子的Lac Z和P或Lac I作为诱变的靶基因。黄建等建立了以穿梭质粒pEsnx为载体，携带*xylE*基因为诱变靶基因的转基因小鼠。曹洁、黎怀星等分别建立了在基因组DNA中整合有完整pUC118NX质粒的C57BLP6J转基因小鼠、pMTR1PC57BLP6转基因小鼠模型。黎怀星等以pSPORT1质粒作为载体，建立了D622转基因小鼠模型，又以pMTR1质粒作为载体建立了pMTR1PC57BLP6转基因小鼠品系。

3. 致癌检测模型

利用该模型可了解基因的改变与肿瘤的关系，进而了解外来物质的致癌作用机理。利用转基因动物将是此种研究的一个有力工具且也已应用于实际的环境化学物的致癌物评价中。致癌检测模型包括TSPp53 ＋P－，Tg·AC，Hras2和XPA－P－等。Tg·AC小鼠主要用于致癌性的两阶段研究，作用机制涉及各种特殊的转录因子、低甲基化、实

验结果的细胞特异性表达以及 p53 基因的表达等。MA Bio2Services 公司提供的转基因动物用于致癌试验的资料，比用大量动物进行 2 年试验大大节省了时间和费用。

4. 生殖毒性检测模型

利用 Hox2LacZ 转基因小鼠研究 Hox 基因在维甲酸致畸中的作用，利用 p532P2 转基因小鼠研究乙醇的雄性生殖毒性等。

5. 毒物代谢研究模型

Corchero 等成功制备了表达人类 CYP2D6 的转基因鼠模型用于药理、毒理的临床前研究。Komori 等建立了携带犬肝药酶 CYP1A1 的转基因果蝇，可以取代哺乳动物用于毒物代谢研究。Kamataki 等发现中国仓鼠细胞导入 CYP3A7 的 cDNA 后，对霉菌毒素的敏感性升高。

# 第十八章　国际互联网的相关信息资源

## 第一节　专业文献的网上检索

随着网络技术的发展，已有不少专业文献数据库与网络连接，科研人员能够很方便地通过网络终端电脑检索到研究所需的专业文献，这给包括分子毒理学在内的所有医学研究领域都带来了极大的好处，分子毒理学研究人员能够更加及时地掌握学科进展和具体试验技术，避免资源浪费。

### 一、概述

专业文献检索（document retrieval）是以文献（包括全文、文摘和题录）为检索对象的一种情报检索方式。在知识爆炸的今天，掌握科学有效的文献检索方法对大学本科生乃至研究生来说是至关重要的。塞缪尔·约翰逊（Samuel Johnson）说，知识分成两类：一类是我们要掌握的学科知识，另一类是要知道在哪儿可以找到有关知识的信息。生命科学是一门发展日新月异的学科，相关的知识领域更新快，单单依靠课本很难满足学生的培养目标和学生学习的需要。因此，对新知识的掌握和扩充，无论对于学生还是老师都是教学中一个重要的内容。专业文献检索的应用则为我们提供了一个获取知识的良好途径。

### 二、专业文献的级别

根据文献的内容性质和加工程度的不同，可以将文献划分为四个级别，即零次文献、一次文献、二次文献与三次文献。

零次文献：记录在非正规物理载体上的未经任何加工处理的源信息叫做零次信息，比如书信、论文手稿、笔记、实验记录、会议记录等，这是一种零星的、分散的和无规则的信息。零次信息的载体形式就称为零次文献，其属于难得文献，通过正常的文献检索途径很难检索到，但这些文献有时会有重要的意义，例如原始的手稿和实验记录等往往是重要的实验佐证材料，具有重要的意义。对于一个研究室来说，所有学生的实验手稿和原始实验记录都属于实验室所有，学生在完成相关工作后，要将所有的实验手稿和记录上交实验室并作为档案留存。

一次文献（primary literature）：又称原始文献，是情报学中的一种主要文献，指以作者本人的工作经验、观察或者实际研究成果为依据而创作的具有一定发明创造和一定新见解的原始文献，如期刊论文、研究报告、专利说明书、会议论文、学位论文、技术标准等。一次文献是以科研生产活动的第一手成果为依据而创作的文献，一般比较具体、详尽、系统，内容丰富，参考价值大，是文献检索利用的主要对象。根据文献的内容和出版形式一般又可以分为会议文献、简报、快报和研究论文（全文）等。

二次文献（secondary literature）：指图书情报工作者对一次文献进行加工和提炼后所形成的报道和查找一次文献的检索书刊，如各种目录、题录和文摘等。二次文献是图书情报工作者在大量收集原始文献的基础上，经过分析、归纳、重组后出版的。二次文献是一次文献的集约化、有序化的再次出版，是贮藏、利用一次文献的主要工具。

三次文献（tertiary literature）：利用二次文献提供的线索，选用大量一次文献的内容，经综合、分析和评述再度出版的文献，包括各种述评、进展报告、动态综述、文献指南、手册、年鉴和百科全书等。

一般来说，一次文献是基础，是检索利用的对象；二次文献是检索一次文献的工具，故又称为检索工具；三次文献是一次文献内容的高度浓缩，同时还包括作者对所用文献的补充、解释和评论及展望等，因而这类文献也是我们利用的一种重要情报源，同时也是我们的一种检索对象。

## 三、常用的专业文献的检索策略

### 1. 专业文献的检索原理

文献检索实际上是通过检索工具找出所需要的信息。其原理简单地讲，就是把检索者的提问标识与存储在检索系统中的文献标识进行比较，若两者一致或文献标识包含需要检索的标识，则把具有该标识特征的文献从检索系统中输出，该文献即为检索初步命中的文献。这其中包括文献存储和文献的检索，这是两个不可分割的过程。

文献存储的过程是按照文献的内容特征和外部特征进行浓缩，并按照上述特征进行分类编排，用特定的标准化检索语言形成文献标引的过程。文献的内容特征是指文献所阐述的主题内容，文献的外部特征是指文献的作者、题目、期刊、发表日期、页码、专利号等文献外表识别特征。

文献的检索过程则是根据上述文献的外部特征和内容特征将相应的文献从文献库中搜索出来。一般来说，文献的检索过程可以分为两个步骤：第一步是对要检索的内容进行分析，如果有待检索文献的外部特征如作者、题目、发表期刊等信息则可以直接利用上述文献外部特征通过检索工具进行检索。如果是通过文献内容特征进行检索，则要首先形成检索的主题概念，并对主题概念按照文献标准化检索语言进行标引。第二步是将上述标引的主题概念或外部特征形成的检索提问标识通过具体的检索工具，在文献数据库中进行比对，当检索提问标识和文献特征标识相一致时，该文献即被检出。

文献存储和检索的原理如图 18 - 1 所示。需要注意的是，文献检索的最终结果还要进一步进行核实，只有那些真正与待查课题相关的文献才是真正需要的检出文献，因此有效的检索方法是尽可能多地检出相关文献，而过滤掉不相关的文献。

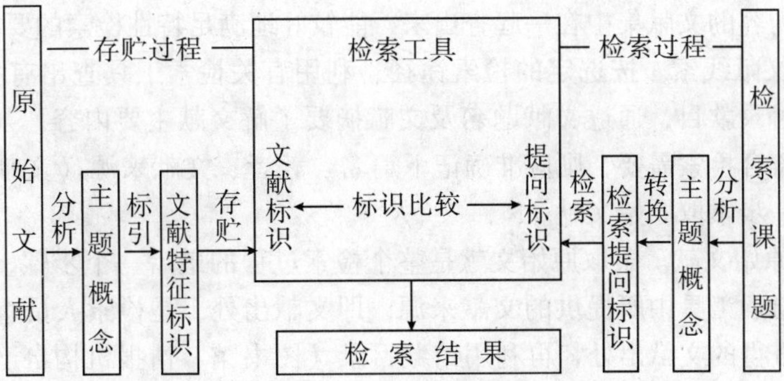


图 18-1　以文献内容特征进行检索的原理图

2. 专业文献检索的策略

专业文献的检索具有很强的实践性，同时也具有很强的经验性。根据文献检索的原理，一般来说科技文献的检索策略可以分为以下五个过程来进行：

（1）分析研究课题。分析研究课题是着手查找文献前最基本的准备工作，对整个检索过程和检索效果具有关键性的影响作用。它包括以下内容：

①分析研究课题的主要内容、所属学科等，确定课题的主题词、相关主题词以及学科专业范围（一、二级分类目名称和相关类目名称）等检索标识。

②根据课题性质分析所需文献主要出现在哪些出版物中，从而确定检索的文献类型。

③根据课题的要求，确定检索的时间区间。

④根据已知信息，如从一件专利产品上得到该技术的专利号或已知某专家、学者的研究与己相关等，确定专利号、著者姓名等检索标识。

（2）选择检索工具。检索工具的选择，必须从课题要求和检索者的实际情况出发，综合考虑检索工具报道文献的语种、学科内容、出版类型等情况，选用适合需要的检索工具。选择检索工具应遵循如下三条原则：

①权威性高，收录文献的学科覆盖面广，摘录的出版物类型多，报道量大，文摘的质量高。

②报道速度快，即时差小，出版及时。

③使用方便，正文编排科学，辅助索引齐备，著录项目易于识别。

（3）确定检索途径。检索途径一般根据所选用的检索工具来确定。检索工具有多少种辅助索引，就能提供多少种检索途径。另外，还可根据课题性质和所掌握的已知线索来确定，课题专指性较强，则选用主题途径；课题泛指性较强，则选用分类途径。如果已知文献著者、序号，则选用著者途径、序号途径。

分类途径和主题途径检索各有特点：

①分类途径，指按学科分类体系，以类号和类目名称为标识进行检索的途径。通过检索工具的分类目录或分类索引查找文献。其特点是学科系统性好，能满足族性检索的要求。缺点是新兴、边缘学科在分类时往往难以处理，查找不便。

②主题途径，指以能代表文献内容实质的主题词（标题词、叙词、关键词等）作为标识进行检索的途径。常用工具为主题索引。索引按主题词的字顺排列，检索时就像查字典一样，不必考虑学科体系。其特点是用文字词汇作标识，表达概念准确，使用灵活，

可把同一主题内容的文献集中在一起查出来，能较好地满足特性检索的要求。

（4）查找文献线索。按选定的检索途径，利用有关检索工具查出有关文献线索后，认真阅读文献著录款目，通过文献题名及文献摘要了解文献主要内容，判定是否符合检索需要。倘若符合检索需要，则应准确记下篇名、著者、文献来源（文献出处）等著录项目，以便下一步索取原始文献。

（5）索取原始文献。索取原始文献是整个检索过程的最后一个步骤，也是检索工作的最终目的。检索工具中所提供的文献来源，即文献出处，是检索人员查阅原始文献的依据。根据所查得的文献出处，再利用馆藏目录（图书馆、情报机构自己编制的本馆馆藏文献的目录）、联合目录（汇集若干图书情报单位馆藏文献的目录）等查出原始文献的收藏机构，最后向该机构办理借阅或复制手续。

检索结果为零时应该注意检索方法是否正确，及时调整检索策略，调整数据库。

### 四、专业文献的网上检索

对专业文献的网上检索，应用最多的就是在专业文献数据库中检索需要的文献；若要检索的目标不知道如何分类或者是要查询一些基本的事实而手头有没有合适的检索工具时，也可以通过搜索引擎对目标进行查找，可以十分简便地获得所需的资料。

## 第二节　简介网上的数据库及使用方法

### 一、中文专业文献的检索

主要包括以下三大数据库：

1. 中国期刊全文数据库（CJFD）

中国期刊全文数据库（CJFD）是中国知网（www. cnki. net）下的科技文献数据库服务。中国知网是中国知识基础设施工程之一，由清华大学中国学术期刊（光盘版）电子杂志社研制，于 1999 年 6 月开通运行。目前，共正式出版了 22 个数据库型电子期刊，使 CNKI 数字图书馆所囊括的资源总量达到全国同类资源总量的 80% 以上。

《中国学术期刊》是由清华大学光盘国家工程研究中心学术电子出版物编辑部和北京清华信息系统工程公司联合主办的中文期刊全文检索系统，也是与印刷型期刊相辅相成的导读、评价和检索咨询系统。该数据库收录 1979 年至今约 7 200 种期刊全文。至 2005 年 4 月止，累积全文文献 1 370 多万篇。所有文献被分为九大专辑：理工 A、理工 B、理工 C、农业、医药卫生、文史哲、经济政治与法律、教育与社会科学、电子技术与信息科学，包括 126 个专题文献数据库。收录有国内公开出版的 6 100 种核心期刊与专业特色期刊的全文。1994 年至今，6 100 种全文期刊的数据完整性达到 98%。

CNKI 的知识网络服务系统（KNS）是 CNKI 系列数据库产品的运营支撑平台，它通过智能化、交互式手段，将各种孤立、异构的信息资源集成整合为相互关联的知识网络，形成统一、开放的资源体系，对外提供增值性知识传播服务。KNS 系统是网络化、智能化权威信息检索系统，让用户以更自然的方式，精确、高效地获取所需信息是 KNS 系统最基本的设计目标。通过 KNS5.0 平台可以进行数据检索，不仅可以进行单库检索、跨库检索，读者还可以按不同的检索方式进行初级检索、高级检索、专业检索。该平台有数种数据库提供给用户，其中包括“中国学术期刊全文数据库”（见图 18－2）“中国优秀博硕士学位论文全文数据库”“中国重要报纸全文数据库”“中国重要会议论文集全文数据库”等世界一流的数据资源。

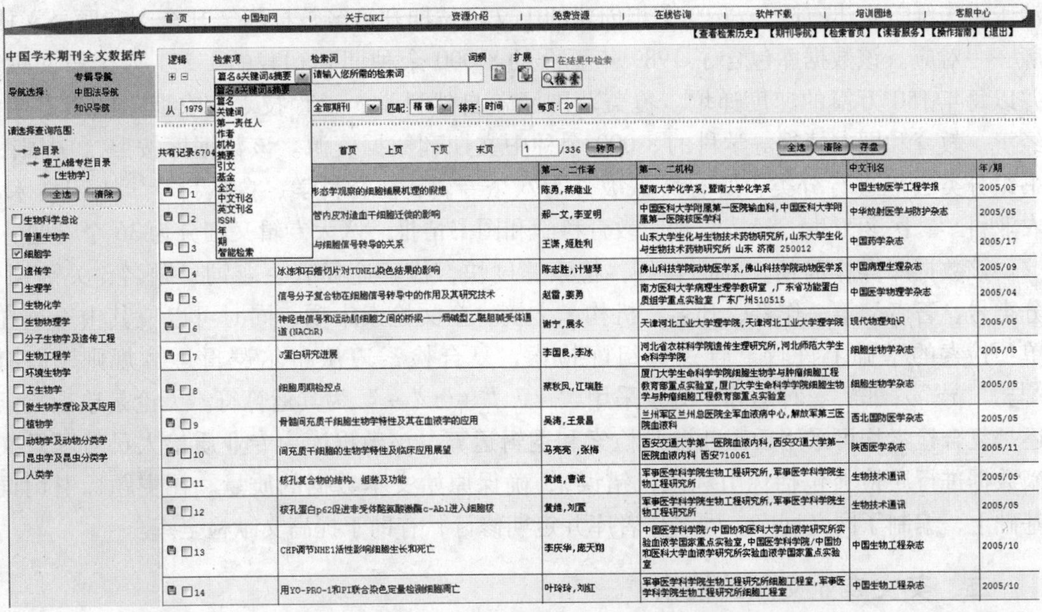

图 18－2　中国学术期刊全文数据库检索界面

检索的结果直接通过列表的方式列出，检索到的文献全文可以通过点击下载选项进行，文献的电子版为数据库专有格式，可通过安装专门的浏览器 CajViewer 进行阅读。

2. *万方数据资源系统*（www. wanfangdata. com. cn）

由中国科技信息研究所（万方数据集团公司）开发，包括近百个数据库、近千种电子科技期刊、40 多个栏目的经贸信息、最新科技成果及中国科技信息研究所 40 余年的馆藏科技文献等。主要包括 10 个大类的数据库：科技文献类数据库、会议论文类数据库、学位论文类数据库、政策法规类数据库、科技成果类数据库、专利技术类数据库、论文统计类数据库、机构与名人类数据库、数字化期刊类数据库和工具类数据库。上述数据库可以免费得到题录信息，其他服务需要为有偿服务。

登录万方数据资源系统网站后，可以选择相关的系统（科技信息系统、数字化期刊、企业服务系统和医药信息系统），进入检索界面。检索方式比较简单，可以进行简单检索和高级检索。简单检索可以对单一检索项进行检索，可以在“指定资源范围”选项选择相应的数据库，不同的数据库可选的检索途径是不同的。在高级检索方式下，可以对两个检索项同时进行检索，两个检索项直接的逻辑关系可以通过布尔逻辑运算规则执行，有“与”“或”“非”三种运算，分别采用“＊”“＋”“－”为其运算符。万方数据资源系统还支持二次检索，即在检索结果的基础上进行二次检索。检索的结果也具有关联检索功能，即检索结果中的相关跨库信息可无缝连接，方便用户对感兴趣的信息在不同数据库中检索。上述检索功能也可进入“检索中心”完成检索，并且检索中心可以提供用户的检索历史，方便用户对已有的检索条件进行新的检索。

结果输出可以按照题名、收录时间、词频和数据库等进行排序，排序的方式有升序和降序排列。当结果的条目超过500的时候，排序功能就无效了。

3. 中文科技期刊数据库（全文版）

中文科技期刊数据库是由重庆维普咨询有限公司开发的大型中文科技期刊数据库，源于重庆维普资讯有限公司1989年创建的中文科技期刊篇名数据库，其全文和题录文摘版一一对应。该数据库包含了1989年至今的8 000余种期刊刊载的1 271万余篇文献，并以每年150万篇的速度递增。覆盖范围涵盖自然科学、工程技术、农业、医药卫生、经济、教育和图书情报等学科的8 000余种中文期刊数据资源。该数据库按照《中国图书馆分类法》进行分类，所有文献被分为八个专辑：社会科学、自然科学、工程技术、农业科学、医药卫生、经济管理、教育科学和图书情报。八大专辑又细分为36个专题。

该数据库操作简便，界面友好，检索速度快，检索途径有主题词、题名、关键词、分类号、著者、第一作者、刊名、机构、文摘、全文检索十项，同时可以就其中五项在单项检索的基础上进行复合逻辑组配检索，复合检索遵从布尔逻辑运算规则，即有“与”“或”“非”三种运算，分别采用“*”“+”“-”为其运算符。无论是单项检索还是复合检索均可采用后截断参与检索和逻辑运算。该数据库由专业质检人员对题录文摘数据进行质检（包括标引和录入错误），确保原始文本数据的质量。在主题标引用词基础上，编制了同义词库、同名作者库并定期修订，有助于提高文献检全率。

## 二、英文专业文献的检索

1. PubMed 数据库（http://www.ncbi.nlm.nih.gov/PubMed/）

PubMed文献系统是由美国国立卫生研究院（NIH）下属的美国国立生物技术信息中心（NCBI）开发的数据库网上检索系统。它的文献主要来源于MEDLINE数据库。MEDLINE是美国国立医学图书馆（NLM）最重要的生物文摘数据库，内容涉及医学、护理学、牙科学、兽医学、卫生保健和基础医学。收录了全世界70多个国家和地区的4 600余种生物医学期刊，现有书目文摘条目1 200余万条，时间可回溯到1966年。PubMed Central是和生命科学及医学相关的全文数据库，该数据库也是NCBI开发的一个数据库，提供完全免费的全文查询。

（1）检索。登录PubMed，即进入NCBI Entrez检索系统，此时默认的检索库为PubMed（如图18-3所示）。在页面上端的提问框中输入英文单词或短语后回车或点击“Go”，PubMed即使用其词汇自动转换功能进行检索，并将检索结果直接显示在主页下方。

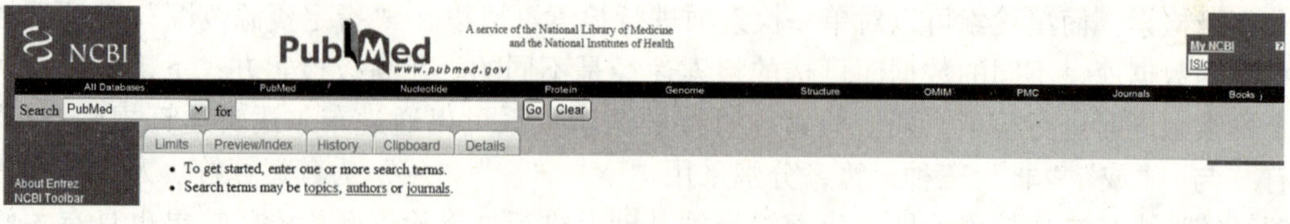


图18-3　PubMed检索界面

检索途径主要有主题途径、著者途径和期刊途径。PubMed 检索系统具有词汇自动转换功能，在检索词窗口输入的检索词将自动被相应的单词表转化然后再进行检索。PubMed 允许使用双引号（“”）来强制系统进行短语检索。对于高级检索，高级用户可以直接通过表达式在检索词窗口中输入相应表达式进行检索。具体的字段特征标识可以从数据说明文件中查找。对于初级用户可以利用检索窗口下端特征栏（Feature Bar）上的 Limits，Preview/Index，History，Clipboard，Details 等选项完成高级检索。

（2）结果输出。PubMed 系统可用不同的格式显示检索结果，其默认 Summary 格式。结果页面输入格式如每页的文献条目、排列顺序可以由用户自行设定。通过“send to”选项 PubMed 系统可用不同的格式（同显示格式）采用不同方式（如文件、打印、保存文本、电子邮件、剪贴板和全文定购等）输出检索结果。PubMed 系统允许最多可保存 5 000条记录。

PubMed 系统整合在 NCBI 的 NCBI Entrez 的检索系统中，NCBI Entrez 是一个包括 PubMed 在内的综合性的数据库。这个数据库建于 1991 年，建立时包括三个数据库，分别为核酸序列数据库（from Genebank，PDB）、蛋白序列数据库（from translated GenBank，PIR，SWISS - PROT，PDB 和 PRF）、文摘数据库（Medline）。随着十多年的发展目前已扩展到十多个数据库，这些数据库与三个核心数据库构成了庞大的 NCBI Entrez 检索系统。通过一个入口，可以同时得到检索信息在所有数据库中的信息。这已经超出了文献检索的范畴，它将蛋白和核酸的序列信息、生物分类信息、结构信息、功能信息、系统发生信息、基因信息、基因组信息、遗传信息及相关文献信息全部整合在一起，是生命科学研究工作者必备的工具之一。该系统不但是一个检索系统，而且通过各种信息的整合和分析，可以让用户在检索的原信息的基础上发现新的信息，因此该系统被称为发现系统（discovery system）。

2. 美国生物学文摘（*Biological Abstracts*）

美国《生物学文摘》1926 年创刊，其前身为美国细菌学会主办的《细菌学文摘》和植物学会主办的《植物学文摘》。1964 年 10 月 BA 编辑部正式命名为“生物科学情报服务社”（BIOSIS）。BA 是目前世界上较权威的报道有关生命科学文献的文摘刊物，它收录世界 90 多个国家和地区、20 多种文字的 6 000 余种期刊和 1 200 个文档题录中的文献以及少量的专题论文、学位论文、科技报告和专著等。年报道量约 35 万条，其重点在生命体鉴别、内部过程与环境的作用及其应用等方面。BA 学科覆盖面除包括传统的动物学、植物学和微生物领域外，还包括生物医学工程及仪器等一些边缘学科和相关领域。

BA 的特点是创刊历史长；收录范围广；文摘质量高；由专家或作者本人写，质量较高；文献报道速度快，源期刊出版 3 ~5 个月后，就能收录到 BA 中；文摘收录质量高，有专业人员负责；文摘部分有参见，可扩大检索范围。

BA 由文摘和辅助索引两部分组成。文摘部分的页码均以 AB 开头，著者索引部分均以 AI 开头，生物分类索引部分均以 BI 开头，属类索引部分以 GI 开头，主题索引部分以 SI 开头。BA 的检索途径分为以下几种：①著者途径，已知著者时可用该途径。②生物分类途径，该索引按 BIOSIS（美国生物科学情报社）生物等级分类体系编排。③主题途径，该索引以文章论述的主要内容作为关键词（key terms），并以关键词作为检索标目词，按关键词的字顺排列，以数字开头的关键词置于最后。④分类途径，用 BA 最前面的“文摘主要概念标题表”，在课题内容所属主要概念标题和次要概念标题下，直接浏览文摘，从中查出切题的文摘。BA 中所有期刊名称均为缩写形式，为了便于读者查找原文，BA 每年出一本“BIOSI 引用期刊目录（Serial Sources for the BIOSIS Data Base）”，可查全称。其在线服务器每周更新。每年的新增文献报道量约 56 万篇，从 1969 年至 2003 年共收录了约 1 400 万篇文献，主要包括学术论文、会议论文、书评和专利文献。

3. 德国施普林格全文期刊数据库（SpringerLink）

SpringerLink 是国际著名科技出版集团 Springer 的网络版全文文献服务系统。通过 SpringerLink 可提供全文服务的文献包括 Springer 出版的 500 余种科技、医学等学术期刊。

SpringerLink 的网络版全文文献划分为 11 个学科，并由此构成了 SpringerLink 的 11 个电子图书馆系列。目前 SpringerLink 提供全文服务的电子期刊按 11 个学科划分如下：Chemical Sciences（化学）36 种；Computer Science（计算机科学）52 种；Economics（经济学）32 种；Engineering（工程）60 种；Environmental（环境科学）38 种；Geoscience（地球科学）49 种；Law（法律）6 种；Life Science（生命科学）115 种；Mathematics（数学）90 种；Medicine（医学）185 种；Physics and Astronomy（物理与天文学）51 种。这些期刊大部分被著名二次文献服务收录并在 SCI 中有很高的影响因子。

SpringerLink 通过清华镜像站（http：//springerlink. lib. tsinghua. edu. cn）或德国站点（http：//springerlink. com）提供服务，数据同步更新。任何用户均可登录 SpringerLink 的国内外站点浏览和检索文献的卷期、文章题录和文摘。阅读全文需以团体用户订购 Springer 的产品和服务，获得通过 IP 控制的使用权。

在 SpringerLink 数据库，用户可以通过检索和浏览两条途径获取论文。登录页面上有简单检索的窗口“search for”，可以直接进行引文检索（Articles by Citation）、文章检索（Articles by Text）和出版物（Publication）检索。也可以点击“Advanced Search”通过高级检索查阅所需文献全文，在高级检索模式下，可以选定检索词之间的关系、检索的时间范围、检索的期刊范围。同时可以选择检索出的文献的排序方式，可以按时间和相关度进行排序以及选择每页的文献条目数。在期刊浏览的页面右边也可以通过“Quick Search”在对应的期刊卷期内进行快速检索。检索的结果以列表的方式给出，可按时间或相关程度排序。全文有 html 和 PDF 两种格式，PDF 文件可以通过 Acrobat Reader 保存在本地。html 文件中文献有直接的链接，可以直接链接到参考文献，在检索结果中还支持二次检索。

4. Elsevier 公司 ScienceDirect OnSite（SDOS）数据库

Elsevier Science 是一家设在荷兰的历史悠久的跨国科学出版公司，该公司出版的期刊是世界公认的高品位学术期刊且大多数为核心期刊，被世界上许多著名的二次文献数据库所收录。

近年来，该公司建立了 ScienceDirect 全文数据库，并通过网络提供服务。该数据库涵盖了数学、物理、化学、天文学、医学、生命科学、商业及经济管理、计算机科学、工程技术、能源科学、环境科学、材料科学、社会科学等众多学科，共计超过 450 万篇学术全文。目前该数据库中和生命科学相关的期刊约有 300 余种。

在 SDOS 数据库，用户可以通过检索和浏览两条途径获取论文。目前国内 SDOS 有两个镜像网站分别位于清华大学（http://elsevier. lib. tsinghua. edu. cn/）和上海交通大学

(http://elsevier. lib. sjtu. edu. cn/)，国内用户可以直接通过镜像网站下载文献。

(1) 浏览方式：从数据库入口登录后，会看到系统提供按字顺（Alphabetical List of Journals）和按分类（Category List of Journals）排列的期刊目录，分别组成期刊索引页或期刊浏览页界面。在期刊索引页或期刊浏览页上方设有一个检索区，可进行快速检索。

(2) 检索方式：SDOS 数据库提供三种检索方式，即简单检索、高级检索和专家检索。

单击页面上端的导航按钮中的“Simple Search”按钮，进入简单检索界面。简单检索界面分为上、下两个区，即检索字段输入区和检索途径选择区。按“Advance”可进入高级检索。高级检索模式下，可以通过布尔逻辑关系进行两个检索项的检索。同时在检索界面中出现多个选项，可以选择“学科分类”“论文类型”“文章语种”“时间范围”，并可选择结果输出的格式和排列顺序规则。按“Expert”可进入专家检索模式。该模式和高级模式类似，只是在关键词输入方式上变为布尔逻辑表达式，可以利用复杂的表达式进行查询。

(3) 结果输出：检索结果有两类信息：一类是期刊题名，在题名下有该刊目次页（table of contents）的超链接和搜寻相关文件按钮；另一类是期刊论文题录，排在靠后的部分，显示论文标题、出处、作者、相关性排序分（Score）和搜寻相关文件按钮，通过搜寻相关文件按钮可检索到与该文内容类似的文章。

## 第三节　毒理学相关网站介绍

### 一、毒理学相关的网络期刊

Internet 网上的电子期刊作为一种新的信息载体，具有经济性、及时性、方便性、共享性等优点。

与毒理学研究相关的网络期刊如下：

Science: http://www. sciencemag. org/;

Nature: http://www. nature. com/;

Journal of the Americal Medical Association: http://www. ama-assn. org/scipub. htm/;

Journal of Molecular Biology: http://www. hbuk. co. uk/ap/journals/m. htm/;

Oncogene: http://www. stockton-press. co. uk/;

Toxicology and Applied Pharmacology: http://www. apret. com/;

In Vitro and Molecular Toxicology: http://www. liebertpub. com/ivt/;

Fundamental and Molecular Mechanisms of Mutagenesis: http://www. elsevier. nl/locate/molmut/;

Nucleic Acids Research: http://nar. oupjourals. org/;

Mutagenesis: http://mutage. oupjournals. oupjous. org/;

Human Molecular Genetics: http://hmg. oupjournals. org/。

## 二、毒理学的专业网站

随着毒理学的发展，许多学术机构与个人创建了毒理学的专门网页，用以提供和交流、掌握研究成果，把握前沿领域。毒理学专业网站主要有下面几个：

UKEMS 分子遗传学与毒理学中心网站：http：//www. swan. ac. uk/cget/；

Vanderbilt 毒理学中心网页：http：//www. toxicology. nc. vanderbilt. edu/；

Penn 分子毒理中心网页：http：//moltox. cas. psu. edu/cmt. html/；

细胞色素 P450 网页：http：//www. icgeb. trieste. it/p450/；

The Center for Molecular environmental Health：

http：//www. meh. med. ohio-state. edu/；

Molecular Toxicology and Carcinogenesis Program：

http：//www. fda. gov/cder/dapr/pgm-car. htm/；

Molecular Toxicology and Human Risk Assessment：

http：//www. bio. llnl. gov/bbrp/moletox/toxicology. html/等。